HAPPY! こどものみかた 2版

兵庫県立こども病院 小児救命救急センター長, 感染対策部長, 総合診療科部長, 感染症内科部長	笠井正志
医療法人明雅会こだま小児科 理事長	児玉和彦 編著
兵庫県立尼崎総合医療センター 小児科部長, 小児総合診療科科長	上村克徳

日本医事新報社

執筆者一覧 所属は執筆時

推薦のことば
市川光太郎	北九州市立八幡病院 病院長
窪田　満	国立研究開発法人 国立成育医療研究センター 総合診療部長

編著
笠井正志	兵庫県立こども病院 感染症科 科長
児玉和彦	医療法人明雅会こだま小児科 理事長
上村克徳	兵庫県立こども病院 救急総合診療科 部長

執筆者（執筆順）
茂木恒俊	京都大学大学院医学研究科 医学教育推進センター
小田　新	トゥルク大学病院 新生児集中治療室
小橋孝介	国保松戸市立病院 小児医療センター 小児科 医長
山内裕子	社会福祉法人横浜市リハビリテーション事業団 横浜市総合リハビリテーションセンター 小児神経科
内山健太郎	上海グリーンクリニック
牟田広実	公益社団法人地域医療振興協会 飯塚市立病院 小児科 科長
上田宗胤	長岡赤十字病院 小児科
土肥直樹	相模原市国民健康保険 内郷診療所 所長
武石大輔	公益社団法人石川勤労者医療協会 城北病院 小児科 部長
磯貝美穂子	東京都立小児総合医療センター 感染症科
一ノ瀬英史	医療法人博愛会 頴田病院 家庭医療センター長
高寺　侑	兵庫県立こども病院 小児集中治療科
木村　学	日本赤十字社 京都第二赤十字病院 小児科
山下由理子	国保松戸市立病院 小児医療センター 小児科
塩崎暁子	長野県立こども病院 患者支援・地域連携室 チャイルド・ライフ・スペシャリスト
加賀田真寿美	JA長野厚生連佐久総合病院 佐久医療センター 看護部 小児科 小児看護専門看護師

推薦のことば

北九州市立八幡病院 病院長
市川光太郎

　自分にも後輩たちにも「常に仕事は楽しくなければ続かない。小児診療であっても同じであり，楽しみながら仕事をすることで，結果，こどもと親にとってプラスプロダクトになる」と言い続けてきたが，実践できていたとは思えない。

　2014年晩秋に第120回日本小児科学会甲信地方会に呼ばれた時，前日に長野県立こども病院の若手医師や看護師さんとの話し合いの場が設けられた。その席で初対面の笠井正志先生から『HAPPY！こどものみかた』初版を手渡された。帰路の列車内で開いた本書からは「仕事は楽しく！」とのメッセージが伝わってきた。また，2015年夏のHAPPY！ EPISODE Ⅱ レジェンドコース（注：著者らの開催する勉強会。レジェンドコースは著名な小児科医による講演がメイン）に呼ばれた際に児玉和彦先生と初めて逢ったが，その豪快な笑いと機知に富んだトーク内容に，やはり「仕事は楽しく！」を実践しているのだなと実感した覚えがある。本書の筆者たちと逢えば，本の良さがさらに増すのは間違いないが，「こどもの臨床を楽しもう！」というフィロソフィーに満ち溢れた本書を臨床現場において読み返すことで，新たな発見が生じるであろうし，いわゆるマンネリ化した診療が回避できるものと，読んだ人は皆感じるであろう。

　本書の特徴は，総論と各論ではなく，総論的大症状とこどもに多い主症状を「夜にどうする？」と「昼の症候学」とに分けて考えさせてくれることであり，各論的鑑別疾患が「臓器別アプローチ」として掲載されていることである。一貫して基本を重視し体系的に記述されているが，教科書的ではなく，読みやすく，思考を整理しやすい体裁である。一方，例えば「臓器別アプローチ 1. 皮膚・髪の毛」では毛髪にまで言及していること，「14. 四肢（骨，筋，関節，脊椎）」の項の詳細さには驚きを覚えた。各項の"H＆Pの3原則"も目に飛び込みやすく頭に染み込み，"Must Rule Out"，"Next Rule Out"も箇条書きで頭に整理されやすい。さらに何より，さりげなく鏤められた要点の数々は，まさにpitfallsへの警鐘であり，臨床診療のpearlでもあり，knackでもある。こ

れだけを拾い読みしても参考になるし，中には家族への説明等にも使えるものまである。

　「こどものみかた」という本書のタイトルは，言い換えるとこどもの「味方」である。こどもの正しい「診方」を身につけることで，こどもに起こっている傷病の早期症状を見抜くことができ，それにより，こどもと保護者の苦痛が最小限に済ませられるからである。私が勝手に替えることはできないが，タイトルを『HAPPY！こどもの味方』にしたいぐらいの「こども診療」の実践書である。

　本書を読みこなすことで，若者は自分の「こども診療」の懐が一挙も二挙も深くなったことを，あるいは臨床の襞が一重にも二重にも増えたことに気付くであろう。また，ベテランは初心に立ち返り若返った気になるであろう。ぜひ臨床を行いながら，多くの小児科医に本書を繰り返し読んでもらいたいと願っている。

2016年5月吉日

国立成育医療研究センター 総合診療部長
窪田　満

　今，「HAPPY！ 小児病歴聴取と身体診察のためのワークショップ」に向かう途中の電車の中でこれを書いている。今日の講演はどんな切り口なんだろう，シミュレーションはどんなブラッシュアップをみせてくれるのだろう，そういった期待で満ちあふれている。学ぶ側も教える側も，現役の若手〜中堅の小児科医たちだ。出席するたびに新しい発見がある。

　この『HAPPY！ こどものみかた 2版』も，同じ気持ちで仮刷りを開いた。初版からわずか3年であるが，この3年の間の進化が確かに感じられた。章立てが少し変更され，シンプルになった。その上で，Ⅱ章「夜にどうする？」の構成が変更されており，「pivot（軸） & cluster（房）strategy」が面白い。確かに私も診断するときは，ある一つの軸となる疾患に向かって診断を進めながら，その周辺の様々な疾患を考えている。直観的思考と分析的思考のハイブリッドこそ，小児科診療の神髄だろう。ただ，pivotを何にするのか，clusterをどこ

まで広げるのかは，個々の能力で差があるのは当然であり，本書で症候別に挙げられている項目のみが正解であるわけではない．それでも，具体的にこのように例を呈示されれば，考え方の基本が身につく．本書は，この点に注目して読んで頂ければと思う．
　それ以外にも臨床推論を含め，本文が大幅に改変されていて，読み応えがある．小さなコラムがとても貴重なクリニカル・パールになっており，こちらは読んでいて楽しい．
　share（分け合うこと）はHAPPYの一つの柱だ．例えば「喘鳴」の項には心不全を見逃すなと書いてある．もちろん，どんな教科書にも「心不全」の症状に「喘鳴」と書いてあるが，「病名プラカード」をぶら下げて受診する患者さんはいないわけであり，「喘鳴」というキーワードから「心不全」が思い浮かぶことが重要だ．同項には「聴診だけに頼るな」とも書いてある．そういったことは，昔は大失敗をした先輩から教えてもらったものだ．逆に言えば，身近な誰かが経験していなければ，学ぶチャンスもなく，同じ失敗を繰り返していたはずだ．本書ではそういったポイントをshareして頂ける．一子相伝の秘術ではなく，良い医療を行うための必死の思いが，この本を通じてshareされるのだ．本書を読んだ小児科医に診てもらえる患者さんは幸せだ．自分の経験以上のものをshareされている小児科医に診てもらえるのだから．
　大学や病院の垣根を越え，良い小児科医になりたい，良い小児科医になるための方法を勉強したい，そして，それを皆とshareしたい，そんな情熱を持った若手～中堅の小児科医がいる．彼らはまだ，何者でもない．しかし，間違いなく，日本の小児医療を良い方向に持って行ける力がある．
　そんな力が結集した本である．読む度に，彼らの熱い思いが伝わってくる．そう，彼らがshareしているのは，単なる知識や技術ではない．皆で一緒に良い小児科医になりたい，子ども達の役に立ちたいという思いこそがshareされているのである．

2016年5月吉日

まえがき

　このたびはお買い上げをありがとうございます。読む場所として，外来，医局などの病院の中は言うまでもなく良いです。しかし，ご自宅でまったりくつろぎながら，ウイスキーちびちびやりながら読むのも良いです。草原や河原で寝そべりながら，トイレやお風呂で読まれるのも大変好ましいセッティングだと思います。そのように「気軽」でもあることが本書のコンセプトの1つです。

　まだ買おうかどうか迷っていらっしゃる方，迷って下さりありがとうございます。買う！尤度比を上げるためには（これは正しい使い方ですか？），まずは編者のお一人である上村先生が書かれました，各章の「読みどころ」を読んでみて，本書を俯瞰して下さい。とても温かく，本書に通底する愛とポリシーについて，語って下さっています。意外に「哲学」がある，も本書のコンセプトの1つです。

　本書は活動「中間報告書」だと認識しています。「こどもの病歴聴取と身体診察のためのワークショップ（愛称；HAPPY）」を2012年春に初開催して，当初メンバーを中心に2014年に本書の初版本を上梓し，「一般社団法人こどものみかた」を設立しました。そして2015年はあえてワークショップをしないで，次世代スタッフ育成のためのブラッシュアップ勉強会を開催し，本書の推薦者であります市川光太郎先生や窪田満先生をはじめとする小児科界の先達（レジェンド）からご指導頂きました。全国津々浦々から「（今はまだできていなくても）小児医療を楽しく教えることができるようになりたい，こども達のためにいい診療者になりたい」と強く願う仲間が集い，HAPPYの基本かつ重要コンセプトである「share」をしながら，少しずつでも着実に前進してきた汗と涙が混じった証です。が，まだまだ進化する途上でもあります。またHAPPYのワークショップはその性質上，少人数制で開催頻度年に4回の上，公募をほとんどしていませんので，参加できていない人が多いのが事実です（すいませんね〜）。ワークショップに参加できない方，あえて参加しない方（こっちが多いでしょう）に向けて，そのエッセンスと熱いハートを本書で伝えたいと強く願っています。

最後に，飛ばしながらでいいので，一度通読して下さい．日本語で書いてありますし(笑)，その「積読」本にするにはもったいないです．本文を通読した後に，編者の一人である児玉先生が待っています．そこでさらに違う世界が見えるはずです．ご共感頂き，なんとしてもHAPPYワークショップに参加したくなった方，下記の「こどものみかた」ホームページにアクセスしてみて下さい．一緒に勉強しましょう．
　http://kodomonomikata.luna.weblife.me/

2016年6月吉日　　笠井正志

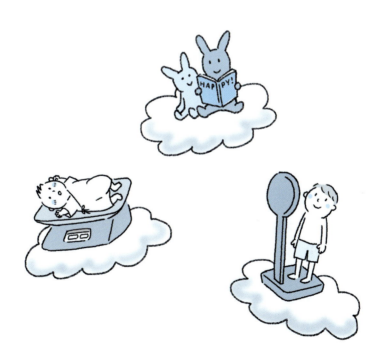

I 総論

読みどころ ………………………………………………………… 1

1. こどもの病気と臨床推論 …………………………………… 2
2. 小児の病歴の取り方 ………………………………………… 12
3. 小児の身体所見の取り方 …………………………………… 19
4. トリアージ …………………………………………………… 25
5. バイタルサイン ……………………………………………… 32
6. 不機嫌：not doing well（何となく元気がない）………… 39
7. 成　長 ………………………………………………………… 45
8. カルテの書き方 ……………………………………………… 57
9. 思春期 ………………………………………………………… 62
10. こどものこころの問題の病歴　臨床面接（病歴聴取）と小児の発達概論 ………………………………………………………… 71
11. 虐待の身体所見 ……………………………………………… 78

II 夜にどうする？

読みどころ ………………………………………………………… 85

1. 不機嫌：not doing well（何となく元気がない）………… 86
2. 発　熱 ………………………………………………………… 93
3. 有熱性けいれん ……………………………………………… 102
4. 喘　鳴 ………………………………………………………… 109
5. 腹　痛 ………………………………………………………… 119
6. 嘔　吐 ………………………………………………………… 127

III 昼の症候学

読みどころ ･･････････････････････････････････････ 139

- **1** 発　熱 ･････････････････････････････････････ 140
- **2** 発　疹 ･････････････････････････････････････ 148
- **3** 痛み総論 ･･･････････････････････････････････ 157
- **4** 胸　痛 ･････････････････････････････････････ 162
- **5** 腹　痛 ･････････････････････････････････････ 167
- **6** 咳 ･･･ 175
- **7** 嘔吐，下痢 ･････････････････････････････････ 185
- **8** けいれん，失神，頭痛 ･･･････････････････････ 193
- **9** 運動の異常 ･････････････････････････････････ 208
- **10** 発達の遅れ ･････････････････････････････････ 214
- **11** 尿の異常 ･･･････････････････････････････････ 224

IV 臓器別アプローチ

読みどころ ･･････････････････････････････････････ 233

- **1** 皮膚，髪の毛 ･･･････････････････････････････ 234
- **2** リンパ節 ･･･････････････････････････････････ 240
- **3** 頭部，顔 ･･･････････････････････････････････ 247
- **4** 眼 ･･･ 253
- **5** 耳，鼻，副鼻腔 ･････････････････････････････ 260
- **6** 口，咽頭 ･･･････････････････････････････････ 268
- **7** 頸　部 ･････････････････････････････････････ 274
- **8** 乳　房 ･････････････････････････････････････ 280
- **9** 肺，胸郭 ･･･････････････････････････････････ 285

10 心　臓 ……………………………………………………… 298
11 腹　部 ……………………………………………………… 311
12 直腸・肛門 ………………………………………………… 314
13 生殖器 ……………………………………………………… 319
14 四肢（骨，筋，関節，脊椎）…………………………… 332
15 神　経 ……………………………………………………… 339

コラム

- こどもと仲良くなるために ……………………………… 353
- 保護者との良い関係の築き方 …………………………… 358

付　表

- 身体計測の基準値 ………………………………………… 362
- 発達確認表 ………………………………………………… 372

索　引 ………………………………………………………… 375
あとがき ……………………………………………………… 381

I 総論

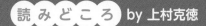 by 上村克徳

高解像度MRIとか精密なDNA分析など，数々の目覚ましい技術に支えられた現代医学においても，臨床現場の基礎 (bedrock) は依然として言葉である
～ジェローム・グループマン，『医者は現場でどう考えるか』
（石風社，2011年）より～

文明が進歩するということは，自分の頭で考えなくても様々なことができてしまうということである
～アルフレッド・ノース・ホワイトヘッド～

　"bedrock" の意味を辞書で調べてみると，「【名詞】（一般に）堅固な基礎・根底，（教育，科学，信仰などの）根本原理，（地質）岩盤・基盤」とあります。この章は，私たち医療者のbedrockが「考えること」であり，「対話」であり，そして「こどもたちの代弁者となって，健やかな成長を願う」ことであることを教えてくれます。しかし，アルフレッド・ノース・ホワイトヘッドの言葉の「文明」を「医療」に置き換えてみるとどうでしょうか。まさに，医療は「自分の頭で考えなくても様々なことができてしまう」状況に陥りつつあります。いや，陥ってしまったと言ったほうがいいかもしれません。

　血液検査全項目オーダー，念のためCT――どんなことでもやろうと思えば大概（電子カルテをクリックすれば）できる今だからこそ，私たちは何をするか，何をやらないでおくか，やるのであればどう優先順位をつけるか，など一つ一つの習慣を見直さなくてはならないと思います。この本は編著者の一人である児玉和彦先生の「こどもの病気と臨床推論」から幕を開けます。「役者」の顔に「科学者」の目をつけて，"bedrock" としての言葉の大切さを忘れずに，そして常に優しさを心に抱き，小児医療の大海に漕ぎ出しましょう。

I 総論

1 こどもの病気と臨床推論

H&Pのツボ

- 事前確率が低いものには検査も治療もしない！
- こどもの診療を早期閉鎖に陥れる「バイアス四天王」に気をつけろ！
- 生理的評価に基づく治療を，病態的診断より優先させる！

総論

臨床推論とは「当該患者の疾病を明らかにし，解決しようとする際の思考過程や内容」と定義される[1]。そのプロセスは，知識，経験，価値観，疲労度など医療者自身の内的なリソースと，診療の対象者（患者や家族），目的，利用可能な機器や人員など外的なリソースの両方に影響を受ける。常にあいまいで，状況依存的な心理プロセスであり，ミスは避けられない。診断推論のプロセスは基本的に前向きであるが，それを過去に向かって振り返ることで，洗練させていくことが本項の目的である。

1. 臨床推論とBayesの定理について

最初に得られた患者情報から，臨床医は診断仮説（鑑別診断とも言う）を立て，情報を吟味，追加収集して，仮説検証することを繰り返し，診断仮説の確率が，検査閾値を超えれば検査を行い，治療閾値を超えれば治療を行い，その結果によりさらに検証を行うという仮説演繹法のサイクルが一般的な臨床推論のプロセスである（図1）。

ある情報により診断仮説の確率がどの程度変化するかを表したのが「Bayesの定理」である。文献を臨床利用するときには尤度比の理解が不可欠である。

確率（p）をオッズ（p/1−p）に変換すると，以下の式が成り立つ。

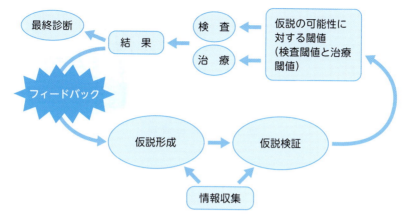

図1 | 仮説演繹法の模式図
やりっぱなしにせず，情報からのフィードバックを受け入れることが重要である。

- 事前オッズ×尤度比＝事後オッズ
- 陽性尤度比＝感度／1－特異度
- 陰性尤度比＝1－感度／特異度

　事前確率が低いものは，尤度比の高い検査が陽性であったとしても，事後確率はさほど上昇しない。病歴と身体診察から考えて事前確率がある程度高いと考えられる検査のみを施行しないと，検査が陽性でも事後確率が低く，検査の偽陽性が増える。罹患率や有病率などの頻度が高いものは出会う確率が高い。稀な病気の典型例より，よくある病気の非典型例のほうを重要視するのはそのためである。それを端的に示すのがノモグラムであり，イメージ図を示す（**図2**）[2)]。

2. こどもの診療で致命的疾患を見逃さないためには早期閉鎖に気をつける

　こどもの診療は発症早期の受診が多く，症状がまだ出そろっていない。また，急性疾患が多く，致命的疾患の初期を見逃すと急激に悪化する。そのため，診断を十分吟味せずに暫定的な診断をそのまま採用してしまう診断の早期閉鎖（premature closure）が命取りになる。以下に挙げる「4つのバイアス」

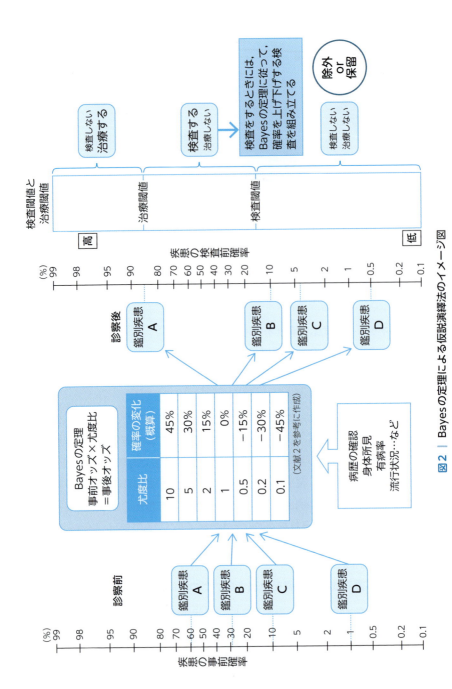

図2 | Bayesの定理による仮説演繹法のイメージ図

は，こどもの診療において診断の早期閉鎖に直結する特に注意すべきものと考える。

3. こどもの受療行動と疾患の特徴からみる陥りやすいバイアス四天王

バイアスとは，思考プロセスの偏りであり，誤診につながることがある。こどもの診療では以下の4つのバイアスに注意する。

①確証バイアス

こどもは言語による訴えが明瞭でなく，所見が軽微である疾患の特徴を持つため，症状や所見がわかりにくい。そのため，想定した疾患に都合のよいように所見を解釈し，その反証となる所見を集めないあるいは無視してしまう「確証バイアス (confirmation bias)」がみられる。

例 軽度の大泉門膨隆を，泣いているためと過小評価してしまう。

②利用可能性バイアス

こどもには流行性疾患が多く，一度に似たような症状の患者が多数受診する。そのため，次の患者も先ほど診た流行疾患の患者であろうと考える傾向がある。このような統計的頻度が高いものを最終診断としたくなる心理的傾向は正解であるケースもあるが，診断のミスにつながることがあり，利用可能性バイアス (availability bias) と呼ばれる。

例 胃腸炎が流行したときに，嘔吐が主訴になりうる心筋炎を鑑別に挙げない。反対に，心筋炎を診断した後に，その印象が強いために，すべての患者に心筋炎の除外のための検査をしたくなるのも利用可能性バイアスである。

③アンカリングと調整バイアス

病院小児科医へ受診するときには，紹介状をもって受診するこどもがいる。こどもは受診数が多く，忙しい外来中に紹介状の病名を鵜呑みにして，鑑別診断をしっかり検討しないことがあり，これをヒントへの呪縛，アンカリングと調整バイアス (anchoring and adjustment bias) という。

例 気管支喘息発作として紹介された患児がβ刺激薬に反応しないにもかかわらず，心不全の可能性を強く考えない。

④代表性バイアス

こどもの疾患は年齢により発症頻度が異なり，同じ疾患でも症状の出方が違うことがある。ある疾患に特徴的な症状所見を重視するあまり，その

疾患に飛びついてしまい，ほかの疾患を考慮しないことを，代表性バイアス（representative bias）と呼ぶ。

例 犬吠性咳嗽を聴いたときに，クループ症候群の典型像に当てはめてしまい，気道異物の可能性を考えない。

バイアスに陥らないコツのひとつは，自分自身を冷静でクリアな状態にしておくことである。そのために，睡眠をしっかりとること，診察の前に深呼吸して気持ちを平静にしてから診察にのぞむことが特に重要である。そして，診断がつかないときは無理やり確定（＝早期閉鎖）せずに，経過を観察する。時間のフィルターをかけることで新たな所見が出て診断がつくこともある。時間を味方につける度量を持とう。

上述のように，こどもの診療において大事なことは「多数の軽症疾患から致死的疾患を見逃さないこと＝守りの臨床推論」である。このような「干し草の中から（短時間で）針を探す」作業であるこどもの臨床推論を実践する方法を以下に述べる。

臨床推論の実践

1. 生理的評価による迅速な初期治療

こどもの診療において最優先となるのは，ショックがあれば即座に治療することである。意識状態，頻脈，皮膚血流などからわかる生理的評価を優先する（詳細は「トリアージ」の項を参照 ▶Link I-4 トリアージ）。熟練者は，疾患名（病態的評価）が不確定でも，バイタルサインのパターンや，ぱっと見の直観（後述するヒューリスティック）からショックとして治療して救命する。こどものショックは，敗血症性ショックとアナフィラキシーショック，低容量性ショックなど急速輸液が有効なことが多いが，心原性ショックは急速輸液で悪化するので注意が必要である。まずは治療が病態的評価に優先する。

2. 病態的評価による診断仮説形成と検証

生理的評価が安定しているこどもに対しては，どの臓器のどのような病態

かという疾患名を「診断仮説」として検証していく。本書では，初心者には以下の4つの順にトレーニングしていくことを勧める。理由は，この順で，習得に熟練と洗練の作業の必要度が高くなるからである。①，②は分析的な要素が強く，③，④は直観的なアプローチであると言える。

①徹底的検討法

仮説形成の際に，考えうるすべての仮説を挙げて，網羅的に除外，診断していく過程である。仮説形成のために，病態/カテゴリー（感染症，腫瘍，変性疾患など）と臓器/システム（心臓，肝臓，肺など）をフレームとして用いるとよい。原因と結果の関係を検証していく。仮説検証には多数の検査と時間が必要なことが多く，外来診療向きではないと言える。反対に入院診療では，初学者が熟練者の気づかなかった稀な診断をして目覚ましい成果を上げることがある。

> **例** 原因不明の体重減少をきたした乳児が種々の検査の結果，稀な先天性代謝異常とわかった。

②Must Rule Out 戦略（MRO 戦略）

特定の愁訴や所見に対する「見逃してはいけない疾患（本書では「Must Rule Out (MRO) 疾患」と呼ぶ）」として通常5個前後（作業記憶としてとどめておける個数）の診断仮説を準備しておく。MRO疾患は頻度が稀であっても致命的なものを挙げて，診療を進めながら順に除外していく。「MRO疾患ではない」という証拠を集めていくことを重視しているので，「MRO疾患に合わない情報＝MRO疾患に感度の高い所見がないこと」を意識して収集することがコツである。

> **例** 不機嫌を主訴にした乳児を診察するときに，どのような経過であったとしても，細菌性髄膜炎，尿路感染症，腸閉塞，心不全，を必ず鑑別しながら診察する。

③ヒューリスティック（近道思考）

熟練者が頻用する「当てにいく」診断方法である。臨床ではあまりに多くの情報があり，実際すべてを分析的に評価するのは不可能である。臨床家は，患者の全体をとらえて，一番よく合致する症例の経過（illness script*）と比較して直観的に診断する。こういった近道思考を心理学的には「ヒューリスティック」と呼ぶが，ヒューリスティックは厳密な除外診断を経ていないので，よくも悪くも偏った判断になり，バイアスがかかりやすい。また，他者に説明する

ことが難しく，初心者はまねできない。

> **例** 顔色が優れない小学生が入室してきて，一目見たときに「白血病だ」と感じたと語ったときの熟練小児科医の思考過程。

＊：illness scriptとは，臨床家の中にある，個別の患者の記憶（そのときの患者の顔，様子，最初の印象，次に起こったこと，検査結果，治療への反応，予後など一連の記憶）と結びついた疾患のシナリオである[3]。

④ dual processes model (DPM) とpivot & cluster strategy (PCS)

　①～③のアプローチから強調したいことは，診断巧者になるためには，ヒューリスティックを鍛える（症例経験を積む）だけではなく，無駄がない洗練された鑑別診断を挙げる（教科書を読む）ことが必要であるということである。鑑別診断を適切に整理できるほどに熟練した医師には，④のアプローチを提案する。

　人間の思考は直観的思考（system 1）と，分析的思考（system 2）を連結させて，同時にあるいは別々に使うことによって，意思決定をしているという理論がdual processes model (DPM) である。DPMは，そのまま臨床推論に応用可能であるが，志水らは，それを一歩進めて直観的なsystem 1と分析的なsystem 2のハイブリッド戦略として「pivot & cluster strategy (PCS)」を提唱しており[4]，外来診療が多いこどもの診断戦略に大いに役立つと考えるので紹介する。

　PCSの最大の特徴は，現存するすべての診断名を分布させた「disease map」を想定することである（図3）[4]。最初に思い浮かんだ診断名（これをpivotとする）の周りに一定の半径の円を描くと，臨床上の表現型が近い疾患が分布することになる（これがcluster）。pivotは過去の経験や知識から「直観的に」思い浮かんだ疾患であるが，clusterはあらかじめ準備しておく「分析的」思考から導かれる。MRO戦略では，致命的なものであれば多少経過が違っても検討するのに対し，clusterとなる疾患は，致命的であるかどうかではなく，pivotへの類似性で選択することによって無駄が省かれる。いわば，disease mapの距離により鑑別診断の「濃淡」をつけると言える。自分の経験した症例からフィードバックして見逃しやすい疾患をclusterに入れておくことで，clusterは永遠に洗練され続ける。

　PCSのデメリットをあえて指摘すると，稀なプレゼンテーションで受診した

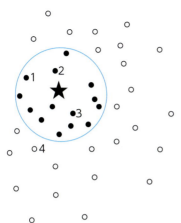

図3 | disease map

pivotとして急性虫垂炎を挙げたとき，clusterとして骨盤内炎症性疾患 (PID)，憩室炎，胆嚢炎が挙げられている。 　　　　　　　　　　　　　　　　　　　　　　　　　　　　　　（文献4を元に作成）

MRO疾患を見逃す可能性が増えることであり，初学者は①，②のアプローチに十分に熟練することからスタートし，PCSを使うときにはclusterの半径を大きくとること，PCSが効果的でなければすぐに分析的アプローチに切り替えることを心がけてほしい。前述の4つのバイアス（バイアス四天王）は熟練者が陥りやすいミスであり，それを回避するためにPCSのハイブリッド戦略は非常に有効な手段で，より臨床の現状に即している。

> **例** 3日前からの発熱と咳嗽で受診した幼児のpivotとして急性上気道炎を考えると同時に，clusterとして肺炎，副鼻腔炎による後鼻漏，気道異物，気管支喘息，急性心筋炎を挙げて検討する。

3．臨床推論力を鍛えるために必要なこと

一番重要なことは，自分がどのような思考回路で推論しているかに自覚的になることである。なぜそのプロセスを選択したのか？ 意識的であっても，無意識であったとしても，推論は心理的プロセスなので，完全に論理的であることは不可能である。理論だけを追い求めず，患者さんから学ぶ謙虚な姿勢が必要である。うまくいかなかったときはもちろん，うまくいったときも，愚直にそのプロセスを振り返り，次の患者さんへの準備をすることが臨床推論力を鍛えるコツである。

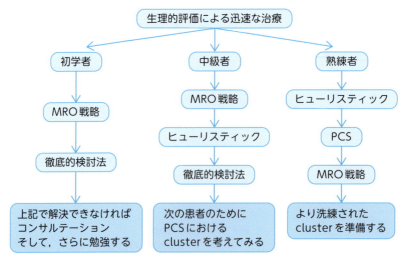

図4 | 習熟度別推論プロセス選択の案

MRO：Must Rule Out，PCS：pivot & cluster strategy

まとめ

　習熟度によって選択する戦略は異なる（図4）。同時に，診療のセッティングによって，たとえば，利用できる医療資源の質と量，外来か病棟か，救急か一般外来かなどによってアプローチを調整する必要がある。まずは，1つの診断アプローチを繰り返すことで熟練することをお勧めする。それによって，そのアプローチの長所と短所が体験でき，無駄を省くことができる。それが洗練である。たくさんの経験の積み重ねをして，初めてそこからいらないものを引くということができる。自分の能力や個性を活かしながら，生涯意識して鍛えるべきプロセスが臨床推論力なのである。1つのやり方にこだわらず，患者さんのHAPPYのためにいろいろなアプローチを試してほしい。

文献

1) 大西弘高,編:The 臨床推論 研修医よ,診断のプロをめざそう! 南山堂,2012.
2) 大生定義:尤度比(ゆうどひ)を診療に活かす1. 日内会誌 96:831-832, 2007.
3) Bowen JL:Educational strategies to promote clinical diagnostic reasoning. N Engl J Med 355:2217-2225, 2006.
4) Shimizu T, et al:Pivot and cluster strategy:a preventive measure against diagnostic errors. Int J Gen Med 5:917-921, 2012.

謝辞:本項執筆にあたり,志水太郎先生(獨協医科大学総合診療医教育センター長)にご指導頂いたことを感謝します。

(児玉和彦)

2 小児の病歴の取り方

H&Pの3原則

- そうでないと証明されるまで，母親（保護者）の言うことは常に正しい！
- こどもに敬意を払え，仲よくなれ！
- 「役者」の顔に「科学者」の目をつけろ！

病歴を取る：総論[1)]

1. 環境づくり：小児科の主役，こどもに話させよう！

　こどもが何歳になったら本人から病歴聴取をするか？ 3歳頃から自分で症状を言える子もいるし，少なくとも5歳頃からは，本人にも症状や経過を尋ねるべきである。保護者からの客観的情報が必須であるが，より小さいこどもに症状を尋ねることでコミュニケーションを取る方法もよい。

　こどもが話しやすい雰囲気をつくるためにできることは何か？ 日頃から，アニメのキャラクターやヒーローを勉強することを怠らないこと。乳児には音の出るおもちゃ，幼児には人形などを渡す，壁に貼った絵を利用するなど，こどもの機嫌をよくしておくと，母親とゆっくり話ができる。すべては，正しい情報を得る環境づくりのために重要である。

　思春期における工夫や，保護者とのコミュニケーションについては，「Ⅰ-10. こどものこころの問題の病歴 臨床面接（病歴聴取）と小児の発達概論」も参照のこと。　▶Link Ⅰ-10 こどものこころの問題の病歴 臨床面接（病歴聴取）と小児の発達概論

2. 待合室から診察は始まっている：耳をすませば

　こどもが入ってくる前の診察室で何をするか？　こどもはほぼ全員，診察室にはできれば入りたくないし，緊張もする。診察前の病院内でこどもが比較的落ち着いているのは母親のそばにいて外敵（医者？）がいない待合室である。まず耳をすまそう。待合室で，笑いながらはしゃいでいるこどもの声が聞こえれば，たとえその子が診察室では一言も話さなくても，まず重篤な病気は抱えていない。もっと耳をすまそう。クループの咳嗽は聞こえないか，RSウイルスの独特な湿性咳嗽は聞こえないか，診察室に入る前に診断がつくこともある。さらに耳をすまそう。甲高い声で泣いているこどもはいないか，弱々しい泣き声の赤ちゃんはいないか，緊急で診察しなければならない可能性がある場合もある。

　嗅覚も重要である。ドアが開いていれば，ウイルス性胃腸炎に独特の吐物や便の臭いがすることがある。

　問診票があれば問診票を見よう。こどもが入ってくる前に，最も可能性のある診断，必ず除外しないといけない鑑別診断を準備しておこう。意味が不明確な表現があれば，それをどのように問いかけるかイメージしておこう。

　こどもが入ってくるのを視覚的にイメージしよう。年齢相応の発達ならばどのような歩き方でどんな表情で入ってくるはずか。そして自分はどのようにその月齢や年齢のこどもとコミュニケーションを始めるのか。十分にシミュレーションしておくことが，診察前の準備である。

● **臨床経験からの一言**

　緊急性がないと判断した場合は，診察室に入ってもいきなり診察を始める必要はありません。観察（視診）によって得られる情報は医療面接や診察（聴診・触診）によって得られる情報と同等かそれ以上と考えて下さい。研修医の皆さんにとって「知らない」ことが多いのは当然ですが，「よく見ようとする」姿勢について経験の差はないはずです。私たちが恥ずべきことは「物事を知らない」ことではなく「見ようとしない」ことです。

（神戸市立医療センター中央市民病院・上村克徳先生からのクリニカルパール）

3. 予備知識を得る：こどもの人生の記録，母子健康手帳を見よう！

　母子健康手帳からは，①低出生体重など疾患の重症化に関わるリスク因子，②発達歴など，こども本人の病歴や身体所見の信頼度に関わる情報，③新生児期のビタミンK_2シロップ投与や予防接種によるリスク軽減の度合い，④身長・体重の曲線を素早く読み取るようにしたい。

　母子健康手帳と今の苗字が変わっていないか，第何子であるか，社会経済的な情報を可能な範囲でさりげなく推し量ること。

　また，卵・牛乳・小麦をはじめとする食物アレルギーも併せてチェックする。

4. 話を始める：open question と closed question を使い分ける

　母親の訴えをまず聴く。「今日はどういうことで受診されましたか？」など，自由に回答できる open question で問いかける。そして，発熱の有無，咳嗽の有無，腹痛や嘔吐の有無など closed question で病気を絞っていく。情報は聴取する「時」と「場合」によって変化するのが普通であり，繰り返し聴くこと，聴く目的を自分の中で明確にすることが，正しい病歴聴取につながる。

　病歴聴取のコツとして，受診理由を早いうちに確認しておくことをお勧めする。受診の目的を早期に満足させられれば，親もこどもも医師も快適に，早く診察を終えることができる。▶Link Ⅰ-8 カルテの書き方

5. 重症度を評価する：「食う，寝る，遊ぶ」ができているか？

　こどもの重症度評価では，①食事がきちんとできているか（2食以上続けて食べないのはほとんど異常），②よく寝ているか（咳嗽で起きないか，横にすると余計に機嫌が悪くならないか，逆にずっと寝ていないか），③遊べているか（こどもは常に遊んでいるものである）の3つを確認する。

　「お子さんは普段通り食べたり，寝たり，遊んだりできていますか？」この質問に Yes なら，重症の可能性は低くなる。ただし，連れてきた保護者が，教師，祖父母，あるいは父親（時に母親）など，いつも一緒にいるわけではない人の場合，この質問の信頼度は下がるので，総合的に判断する。ここで最も重要なのは，母親（時に父親）が「いつもと何か違います」と言った場合は，それを軽く扱ってはいけない（Evidence Note[2]参照）。それが正常範囲であると証明できるまでは，母親の直感は常に正しい。「おむつを替えるときに嫌がります」と

いう訴えを軽くとらえたために化膿性股関節炎の診断が遅れたケースなど，小児科諸先輩方に聞けば数々の経験を教えてもらえるだろう（その他の詳しいトリアージは別項 ▶Link I-4 トリアージを参照されたい）。

6. 病気を診断する：時系列と sick contact の2つは絶対に押さえる

良好なコミュニケーションを取りながら病歴聴取を進める。特に時系列に注意して問診する。たとえばノロウイルスなどによる急性胃腸炎であれば，嘔吐→腹痛・下痢の時系列が多い。腹痛→嘔吐が続く場合は，イレウスをきたす疾患の除外が必要である。例外も多いが，どのような順番で症状が出てきたのかは非常に重要である。

続いて sick contact の病歴を取る。「保育園（幼稚園，学校），家族内で流行っている病気がありますか？」と尋ねる。流行状況を把握することは小児科診療の基本であり，感染症発生動向のほかにも自分の診療圏のローカルな流行情報を手に入れるようにしておく。

病気が「急性」なのか「亜急性」なのか「慢性」なのか，痛みが「右下腹部」なのか「左上腹部」なのか，という患者の訴えをより普遍的な医学用語に置き換えた，意味軸に従った形容詞を semantic qualifier (SQ) という[3]。なるべくSQを用いた臨床推論を心がける。「急性」で「心窩部から移動してきた」「右下腹部痛」で「発熱と嘔吐を伴う」腹痛は，急性虫垂炎を想像させる。何気ない会話の中から，重要なキーワードを拾い上げていく。SQの中でも，発症様式と時間経過に特に注意してみるとよい。

> ● Evidence Note
>
> **親の心配は重症感染症の可能性を上げるか？**
>
> ベルギーのプライマリケアでの研究[2]。16歳以下の3,981人が対象〔重症感染症は31人（0.78％）〕。親の「今までの病気と違う（different illness）」という訴えは，感度77.8％（95％CI 40.0〜97.2），特異度95.3％（同94.6〜95.9）であり，LR＋16.4（同11.3〜23.9）と診断に有用であったと報告している。

以上のような問診は，ともすれば詰問調になりがちである。良好なコミュニケーションなくしては正確な病歴は取れない。医者のいくつかの側面のうち，役者のような心からの笑顔とともに，正確な分析を重んじる科学者の視点を忘れないで問診を続ける。

小児におけるピットフォール

1. 病歴聴取よりも検査が優先されるとき

　病歴は小児においても非常に重要であり，時間をかけて病歴を取ることは，特殊な検査をするよりずっと有効である。それをふまえた上で，以下に挙げるような場合に限っては，検査を優先することがある。

①病歴を語れない乳幼児の非特異的な症状：たとえば高熱で，潜在性菌血症（occult bacteremia）を除外しなければならないケース。
②いつもみている養育者以外の保護者が連れてきたとき：「普段通り」かどうかの保証がない。
③明らかに全身状態が不良のとき：状態安定のための治療が確定診断より優先される。
④無症状ではあるが，将来の予後に関わるケース：たとえば深いdimpleなど。
　▶Link Ⅳ-1 皮膚，髪の毛
⑤虐待を疑うようなケース：養育者が正しい病歴を語らない（嘘をついている）ことがある。証拠をそろえることが大切である。
　▶Link Ⅰ-11 虐待の身体所見

2.「あいまいな病歴」は「あいまいなまま」がよいときもある

　母親から「何となく元気がない（not doing well）」や「はっきり言えないけれど普段と何か違う気がする」「よくわからないけれど泣いている」というような病歴が語られることがある。すぐに「それは〇〇ではないですか？」と解釈して伝えたくなるが，not doing wellは，ほかの症状であるとわかるまでは，あいまいなまま置いておくほうがよい。無理矢理ほかの症状と結びつけると診断の落とし穴にはまることになる。not doing wellは，重症疾患も潜んでい

る「あいまいであるが重要な症状」である。自分勝手に解釈せず，必ずその解釈の裏づけとなる所見をそろえること。自分の頭の中で会話せずに，患者に尋ねること。答えは患者の中にある。

3. 予防接種歴

近年，予防接種は種類が増えている。病歴を取る際には，「打つべきワクチンを接種していますか？」という質問ではいけない。「だいたい打っています」とか「打つべきものは打っていると思います」というのは有効な病歴とは言えない。母子健康手帳を確認するか，母子健康手帳を持っていなければ，たとえば細菌性髄膜炎の可能性があるならば「Hibワクチンと肺炎球菌ワクチンは打っていますか？」，皮疹の鑑別に「水痘（みずぼうそう）ワクチンは打っていますか？」など，ピンポイントで予防接種歴を尋ねるべきである。

しかし，ワクチンを接種していればその病気ではないという保証はない。すべてのワクチンの効果は100％ではなく，特にインフルエンザ，水痘，流行性耳下腺炎（ムンプス）などは接種していても罹患することがよくある。病気の診断は臨床情報を総合的に判断して行うことを再度強調しておきたい。

病歴聴取上達の秘訣

1. 解釈モデルを尋ねるべし

「お子さんの具合が悪いことについて何か思い当たることはありますか？」という質問から思いもよらないヒントが出てくることがある。「そういえば咳が始まる前にピーナッツを食べてむせ込みました」とくれば診断はすぐそこである。

2. 検査ができない環境で仕事をしてみるべし

検査がすぐにできる環境では，念のための検査をしてしまうのが人情。必要な検査はするが，最低限にする努力をすべき。そういう意味では，診療所など，X線検査も血液検査もすぐにはできないような環境で医療をしてみると本当に必要な検査がわかるし，どのようなタイミングで紹介すべきか，あるいは検査や紹介するということに高い閾値があることが理解できるだろう。

文献

1) Gill D, 他著, 早川 浩, 訳：たのしい小児科診察, 第3版. メディカル・サイエンス・インターナショナル, 2008.
   →どのようにこどもの診察を行うかがわかりやすく記載されている。
2) Van den Bruel A, et al：Signs and symptoms for diagnosis of serious infections in children：a prospective study in primary care. Br J Gen Pract 57：538-546, 2007.
   →プライマリケアにおける重症感染症診断のための症状と所見についての論文。different illnessのデータ以外に, 5つの質問（医師の直感, 呼吸困難, 39.95℃以上の発熱, 下痢, 月齢15〜29カ月）のいずれも認めない症例はLR－0.04で重症感染症の可能性を下げるというデータもある。
3) 大西弘高, 編：The 臨床推論 研修医よ, 診断のプロをめざそう！ 南山堂, 2012.
   →semantic qualifier（SQ）についてわかりやすく書かれている。

（児玉和彦）

I 総論

3 小児の身体所見の取り方

H&Pの3原則

- 触らずに取れる身体所見を極めるべし！
- こどもに敬意を払え！
- 異常を知るためには，まず正常を知れ！

身体所見を取る：総論[1)]

1. 身体所見を取るために必要な物品：道具を大事にせよ

　SpO_2モニター，小児用血圧計（適切な幅のマンシェット），乳児でも測れる身長・体重測定器，聴診器（こども用の小さなチェストピースもあるが，大人用のものでも可），耳鏡，舌圧子，適切な明るさのライト（耳鏡で代用可能。LEDは明るいが，咽頭発赤がわかりにくくなるという意見もある。好みによるが本書ではハロゲンライトを推奨），音の鳴るおもちゃ（乳児をあやす），キャラクター人形（幼児をあやす）などが必要である。最後にこどもに触る最も大事な道具，あなたの両手を柔らかく温めておくこと。

2. 身体所見を取るために必要な心構え：いきなりこどもに触らない。じっくり観察せよ

　こどもが診察室に入ってきたら，なるべく優しい視線で，見るとはなしに全体を見る。じろじろ見たり，いきなり視線を合わせたりすると，これまた泣いてしまい逆効果である。

　視線は「3つの視線」を意識する（図1）。1つ目は「医師」自身の視線。先に述べたように柔らかく全体を見つつ，顔色や表情，歩き方，呼吸状態などを素

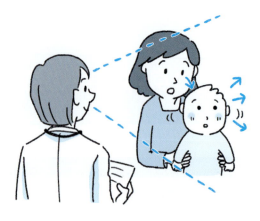

図1 | 医師，保護者，患児の視線

早く観察する。2つ目は「こども」の視線。視線は合うか，眼に力はあるか，キョロキョロ興味を示しているか（乳幼児はキョロキョロしているのが普通）を見る。3つ目は「親」の視線。こどもにどんなアイコンタクトを送っているか，不安そうな目をしていないか，診察室に怒りを持ち込んでいないか，こどもとの関係性に気をつけながら診察中も親とこどもの視線のやりとりを見守る。親のありかたはこどもの成長や病気の経過にとって非常に重要である。

3. 触らずに取れる身体所見を極めよ：五感を総動員せよ

顔貌（染色体異常や代謝異常など），顔色（チアノーゼはないか，貧血はないか），表情（苦痛そうではないか），泣き声（たとえば甲高い泣き声は頭蓋内圧亢進の症状であることがある），咳嗽の音（クループは診察室に入る前から診断可能である），視線，などをとらえる。まず触らずに得られる情報について敏感になるべきである。小児の受診理由としては皮疹も多く，小児科診療の「ヤマ場」である。まずは見て慣れること，そして，皮疹は必ず触ることが重要である。 ▶Link Ⅲ-2 発疹，Ⅳ-1 皮膚，髪の毛

そのほかに，小児科では便や尿も重要な情報源である。便の色や臭いから感染性胃腸炎を疑うことが可能であるし，尿が赤い（尿酸塩のことが多い）という訴えも時々聞かれる。保護者には日頃から，皮膚や便，尿の問題があれば，必ずそれを持ってくる，持ってくるのが無理なら写真に収めるように指導して

おく。

4. こどもに敬意を払え

まず挨拶と自己紹介をする。「こんにちは」「〇〇と言います。よろしくね」。乳児であっても十分に敬意を払う。年齢や学年を聴くのもよいが，「〇歳？」とか「〇年生？」と尋ねるときは，必ず少し大きめに尋ねる。大きめなら間違えていてもよい。こどもは実際の年齢より小さくみられるのが嫌いである[1]。

仲よくなることがその後の診察をやりやすくするし，問いかけに対する答えによって発達を推し量ることを可能にする。こどもと握手をするのもよい。診察を開始するときは，手や足から始めて身体の診察に進むことを勧める。

5. 声なき声に耳を傾けよ

乳児はしゃべることができない。そのため，痛みを評価するためには，痛みのある部分を触ったときの顔の表情（顔をしかめる，瞳孔が開くなど），顔色，啼泣，圧痛部の筋緊張亢進，払いのけるしぐさなどで評価する。手足が痛いときには，「痛いところを動かさない」ことが唯一の症状であることがある。

幼児では，訴えと実際の痛みの場所が一致しないことがある。

▶Link Ⅲ-3 痛み総論，Ⅲ-5 腹痛

6. 年齢に合わせた解釈をせよ

こどもの年齢が正常と異常の境界を決める。乳児期においては大泉門が開いていること，軟らかい肝臓を1～2横指触れることなどは生理的な変化であり，正常範囲のことが多い。細菌性髄膜炎における項部硬直の頻度は，頸部の筋肉が未発達な乳児においては，成人に比べてずっと低い。バイタルサインも年齢によって異なっており，必ずバイタルサイン表を見て確認する。

▶Link Ⅰ-4 トリアージ

7. 小児に独特な身体診察手技を心得よ

年少児の意識状態（pediatric GCSを含む），大泉門，capillary refill time (CRT)，呼吸様式の評価などは，成人診療とは違うコツが必要である。

▶Link Ⅰ-4 トリアージ，Ⅳ-3 頭部，顔，Ⅳ-15 神経

乳幼児の心不全は頸静脈怒張がわかりにくいため，ほかの徴候で判断する。
▶Link Ⅳ-10 心臓

二次性徴の開始時期を確認することで思春期早発症や遅発症を発見する。
▶Link Ⅰ-9 思春期，Ⅳ-8 乳房

小児におけるピットフォール

1. 成長曲線をつける

　小児の診察では，「発育」の量的な側面である「成長」と，質的あるいは複雑性の変化の側面である「発達」の両方を併せて診る必要がある。受診の折に身長・体重を測って，標準成長曲線表に記載すべきである。母子健康手帳にも併せて記載しておくとよい。

　こどもの発育は個人差も非常に大きい。カルテはこどもの発育の経過を記した記録であるべきである。高身長，低身長や大頭症からわかることがある内分泌代謝異常を見逃さないようにしたい。

2. 病気の進行が速い

　先ほどまで元気だったこどもが，数時間後に腹膜炎になって受診することがある。こどもの病気の進行は明らかに速い。そのため，1回1回丁寧に所見を取りつつ，繰り返し診察して変化を観察することが重要である。保護者には今後起こりうること，注意すべき症状 (warning sign) について説明しておくべきである。

　また，急性疾患でなくても体重をできるだけ毎回測定する。こどもの体重は通常いつも増えていく。成長障害 (failure to thrive) が心疾患や代謝疾患の気づきとなることがある。

身体診察上達の秘訣

- 異常を知るにはまず正常を知るべし。
- 正常を知るためには，たくさんのこどもを診るべし。

- 正常を知るためには，どんな訴えのこどもに対しても頭からつま先までの診察をするべし．
- 正常か異常かわからないときは親に尋ねてみるべし．
- 同じこどもを，何回も繰り返し診察して変化を診ることが上達につながる．

文献

1) Gill D, 他著, 早川　浩, 訳：たのしい小児科診察, 第3版. メディカル・サイエンス・インターナショナル, 2008.

（児玉和彦）

こどもとの付き合い方のコツ

　SpO_2 モニターは，心拍数も同時に測定でき大変有用であるが，機械に指を挟まれるのを嫌がるこどもは多い．幼児以上のこどもには「先生とゲームしよう．まず先生から…．あ，98点だ！　さあ，君は何点かな？」と言ってモニターを差し出すと，たいていは喜んでやってくれる．ピークフローメーターも同様である．診察を楽しいものにするか事務的なものにするかは医師次第である．

泣いてしまったときは？

　乳幼児の診察で最も困るのは,「泣いてしまって診察にならない」ことではないだろうか。「こどもに泣かれるうちは一人前の小児科医ではない」という厳しい先人の教えもあるが,実際の臨床で「泣かれない」ようにするのはなかなかに難しい。

　泣かせない工夫として,① すぐに近づかず,まず母親と楽しく話をしている様子を見せる,② 母親にあやしてもらう,③ 乳児には両手で持てる音の出るおもちゃ,幼児にはキャラクター人形などを渡して気をそらす,④ 何をしようとしているのかきちんと説明する,⑤ 本人が希望する姿勢で診察をする（場合によっては立位のまま診察することも）などが考えられる。

　泣いてしまったときは,母親にあやしてもらうのが一番であるが,泣いているのも悪いことばかりではない。音声振盪を診るために背部に触れてみるのはよい考えである。また,泣いていれば舌圧子を使わずに咽頭所見を取ることができる。

　反対に,まったく泣かない上に周囲に興味がないこどもについては,いずれ発達歴を確認する必要が出てくるのでチェックしておく。

▶Link　I-10 こどものこころの問題の病歴 臨床面接（病歴聴取）と小児の発達概論, Ⅳ-15 神経

4 トリアージ

H&Pの3原則

- 多くの患者の中から，緊急性のある小児を見抜く！
- 診断ではなく，病態の緊急性を判断する！
- 重症度と緊急度の違いを理解する！

はじめに

すべてのこどもが自分の症状を正確に訴えられるわけではなく，「何となく不機嫌」だったり「泣きやまない」など家族が感じる違和感で外来を受診していることも多い。また，家族が感じている違和感をどうとらえてよいのか悩むことも多い。こどもを診る際には，疾患という面からとらえるだけではなく，こどもの全身状態にも注意していく必要がある。

この項では，こどもの全身状態を短時間で把握するために必要なトリアージの知識を確認していく（図1）[1]。

STEP 1：全身状態の評価

小児アセスメントトライアングル（pediatric assessment triangle：PAT）（図2）を用いて急ぐかどうかを判断していく。

PATはアセスメントに必要な項目をA, B, Cの略字で表現しており，それぞれappearance（外観），breathing（呼吸状態），circulation to skin（皮膚への循環）を表している。最初のABCに異常を1つでも認めれば，「PATの異常」として対応していく必要がある。

PATの各評価項目について詳しくみていく。

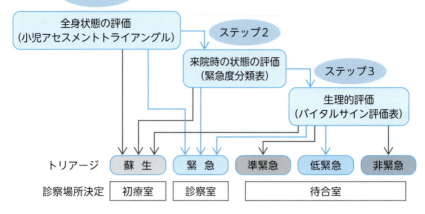

図1 | トリアージの流れ
各ステップで「蘇生」「緊急」をまず判断し，それ以外のときは次のステップに移る。　　　　　（文献1より引用）

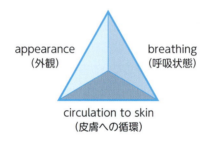

図2 | 小児患者評価の3要素
(pediatric assessment triangle：PAT)

1. appearance：外観

こどもの外観を把握する際に，評価項目としてTICLS[2]やPALS[3]という語呂が用いられている（**表1**）[2)3)]。

2. breathing：呼吸状態

呼吸状態に関しては，聴診器を使用せずに見て・聞いてわかる呼吸の異常を素早く確認する。呼吸の異常は，時間経過とともに循環の異常につながるので注意！

表1 | 外観の評価項目

	TICLS			PALS
tone（筋緊張）	・動いているか？ ・ぐったりしていないか？		play	・遊んでいるか？ ・周囲に興味を示すか？
interactiveness（周囲への反応）	・周囲に気を配っているか？ ・おもちゃで遊ぶか？		activity	・手足の動きは？ ・ぐったりしていないか？
consolability（精神的安定）	・あやすことで落ち着きを取り戻すか？		look	・目線は合うか？ ・こちらへ視線を向けるか？
look/gaze（視線/追視）	・視線が合うか？ ・ぼんやりしていないか？		speech/smile	・声は変じゃないか？ ・笑顔があるか？ ・あやすと笑うか？
speech/cry（会話/啼泣）	・こもった，かすれた声をしていないか？ ・強く泣いているか？			

（文献2，3を元に作成）

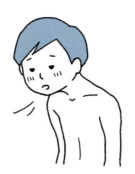

図3 | sniffing position
頸部を屈曲して頭部を伸展している。

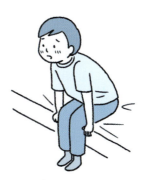

図4 | tripod position
腕を前に出して身体を支えている。

【呼吸状態のポイント】

① 呼吸回数（速い呼吸はアシドーシスを代償している可能性あり）

② 呼吸音や咳嗽（喘鳴や犬吠性咳嗽）

③ 呼吸様式（姿勢，鼻翼呼吸，努力呼吸，陥没呼吸）

【ぱっと見てわかる】

sniffing position（図3）もtripod position（図4）も閉塞しつつある気道を

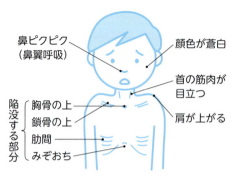

図5 | 外から見てわかる呼吸の異常

表2 | 陥没呼吸の部位による呼吸困難の程度

呼吸困難の程度	部 位
軽症	肋骨弓下
	胸骨下
	肋 間
	鎖骨上窩
	胸骨上
重症	胸 骨

(文献5を元に作成)

何とか開通させようとする姿勢であり[2]，これらは遠くから見てもよくわかる。これらを見逃すと呼吸停止が待っている！

通常診察をする前には洋服を着ているので，胸の動きを見ることは難しいとついつい思ってしまう。しかし，近づいてよく見ると鼻がピクピクしていたり，肩で息をしていたりすることがわかることがある[4]（図5）。また，陥没呼吸は肋間や胸骨下などが有名であるが，呼吸困難が強くなり気道内圧が高くなると，胸骨上に陥没呼吸が認められることが報告されているため（表2）[5]，ぱっと見て判断したい。

3. circulation to skin：皮膚への循環

【循環動態のポイント】

① 皮膚の色（チアノーゼ，顔色不良）（図6）[6]
② capillary refill time（毛細血管再充満時間）が2秒以内（図7）[6]
   両者は重症感染症を疑わせるサインとしても大切である（表3）[7]。

表3 | 重症感染症を疑わせるサイン

所見	陽性尤度比range
チアノーゼ	2.66〜52.20
capillary refill timeの延長	2.39〜38.80
点状出血発疹	6.18〜83.70

(文献7を元に作成)

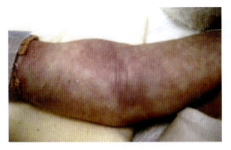

図6 | 末梢皮膚のチアノーゼ
末梢だけではなく，啼泣時に口唇にも認められる。
（文献6より転載）

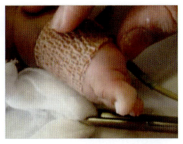

図7 | capillary refill timeの延長
爪床への灌流が十分なら，圧迫を解除して2秒以内にピンク色に戻る。 （文献6より転載）

　全身状態を把握する際には，聴診器やモニターなどの機器を使用せず，医療者が「見て」「聞いて」「感じて」わかる五感から得られる情報をもとに判断して，「要蘇生」「不良」「良好」に分類する。

STEP 2：緊急度の分類

　診断や疾患を特定することが目的ではなく，主訴や症状から予測される緊急度の高い病態を想定し，焦点を絞って短時間で病歴を聴取する。**表4**[7)]に重症度と緊急度の考え方を示した。

　トリアージにおいては，**表4**の「すぐに診察する必要がある疾患」をいかに想起し，安定化に向けて素早く対応できるかが最も大切になる。

　したがって，緊急度も重症度も低い疾患はトリアージの段階で想定する必要はないと考えられる。

表4 | 重症度と緊急度の考え方

重症度＼緊急度	高い（治療を急ぐ）	低い（精査できる）
高い（生命を脅かす）	すぐに診察する必要がある疾患	治療を行うまでに検査をする時間がある
低い（生命には影響しない）		鑑別を考える必要はない

（文献7を元に作成）

STEP 3：生理的評価

　Step1, 2で評価した後に，全身状態をバイタルサインで数値化する。一瞬で感じた全身状態の違和感をバイタルサインに変換することで，他者にもその異常が伝わりやすい。ここでいうバイタルサインとは，呼吸数，脈拍数，体温，血圧，経皮的酸素飽和度（SpO_2）である。

　図8に小児年齢別の呼吸数と脈拍数の早見表を示す[8]。バイタルサインの測定

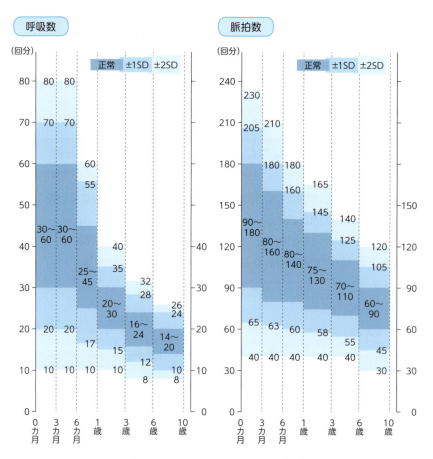

図8 ｜ 小児年齢別呼吸数・脈拍数の正常範囲
北九州市立八幡病院・神薗淳司先生より提供（文献8を元に作成）

値が各年齢の正常値から逸脱していないか評価する習慣を身につける。

　バイタルサインが正常値の±2SDを超えるものを「蘇生」，±1SDを超えるものを「緊急」，±1SDを超えないが正常値でないものを「準緊急」と判断する。

　注意しなければならないのは，バイタルサインは患児の状態（たとえば，啼泣，発熱，疼痛など）によって大きく変動することである。発熱に関しては，2～12カ月の乳児において，体温が1℃上がるごとに脈拍数が約9.6/分ずつ上昇することがわかっている[9]。ただしこの報告では，機嫌が悪い子や泣いているこどもは除外されているため，状況に応じたバイタルサインの吟味が必要である。

文献

1) 境野高資：えっ この子が緊急なんて見ただけでわかっちゃうの？ 小児救急医の暗黙知．レジデントノート増刊 ピンチを回避する！ 救急診療のツボ（岩田充永，編）．羊土社，2012，p139-146．
2) Gausche-Hill M：小児救急患者の評価．PALS小児救急学習用テキスト，原著第4版（吉田一郎，監訳）．診断と治療社，2006，p18-48．
3) 小児T＆A開発有志の会：小児救急初療コーステキスト．
　　［http://groups.google.co.jp/group/TandA-Pediatrics］にて閲覧申請が可能
4) 松本一郎：小児ぜんそく―子どものうちに治しきる．いつでも元気（178）：18，2006．全日本民医連ウェブサイト．
　　［http://www.min-iren.gr.jp/syuppan/genki/178/genki178-04.html］
5) American Heart Association：PEARS Provider Manual. American Heart Association, 2007, p16.
6) 我那覇仁：ショックの診断と分類．小児内科 41：559-562, 2009．
7) Van den Bruel A, et al：Diagnostic value of clinical features at presentation to identify serious infection in children in developed countries：a systematic review. Lancet 375：834-845, 2010.
8) Warren DW, et al：Revisions to the Canadian Triage and Acuity Scale paediatric guidelines (Paed CTAS). CJEM 10：224-243, 2008.
9) Hanna CM, et al：How much tachycardia in infants can be attributed to fever？ Ann Emerg Med 43：699-705, 2004.

〈茂木恒俊〉

5 バイタルサイン

H&Pの3原則

- 測定が困難なことがある！（泣いているときなど）
- 年齢によって正常範囲が異なる！
- 呼吸数，脈拍数を増加させることで代償していることに注意する！

小児のバイタルサインの特徴

児が理解できる年齢であれば，測定する項目，内容，方法をよくよく説明する．特に血圧測定は怖がってしまうことが多い．詳細は他項に譲るが，小児であっても可能な限り「説明と同意」を行うことが原則である．

1. 体温の種類

体温は直腸温・食道温・口腔温といった深部温と，腋窩温などの表面体温にわけられる．直腸温（異常値：38.5超・36.0未満）が深部温として最も正確ではあるが，実際には，熱中症や低体温症，脳低体温療法中など，手術室や集中治療室以外で測定されることはあまりない．ただし，新生児領域では直腸温の測定をきっかけに鎖肛が発見されることがあるので，新生児では直腸温測定を推奨する教科書もある．

なお，近年一般化してきている耳式体温計は鼓膜周囲の皮膚温（鼓膜温と言われている）を測定し，深部温に近いとされるが，正確に鼓膜方向に向けて測定できていないと低めになることがあるので注意が必要である．

18歳以上の成人を対象に，直腸温，口腔温，鼓膜温，腋窩温の差異を調べたシステマティックレビュー[1]によると，直腸温＞鼓膜温≒口腔温＞腋窩温となり，口腔温は値のばらつきが多いと結論づけている。結果（図1）[1]から参照すると，直腸温は腋窩温より1.0℃高く（欧米の教科書等は深部温表記であることに留意），鼓膜温・口腔温は0.5℃高いと言える。

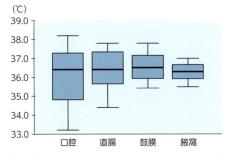

図1 口腔温，直腸温，鼓膜温，腋窩温の比較
（文献1より引用）

2. 測定法

簡便に正しい体温を得るためには腋窩が適している。腋窩に体温計を入れ，上腕を体幹に密着させ，最低3分間挟む。汗があると皮膚に密着せず，気化熱により正確に測定できないため，汗はあらかじめ拭き取っておく。また，麻痺のあるこどもの場合，麻痺側は循環が悪く，温度が低い傾向があるため，健側で測定する[2]。

3. ポイント

体温は代謝の影響を受け，また日内変動があることも重要な点である。一般的には朝低く，午後〜夕方にかけて高くなり，その差は0.5℃程度あるとされている。運動，食事，啼泣直後の測定は避ける。また，小さいこどもほど環境温の影響を受けやすい。新生児では特に顕著で，容易に低体温になりやすい。新生児の蘇生のルーチンケアでも保温は基本中の基本である（発熱と疾患に関しては別項を参照 ▶Link Ⅲ-1 発熱）。

脈拍数

1. 測定法

新生児・乳児の脈拍数は胸部の聴診で数えるか，モニター装着によってわか

る。年長児では橈骨動脈の触知が有用である。ただし，モニターは波形によってはダブルカウントしてしまうことや，低心拍出状態ではモニターの脈拍数と実際の脈拍が異なることがあり，注意が必要となることがある。その際は触診が最も確実である。

　測定者は第2，3，4指の指腹を動脈の走行に沿って並べて軽く触れる（もしくは拇指1本で触れるのもよい）。ただし，どうしても測定が困難な場合は，やはり胸部の聴診，モニター装着しかない。脈拍数は呼吸数と並んで変動の大きいバイタルサインであるので，落ち着いている状態での測定を心がける。忙しい外来の中でも，泣きやむことを待つ努力をすべきである。

2. ポイント

　一般外来でも救急外来でも，重要なのは，その頻脈が許容範囲かどうかである。泣いていれば，また発熱していれば，頻脈なのは当然と思い込み，ショックなどの重症の病態を見逃すことは何としても避けたい。年齢ごとの上限・下限のおおよそを知っておくことは非常に重要である（年齢別の脈拍数の正常範囲はⅠ-4「トリアージ」の図8を参照。また，心拍数やリズムの重要性は別項を参照）。　▶Link Ⅰ-4 トリアージ，Ⅳ-10 心臓

呼吸数

1. 測定法

　呼吸数は視診，触診，聴診で把握する。現実的には視診が主である。

2. ポイント

　呼吸音聴診時には，患児は呼吸を意識してしまうので，患児の気が紛れているときに診る（視診）のがよい。特に乳児では正確な呼吸数は睡眠中でないと把握するのが難しい。新生児期には不規則な呼吸（周期性呼吸）がみられ，呼吸が規則的になるのは生後7週以降とされている。低年齢であればあるほど，体重当たりの酸素消費量が多いため，酸素需要を呼吸数の増加でまかなっている。このため，呼吸数は年齢が低いほど多い（呼吸数の年齢別正常値は

Ⅰ-4 トリアージの図8を参照。また，呼吸の異常と疾患は別項を参照)。

▶Link Ⅰ-4 トリアージ，Ⅳ-9 肺，胸郭

頻呼吸は呼吸障害だけでなく，うっ血性心不全，ショック，アシドーシス，発熱，重症感染症でもみられる。徐呼吸は頭蓋内圧亢進，モルヒネなどの麻薬による呼吸抑制でみられる。

▶Link Ⅰ-4 トリアージ，Ⅲ 章の症候学

血圧

1. 測定法と正常値

測定時には，患児がリラックスしていて，泣いていないことが大事である。適したマンシェットの幅は上腕の2/3程度，大きくても小さくてもいけない（表1，図2）[3]。マンシェットは指が1〜2本入る程度のきつさで巻く。測定する上肢は心臓と同じ高さにする。肘窩に動脈の拍動を触知し，その位置に聴診器を当てる。

マンシェットの圧は各年齢の正常値あるいは前回の測定値より15〜20mmHg高い圧まで上げ，ゆっくり（拍動ごとに2mmHg）下げる。原則3回測定する。その測定値の平均を取るか，最低値を取るかはコンセンサスがない[4]。

出生時の血圧は収縮期血圧60〜90mmHg，拡張期血圧20〜60mmHgである。1歳ごとに2〜3mmHgずつ上昇し，成人のレベルに達するのは思春期後である。泣いていたり，不安がったりしていると2倍くらいになることもある。また，通常，下肢の血圧は上肢の血圧より10〜20mmHg高い。

血圧の正常値範囲はPALS

表1 ｜ 水銀血圧計用マンシェットのサイズの目安

時期	幅
新生児	4cm
乳児	5cm
小児（3〜6歳）	7cm
小児（6〜9歳）	9cm
小児（9歳以上）	13cm

一般に，マンシェットが小さいと血圧は実際より高く測定され，マンシェットが大きすぎると実際より低く測定される。年齢による目安を示したが，実際には年齢より上腕周囲長や体格に合わせたほうがよく，マンシェットの中のゴム嚢の幅（短い辺）が上腕周囲長の40％以上，長さ（長い辺）が上腕周囲長の80％以上のものを選ぶのがよい。

（3歳以上は文献3を元に作成）

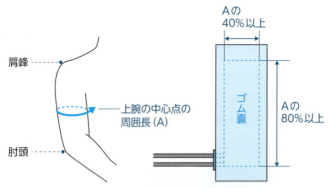

図2 | マンシェットの中のゴム嚢の適切なサイズ

表2 | 小児高血圧の基準値

	収縮期血圧（mmHg）	拡張期血圧（mmHg）
幼児	≧120	≧70
小学校　低学年	≧130	≧80
高学年	≧135	≧80
中学校　男子	≧140	≧85
女子	≧135	≧80
高等学校	≧140	≧85

（文献5より引用）

(pediatric advanced life support) で有名な，"70＋2×年齢"を下限とすることで混乱はないと思われるが，上限である高血圧の基準については，日本高血圧学会の『高血圧治療ガイドライン2014』を参照すると**表2**[5]の通りである。

2. 高血圧

近年，メタボリックシンドロームが小児領域でも注目され，肥満児では本態性高血圧が多い。これは成人期の高血圧に移行することが多く，フォローが必要になる[4]。小児では，原因が特定できない心不全やけいれん，頑固な頭痛，嘔吐，めまい，鼻出血があれば，必ず血圧を測定する。

二次性高血圧で最も多い原因は腎性で，全体の80％を占める。新生児では臍動脈カテーテル挿入後の腎動脈血栓症，大動脈縮窄症，乳児以降では腎性，大動脈縮窄術後，内分泌疾患，薬剤性が多い。

血圧と疾患の関連は**表3**を参照。

表3 | 小児の血圧と疾患

上下肢差がある	大動脈弁閉鎖不全症（Hill's徴候：上肢＜下肢） 大動脈縮窄症（上肢＞下肢）
左右差がある	大動脈縮窄症，動脈管開存症，整形外科的疾患（前斜角筋症候群，頸肋）
収縮期血圧が上がる	運動，興奮，発熱
拡張期血圧が下がる	動脈管開存症，動静脈シャント，大動脈弁閉鎖不全症
脈圧が小さい	大動脈弁狭窄，甲状腺機能低下症
脈圧が大きい	大動脈弁閉鎖不全症，甲状腺機能亢進症

3. 低血圧

　低血圧により生じる症状は，動悸，息切れ，冷汗，めまい，立ちくらみ，不眠，頭痛，倦怠感，肩こり，食欲不振など不定愁訴が多い。朝に弱く，起きられないなどを主訴とした起立性調節障害（OD）の症状を呈し外来を受診する例が多いが，中には低血圧が病態の主であることも少なくない。訴えのない低血圧は体質性低血圧という。小学生なら収縮期血圧70〜80mmHg以下，中学生なら80〜85mmHg以下で疑う。

　心不全，ショック，熱中症，循環虚脱，失血，副腎不全では血圧が低下する。髄膜炎菌菌血症，その他の菌血症，低栄養では副腎機能不全によって血圧が低下する。高安病では上肢の血圧が低下する。

体重

1. 測定法

　最初の6カ月は毎月，次の6カ月は3カ月に1回，次の3年は年に2回，その後は年に1回でよい。もしこどもが体重計をつかんでしまって測れなかったら，「パンツを持ってごらん」と言えばよい。

2. ポイント

　急激な体重減少は，急性疾患，脱水，低栄養を示唆する。慢性的な体重減少は慢性疾患を疑わせる。虐待〔適切に食事が与えられていない（ネグレク

ト）〕，下痢，囊胞性線維症，その他胃腸の障害，精神的な問題，呼吸不全，精神発達遅滞，腎臓・心臓の障害，結合組織病，甲状腺機能異常などの可能性がある．急激な体重増加は，過剰水分，浮腫を示唆するが，当然過食もありうる．副腎皮質機能亢進や甲状腺機能低下症などの内分泌的な問題も肥満の鑑別疾患である．

文献

1) Sund-Levander M, et al：Normal oral, rectal, tympanic and axillary body temperature in adult men and women：a systematic literature review. Scand J Caring Sci 16：122-128, 2002.
2) 山元恵子，監：写真でわかる小児看護技術，改訂第2版．インターメディカ，2011, p8-16.
3) 日本高血圧学会高血圧治療ガイドライン作成委員会，編：高血圧治療ガイドライン2014．ライフサイエンス出版，2014, p104.
4) 川上義和，編著：身体所見のとりかた―理論をふまえて進める効果的な診察法，第2版．文光堂，1995, p141-146.
5) 日本高血圧学会高血圧治療ガイドライン作成委員会，編：高血圧治療ガイドライン2014．ライフサイエンス出版，2014, p105.

〔参　考〕
- Barness LA, et al：Measurements, vital signs. Handbook of Pediatric Physical and Clinical Diagnosis, 8th ed. Oxford University Press, 2008, p15-29.
- Fleming S, et al：Normal ranges of heart rate and respiratory rate in children from birth to 18 years of age：a systematic review of observational studies. Lancet 377：1011-1018, 2011.
- Bonafide CP, et al：Development of heart and respiratory rate percentile curves for hospitalized children. Pediatrics 131：e1150-1157, 2013.
- Nijman RG, et al：Derivation and validation of age and temperature specific reference values and centile charts to predict lower respiratory tract infection in children with fever：prospective observational study. BMJ 345：e4224, 2012.

（小田　新）

6 不機嫌：not doing well（何となく元気がない）

H&Pの3原則

- not doing wellにもいろいろある（表1）。よく耳を傾けること！
- 「弱い泣き」と「視線が合わない」は特に要注意！
- バイタルサインを大事にする！

Must Rule Out

① 尿路感染症
② 細菌性髄膜炎
③ 腸重積
④ 頭蓋内出血，骨折
⑤ 心不全，呼吸不全
⑥ ターニケット症候群
⑦ 血液疾患，代謝疾患

よくある頻度の高い状態／病気

① 中耳炎
② 便秘症
③ 皮膚炎などの痒みを生じるもの
④ 乳児臍疝痛（infantile colic）
⑤ 非特異的な不機嫌（原因不明）
⑥ 注意を引くための泣き

▶Link Ⅲ 昼の症候学

H&Pのツボ

　not doing well―発熱や嘔吐などそのほかの症状を認めないのに「何となく元気がない」という症候は，古くから言われている通り「小児科における重要な症候」である．その理由は，小児は症状を正確に訴えることができない上，病気の進行が急であるからである．鑑別診断は膨大で，小児を診察する医師にとっては非常にストレスフルである．しかし，「どういうふうに」元気がないのか？　とこどもの言葉にならない声に耳を傾けると少しみえてくる．

　筆者は以下の4つに分類して考えている（**表1**）．

カテゴリー1　「強い泣き系」：泣きやまない．大きな泣き．
　　　　　　　力強く泣けているということで一見元気そうにも見える．痛みによる泣きであれば徹底的な検索が必要であるが，colicや単なる「ぐずり」などまったく緊急でないものも含まれており，鑑別が二分される．

カテゴリー2　「食欲・意欲低下系」：食欲がない．経口摂取が少ない．顔色が悪い．
　　　　　　　「何となく元気がない」というのがぴったりの最も難しい状態である．最重症であるショック状態から，呼吸不全，軽い吐き気まで非常に鑑別症状が多い．「食事を摂らない」という訴えがある場合は，続けて2食以上食べなければ原因検索を必ず行う．

カテゴリー3　「弱い泣き系」：泣き方がおかしい，弱々しい，甲高い．
　　　　　　　強く泣けない状況である．1つは頭蓋内圧亢進や腹膜刺激症状があり，圧をかけると痛みが悪化する場合，もう1つは呼吸器系に問題があり，換気量が十分でない場合を考える．たいてい重症疾患である．

カテゴリー4　「意識障害系」：ぐったりしている．視線が合わない．歩けない．
　　　　　　　意識状態の悪化を疑わせる症状である．はっきりした意識障害はないが，「明らかにいつもと違う」状態である．この状態は"カテゴリー2"の重症化と考えることもできるが，神経疾患の初期症状の場合もあり，重症疾患が多い．

表1 | not doing wellの分類

重症疾患の頻度	カテゴリー	家族の訴えの例，問診事項	鑑別疾患（例外あり）
低い ↓ 高い	1. 強い泣き系	「ずっと泣いている」「泣き声が大きい」「痛そうに泣いている」「動いたり抱っこしたりすると，すごく泣く」「突然泣き始めて泣きやまない」	・痛み，痒みを生じる疾患：角膜潰瘍，中耳炎，便秘症，腸重積，骨折，肘内障，精索捻転，ターニケット症候群（後述），皮膚炎，肛門周囲膿瘍 ・生理的・心理的なもの：かまってほしい，空腹，infantile colic（後述）
	2. 食欲・意欲低下系	「食べない，飲まない」「顔色が悪い」「遊ばない」「ごろごろしている」「笑顔が少ない」	・ショック状態：敗血症（尿路感染症にも注意），出血，心不全（心筋炎，不整脈） ・強いぐったり感(toxic)：腸重積 ・呼吸の異常：急性細気管支炎，気道異物，肺炎，心不全 ・全身倦怠感をきたす疾患：急性ウイルス性疾患 ・吐き気が出現する疾患：胃腸炎，便秘症，低血糖，ケトン血性嘔吐症，虫垂炎，内ヘルニア ・その他：口内炎，ムラ食いなど
	3. 弱い泣き系（要注意）	「泣き声が小さい」「声が弱々しい」「甲高い声で泣くが，弱い」「声の大きさは変わらないが，続けて泣けなくて苦しそう」	・「膜」の疾患：腹膜炎，髄膜炎，頭蓋内圧亢進 ・呼吸の異常：カテゴリー2参照
	4. 意識障害系（要注意）	「ぐったりしている」「呼びかけても反応がいつもと違う」「視線が合わない」「歩けなくなった」	・神経疾患：細菌性髄膜炎，脳炎・脳症，頭蓋内出血 ・ショック状態：カテゴリー2参照

カテゴリー分類は完璧なものではなく，例外もあるので，常に頭からつま先までの病歴と身体所見の確認を怠ってはならない．特に，被虐待児は泣きの表現がうまくできないこと（silent baby）もあり，診断に注意が必要である．

1. トリアージ

バイタルサイン，TICLS (tone, interactiveness, consolability, look/gaze, speech/cry)，PALS (play, activity, look, speech/smile) で異常を認める場合は速やかに診断と治療をスタートさせる。Yale Observation Scale も有用とされてきたが，近年の報告では，項目が多い割にスコアの点数は重要でないと言われているため，ここでは割愛する (後述)。pediatric GCS は外因性の意識障害の症例には有用であるかもしれないが，内因性の症例での有用性には疑問があることを知っておく (pediatric GCS は満点でも重症疾患が隠れている可能性がある)。▶Link I-4 トリアージ

2. 現病歴

review of systems をするつもりで，頭からつま先まで詳細に病歴を取る。特に「突然発症」「徐々に増悪」などの発症様式に注意する。

3. 既往歴

慢性疾患を持っていないか，免疫不全状態でないか (発熱やほかの症状が出にくい状態でないか)。

4. 身体所見

頭からおむつの中，つま先まで詳細に身体所見を取る。病歴と身体所見で鑑別に挙げられないものは検査をしても診断がつかない (Evidence Note を参照)。

詳細は「不機嫌：not doing well」(夜にどうする？) を参照。
▶Link II-1 不機嫌：not doing well

●Evidence Note

カナダの3次こども病院を「啼泣」や「不機嫌」で受診した発熱がない乳児237人をレトロスペクティブに検討した結果[1]によると，重症疾患と診断されたのは12例 (5.1％) で，最も多かったのは尿路感染症の3例であった。ほかには骨折，肘内障，腸重積，胆嚢炎，白血病などがみられた。病歴と身体所見で診断がついたものは66.3％，診断がつかず検査で判明したのは2例 (0.8％：尿路感染症と菌血症) にすぎなかった。全体でみても，検査が有用であったのは8例 (3.4％) のみであった。

not doing well の診断には，頭からつま先までの詳細な病歴と身体所見が検査よりも大事である。

5. 重症感染症を見逃さないためのスケールについての注意

　toxic appearanceを評価するスケールの一例として，Yale Observation Scale（YOS）がある（詳細は本書初版58頁に記載）。1982年に報告され[2]，点数ごとの重症感染症のリスクは，10点以下では2.7％にすぎないが，11〜15点では26.2％，16点以上では92.3％にも及ぶとされてきた。しかし，髄膜炎関連ワクチンが普及した近年では，その検査特性は変化し，2010年のシステマティックレビュー[3]では，LR＋1.10〜6.70，LR－0.16〜0.97と重症感染症の診断に有効でないというデータも複数あることが報告された。このスケールで最も重要な点は，詳細を記憶することではなく，スケールの観察項目（泣き方，保護者への反応，意識状態，皮膚の色，脱水症状，あやしたときの反応）を必ずチェックし，引っかかる項目が1つでもあれば躊躇なく検査を行うべきということである。本書では，five-stage decision treeを紹介する（**表2**）[4]。

表2 ｜ five-stage decision tree

- 以下の①〜⑤の順にチェックしていき，いずれかがYesであれば，重症感染症への感度96.8％，特異度88.5％，LR＋8.4，LR－0.04。
- 研究はプライマリケアセッティングで，重症感染症の事前確率は0.8％。
- すべてNoであれば，陰性的中率（negative predictive value：NPV）は100％。

① 医師が何かおかしい（something wrong）と感じる
② 呼吸困難
③ 深部温39.95℃以上（腋窩温なら39.45℃以上）
④ 下　痢
⑤ 年齢29カ月以上，14カ月以下

（文献4を元に作成）

Evidence & Experience

　それぞれのMRO疾患については他項を参照のこと。ここでは他項で述べられていないものについて記載する。

1. ターニケット（tourniquet）症候群

　身体の先端部に髪の毛や糸くずが巻き付くことによって起こる循環不全症

候群である．足趾，外陰部，手指の順に多いとされる．症状は，末端の浮腫と発赤である．

好発年齢：足趾・手指は2歳くらいまでで，母親の産後脱毛症が起こる乳児期に注意が必要である．外陰部（ペニスやクリトリスなど）は，それよりは少し年齢が上がって，小学生ぐらいまでありうるが，乳児にも起こる．

治療：巻き付いた髪の毛を切ることである．つまり「おむつの中，つま先まで疑って診ないと診断できない」のである．

2. infantile colic

生後3週以降4カ月未満の乳児において，毎日ほぼ決まった時間（昼と夜）に長時間続けて泣くが，それ以外はまったく異常を認めない状態．原因はよくわかっていない．除外診断である．4カ月以上でcolicと診断するときは十分な注意が必要である．

文献

1) Freedman SB, et al：The crying infant：diagnostic testing and frequency of serious underlying disease. Pediatrics 123：841-848, 2009.
    →乳児の泣きとその原因についての文献．必読である．
2) McCarthy PL, et al：Observation scales to identify serious illness in febrile children. Pediatrics 70：802-809, 1982.
    →YOSに関する原著論文．当時としてはすばらしい感度・特異度だったとのことである．
3) Van den Bruel A, et al：Diagnostic value of clinical features at presentation to identify serious infection in children in developed countries：a systematic review. Lancet 375：834-845, 2010.
    →必読のシステマティックレビュー．
4) Van den Bruel A, et al：Signs and symptoms for diagnosis of serious infections in children：a prospective study in primary care. Br J Gen Pract 57：538-546, 2007.
    →five-stage decision treeについての論文．

〔児玉和彦〕

7 成長

H&Pの3原則

- こどもの育ちの評価は「成長」と「発達」の2要素で！
- 正しい計測法を知ろう！
- こどもの成長は「時間」を意識しよう！

はじめに

　こどもは育つ。育つというのは、「成長 (growth) =身長、体重、頭囲などの量的な変化」と「発達 (development) =成長に伴う複雑な機能の獲得」の2つの要素で評価する。大人が成長しないわけではないが、大人とこどもで決定的に異なるのは「成長」することである。

　本項では「成長」について、その計測と評価、異常として、体重増加不良 (failure to thrive：FTT)、低身長、高身長について論じる (「発達」については別項を参照 ▶Link Ⅲ-10 発達の遅れ)。

　低身長と高身長の明確な定義はないが、−2SD以下が低身長、+2SD以上が高身長とするのが一般的である。臨床現場で成長率を評価するためには、標準成長曲線表に計測値をプロットし、成長曲線を作成することが最も重要である。そのためには母子健康手帳、保育園・幼稚園、学校での計測の記録を集める必要がある。

　「成長」の異常をきたす疾患では、特徴的な身体所見、外表奇形、知的障害、性腺機能低下を伴うことがあるので、体型、顔貌、身体各部の異常、精神発達、二次性徴に注意する。成長の異常の多くは遺伝的要因であるので、両親の評価も重要である。その場で両親の身体計測を行うこともある。

成長の計測

成長の指標として，小児外来で定期的に評価すべきなのは体重，身長，頭囲である。これらの項目について，体格標準値が，厚生労働省によって10年おきに行われる「乳幼児身体発育調査」の結果をもとに作成されている。計測の方法は，乳幼児身体発育調査の身体計測の手技として，以下のように規定されている。

1. 体　重

体重計は，感度が10g単位以内の物を使用する。

排便，排尿後に計測を行う。乳児の場合，授乳直後の計測は避ける。

計測の前後に体重計の0位を確認する。指針が静止してから目盛りを読む。計測の単位は10g単位まで（デジタル式の場合は表示された数値を記録する）。

乳幼児は計測の際，啼泣し，あばれることも多いが，一瞬力を抜く瞬間に静止するので，このときの数値を読む。

2. 身　長

【2歳未満】（図1）[1]

全裸にし，仰向けで身長計の台板上に寝かせる。

頭頂点を固定板につけ，耳眼面（耳珠点と眼窩点がつくる平面）が台板と垂直になるように頭部を保持する。

乳児の頭に近いほうの手で乳児の両膝を軽く台板に押さえて下肢を伸展させる。

もう一方の手で移動板をすべらせて乳児の足裏に当て，足裏が台板と垂直な平面をなすようにする。

1mm単位まで計測し記録する。

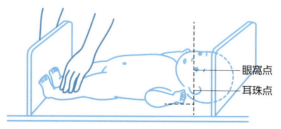

図1｜身長の計測（2歳未満）
眼窩点と耳珠点とを結んだ直線が台板（水平面）に垂直になるように頭を固定する。
（文献1を元に作成）

【2歳以上】(図2)[1]

全裸かパンツ１枚にして，学童用または普通の身長計を用いて尺柱を背に直立させて，1mm単位まで計測し記録する。

足先は30°くらいの角度に開き，踵，臀部，胸背部が一直線に尺柱に接するようにする。胸をあまり張らないようにし，腹部をひかせる。また，両上肢は軽く手のひらを内側にして自然に垂らす。耳珠点と眼窩点がつくる平面が水平になるようにする。このとき，補助者が児と同じ眼の高さから話しかけてやるとよい。

可動水平桿を一方の手で静かに下げて軽く頭頂部に触れ，目盛りを読む。

立位での測定がどうしても無理な場合は測定不能とする。臥位での計測は不可とする。

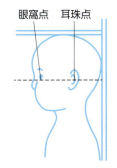

図2 | 身長の計測（2歳以上）
眼窩点と耳珠点とを結んだ直線が水平になるように頭を固定する。
（文献1を元に作成）

3. 頭　囲（▶Link Ⅳ-3 頭部，顔：図1）

2歳未満の乳幼児は仰臥位で，2歳以上の幼児は坐位または立位で計測する。啼泣し，あばれる場合は，母親や付添人が抱いた状態でもよい。

計測者は一方の手にメジャーの０点を持ち，他方の手で後頭部の一番突出しているところを確認して当て，左右の高さを同じくらいになるようにしながら前頭部に回して交差させ，前頭部の左右の眉の直上を通る周径を1mm単位まで計測する。

額の最突出部ではなく眉の直上を通ることに注意！　また，海外とは計測法が異なる。　▶Link Ⅳ-3 頭部，顔

成長の指標は，生後１〜６カ月は毎月，７カ月〜１歳は３カ月おき，その後３歳までは年に２回，４歳以降は年に１回は最低限記録する。多くは保育園，幼稚園，学校などで定期的に計測・記録しているので，必要であればコピーをもらってくるよう指示する。

成長の評価

先に述べた体格標準値をもとに作成された成長曲線が利用可能である。現在，乳幼児の身体発育や栄養状態の評価，医学的診断については，関係学会の見解などをふまえ，2000年の調査結果を用いることとされている（なお，母子健康手帳に記載されている成長曲線は2010年のデータとなっている。この理由については「乳幼児身体発育評価マニュアル」[2]を参照）。

1．成長曲線

体重，身長，頭囲について，平均，±1SD，±2SDの5本の曲線が描かれている。

±2SDはそれぞれパーセンタイル曲線の2.3％，97.7％，±2.5SDは0.6％，99.4％に相当する。たとえば低身長では，－2SD以下の場合，「100人いると，前から3番目以内に入る」と説明するとわかりやすい。

比較的多い染色体異常（21-トリソミー，Turner症候群）については，それぞれの標準成長曲線が作成されている。

成長の評価には2種類ある。1回の測定結果で評価する「成長の到達度」をみるものと，経時的な記録を用いて「成長の速度」をみるものである。こどもの診察では，必ず時間経過を意識した評価を行う必要があり，成長を評価する際には必ず「成長の速度」を確認する。<u>「成長の到達度」が正常範囲内であっても「成長の速度」の低下が続く場合には，成長障害として扱い，原因精査が必要である。</u>

1回の測定結果で評価する際には，標準曲線の±2SDを基準とすることが多い。しかしながら，この基準だけでは対象の一定割合は異常と判断され，小柄ではあるが成長障害ではない児も含まれてしまう。また，経時的にみると成長速度が停滞している児でも，1回の測定では基準範囲内に入っていることも多い。そのため，成長障害を診る場合には「成長の速度」の観点からも評価を行い，成長曲線上の主なSD曲線（±1SD，±2SD）および標準曲線のうち2本以上と交差することを成長障害の基準とする[3]。

2. 肥満度

身長と体重のバランスの評価には「肥満度」を用いることが多い。

$$肥満度 = (実測体重 - 標準体重) \div 標準体重 \times 100\,(\%)$$

肥満度20％以上を軽度肥満，30％以上を中等度肥満，50％以上を高度肥満と評価する。しかしながら，すべての標準体重を常に参照することは煩雑であり，簡便な方法として「肥満度判定曲線」を用いることもできる。海外では広くBMIが体格評価に用いられているが，思春期以前の児に対する経時的な評価には適さないとの意見もあり，国内では「肥満度」が使用されている。

3. 未熟児（低出生体重児）出生の場合

未熟児出生の場合，体重は24カ月まで，身長は40カ月まで，頭囲は18カ月まで，出生週数により補正して評価する[3]。

成長の異常

1. 体重増加不良（failure to thrive：FTT）

体重増加不良（FTT）をきたす原因に至るためには，「詳細な病歴聴取と身体所見以外に正しい診断に行き着く方法はない」と言われている[4]（病歴と身体所見で診断に至らない場合，検査を行っても診断に至らないことが多いことが示されている[5]）。

これは，体重増加に関わるのは身体的な問題だけでなく，社会的要因や心理的要因も関与し，原因が多岐にわたるためである。そのため，医療機関だけではなく地域の保健サービス（保健師など），保育園，幼稚園，学校などと連携した対応が必要になることも多い。積極的に病院外と顔の見えるつながりを持ち，地域でこども達の成長を見守る体制を日頃からつくっておくとよい。

病態生理によって体重増加に必要なエネルギー摂取不足もしくはエネルギー需要増加/産生低下にわけ，その原因疾患を表1，2に挙げる。また，病歴聴取のポイントを表3に，身体所見のポイントを表4に示す。

2. 低身長

「背が低い」ことを気にして病院を受診したり，乳幼児健診で低身長を指摘されて受診したりすることが多い。その多くは家族性や体質性であるものの，成長ホルモン分泌不全などの治療可能な低身長や比較的頻度の高い染色体異常（Turner症候群など）の鑑別が重要である。原因疾患を**表5**に挙げる。また，病歴聴取のポイントを**表6**に，身体所見のポイントを**表7**に示す。

家族歴では，両親やきょうだいの身長，思春期発来の時期を確認する。両親の身長から予想される児の最終身長は予想最終身長（target height）と呼ばれ，そのtarget heightの95％信頼区間をtarget rangeという[6]（**表8**）。

両親の身長に病的異常がある場合を除けば，児の成長曲線から予測される

表1 | エネルギー摂取不足をきたす状況

質と量の問題	・調乳の問題：誤った調整，量が不十分など ・母乳哺育の問題：母乳の出が悪い，授乳回数が少ないなど ・栄養素の含有量の問題：親の栄養に対する偏った概念，過度のジュースや水など ・食事を十分に与えない：貧困，こども虐待
哺乳・摂食の問題	・嚥下機能障害（構造的問題や神経筋疾患による） 　構造的問題：口唇・口蓋裂，Treacher Collins症候群，Pierre Robin症候群など 　神経筋疾患：脳性麻痺，水頭症，ミオパチーなど ・胃食道逆流 ・食道狭窄 ・血管輪 ・呼吸努力の増加（慢性肺疾患，心不全など） ・歯列不良 ・歯科疾患に伴う口腔内の疼痛 ・母児愛着障害 ・母親のうつ
消化管の問題	・脂肪吸収障害 ・乳糖不耐症 ・小腸疾患（炎症性腸疾患，重複腸管，空腸閉鎖，慢性寄生虫感染） ・膵臓疾患（Shwachman-Diamond症候群，慢性膵炎など） ・肝疾患（肝硬変，胆道閉鎖症など）

表2 エネルギー需要の増加／産生の低下

需要の増加	・心疾患（先天性／後天性） ・慢性肺疾患 ・貧血 ・慢性感染症（尿路感染症，呼吸器感染症，結核） ・甲状腺機能亢進症 ・悪性腫瘍
産生の低下	・慢性腎臓病 ・肝硬変 ・代謝異常症（アミノ酸代謝異常，カルシウム代謝異常） ・内分泌異常症（下垂体機能低下，副甲状腺機能低下，慢性副腎皮質機能低下症，尿崩症，甲状腺機能低下症） ・染色体異常・遺伝子疾患（21-トリソミー，5p-症候群，de Lange症候群，Smith-Lemli-Opitz症候群など） ・微量元素欠乏症（鉄，亜鉛，カルニチンなど）

表3 体重増加不良（FTT）における病歴聴取のポイント

	ポイント	想定されるリスク・疾患など
周産期歴	出生週数	未熟児出生の場合，修正月齢で評価
	低出生体重	FTTのリスクであることが示されている
	妊娠糖尿病	児の心筋肥大に伴う心機能障害
	喫煙やアルコール摂取	児の成長障害を引き起こす
家族歴	乳児死亡の有無	先天性疾患，こども虐待
	両親の職業・学歴	社会的要因
	うつなどの精神疾患	社会的要因
発達歴	発達の遅れ	神経疾患（先天奇形症候群や発達障害など）
既往歴	繰り返す感染症	免疫不全など
	アレルギー	食物アレルギー，アトピー性皮膚炎など
	内服薬	食欲低下（エネルギー摂取低下）や代謝亢進（エネルギー消費増加）
予防接種	未接種	こども虐待
栄養	哺乳・摂食状況（方法，内容，回数，1回摂取量，1日摂取量，尿量）	エネルギー摂取不足を評価（哺乳の場合，実際に看護師などに見てもらう！ 百聞は一見にしかず！）
現病歴	嘔吐（頻度，量，色など）	幽門狭窄症，胃食道逆流，腸回転異常など
	下痢（頻度，量，色など）	吸収不良症候群，炎症性腸疾患など
	授乳時の発汗，チアノーゼ	心不全（先天性心疾患）

表4 | 体重増加不良（FTT）における身体所見のポイント

	ポイント	想定されるリスク・疾患など
一般所見	親子の様子（愛着の有無）	こども虐待
	アイコンタクトの有無（コミュニケーション）	発達障害
	奇形の有無	奇形症候群
	筋緊張（姿勢など）	神経筋疾患
頭頸部	髪質	栄養素欠乏
	大泉門閉鎖遅延	甲状腺機能低下症，くる病，21-トリソミー
	頭蓋癆	くる病
	視神経乳頭腫大	頭蓋内圧亢進（慢性嘔吐の原因となる）
	口腔粘膜障害	栄養素欠乏
	粘膜下口蓋裂	哺乳・嚥下障害
	甲状腺腫大・雑音	甲状腺機能亢進症
胸部	呼気性喘鳴	心不全，気管支喘息など
	吸気性喘鳴	気道（喉頭，気管，気管支）軟化など
	心雑音・過剰心音（・ばち状指）	先天性心疾患，心不全
腹部	肝腫大	先天代謝異常，腫瘍
外表	爪の異常	栄養素欠乏
	皮下血腫（あざ）	こども虐待

表5 | 低身長をきたす原因疾患

正常亜型 (normal variant)	• 家族性低身長[*1] • 体質性低身長[*2] • SGA性低身長[*3]
内分泌疾患	• 甲状腺機能低下症 • Cushing症候群 • 成長ホルモン分泌不全性低身長症 • 思春期早発症 • カルシウム・リン代謝異常
染色体/遺伝子異常	• Turner症候群[*4] • Prader-Willi症候群 • Noonan症候群 • SHOX遺伝子変異 • Russell-Silver症候群

次頁へつづく

骨系統疾患	・軟骨形成不全症 ・脊椎骨端異形成症 ・骨形成不全症
全身疾患に伴う二次性低身長	・低栄養（食物アレルギーやアトピーに対する過度の食事制限，こども虐待など） ・薬剤性（副腎皮質ホルモン剤） ・膠原病（若年性特発性関節炎など） ・腎疾患（慢性腎疾患，尿細管性アシドーシスなど） ・悪性腫瘍 ・呼吸器疾患（コントロール不良な気管支喘息など） ・免疫不全

*1：成長速度やその他の発育に異常を認めない。両親も低身長で最終身長も低い。
*2：乳幼児期から成長速度が遅い。思春期発来が遅れるが，最終身長はcatch upする。両親も同様に思春期発来が遅いことが多い。
*3：SGA（在胎不当過小）性低身長の多くは2歳までにcatch upするが，10％はcatch upが遅れる。この一群に対しては成長ホルモン療法が検討される。
*4：1/1,000人程度の頻度で認める。低身長，翼状頸，外反肘が3徴とされ，低身長を機に診断される例もある。このほかに楯状胸，漏斗胸，中手骨短縮（短い手指）など身体所見上の特徴を持つ。

表6 ｜ 低身長における病歴聴取のポイント

	ポイント	想定されるリスク・疾患など
周産期歴	出生体重，体長*1	SGA性低身長
	新生児仮死，低血糖，遷延性黄疸など	成長ホルモン分泌不全性低身長症
	マススクリーニング検査の結果	甲状腺機能低下症
家族歴	両親の身長*2	家族性低身長
	きょうだいの身長	家族性低身長
	両親，きょうだいの成長歴，思春期発来時期	体質性低身長
	流産，血族結婚	染色体/遺伝子異常
社会歴	こども虐待を疑う病歴 ▶Link I-11 虐待の身体所見	
発達歴	発達の遅れ	染色体/遺伝子異常
既往歴	二次性低身長をきたしうる疾患（表5参照）	
	停留精巣	成長ホルモン分泌不全性低身長症
現病歴	成長曲線のパターン（図3）	
	便秘，寒がり	甲状腺機能低下症
	頭痛，嘔吐，視力低下（視野障害）	頭蓋内腫瘍（下垂体腫瘍など）
	多飲，多尿	頭蓋内腫瘍（下垂体腫瘍など）

*1：在胎週数別出生時体格標準値を用いて評価する。
*2：可能であれば実際に計測する。日常臨床では成長曲線から徐々に離れ，下向きにシフトしていれば成長率低下と判断する。身長が正常範囲内であっても成長率の低下が続く場合には，成長障害として扱い，原因精査が必要となる。

表7 | 低身長における身体所見のポイント

	ポイント	想定されるリスク・疾患など
プロポーション	四肢短縮	軟骨異栄養症
	左右差	Russell-Silver症候群
頭頸部	前額突出・鼻根部平低	成長ホルモン分泌不全性低身長症
	円形顔貌／満月様顔貌	偽性副甲状腺機能低下症，Cushing症候群，副腎皮質ホルモン剤の長期投与
	アーモンド様眼裂・魚様口唇	Prader-Willi症候群
	青色強膜	骨形成不全症
	口蓋裂	成長ホルモン分泌不全性低身長症
	翼状頸（背部から見る）	Turner症候群
	甲状腺腫大（頸部を後屈して観察）	甲状腺機能低下症
胸部	乳房（Tanner分類）	思春期早発症，体質性低身長（思春期遅発）
	楯状胸，漏斗胸	Turner症候群
四肢	外反肘	Turner症候群（翼状頸，楯状胸などの所見と併せて）
	第4中手骨短縮	偽性副甲状腺機能低下症
	O脚	くる病
	第5指内弯	Russell-Silver症候群
	大きな拇指	Rubinstein-Taybi症候群
外陰部	発育の評価（Tanner分類）	思春期早発症，体質性低身長（思春期遅発）
	停留精巣，小陰茎，陰嚢低形成	成長ホルモン分泌不全性低身長症
皮膚	アトピー性皮膚炎	低栄養
	皮下出血	こども虐待
	カフェオレ斑	偽性副甲状腺機能低下症

表8 | target height と target range

target height (cm)	男児＝（父の身長＋母の身長＋13）÷2 女児＝（父の身長＋母の身長－13）÷2 （13cmは日本における平均最終身長の性差）
target range (cm)	男児＝target height ± 9 女児＝target height ± 8

最終身長がtarget rangeの範囲内であれば家族性低身長などの病的ではない低身長の可能性が高い。逆にtarget rangeを下回る場合は何か病的な低身長があることを疑う。

家族歴以外の病歴として、既往歴では周産期異常〔骨盤位分娩、仮死、在胎不当過小（SGA）、低血糖、遷延性黄疸〕の有無を確認する。生下時か

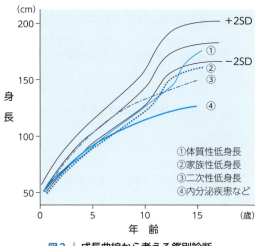

図3 | 成長曲線から考える鑑別診断

ら成長率が低下していれば、成長ホルモン（GH）分泌不全、先天性甲状腺機能低下症（クレチン症）（多くはマススクリーニングで見つかる）が疑われ、成長率がある年齢で突然低下している場合は脳腫瘍などによる後天性のGH分泌不全、慢性甲状腺炎（橋本病）などの後天性甲状腺機能低下症、Cushing症候群、ネグレクトを疑う。異常な低身長は栄養の吸収障害・利用障害、慢性疾患、虐待が潜んでいる可能性がある。

身体所見としてはプロポーション（軟骨無形成症などの骨系統疾患では体幹に比して四肢が短く、プロポーションの異常がある）、思春期徴候（Turner症候群）、小奇形やO脚（くる病）の有無に注意する。

3. 高身長

低身長と同様、家族歴を含めた病歴聴取が重要である。身体所見としては、頭囲、座高、手指長、arm spanを計測し、末端巨大やくも状指の判定を行う。arm spanとは、背中を壁につけ、上肢を壁に沿って伸展させた状態での、一方から他方への指先の間の距離のことで、身長の±5cm以内が基準値である。基準より長ければ、Marfan症候群、Klinefelter症候群、ホモシスチン尿症、先天性拘縮性くも指症の可能性がある。また、基準より短ければ、骨系統疾患、甲状腺機能低下症が疑われる。

● 仰臥位と立位で身長が変わるか？

身長は一般に，立位よりも仰臥位のほうが高く測定される．立位のときは椎間板などが重力により圧迫を受けるためと説明されている．この重力の影響を想像できなかったのか，NASAが最初につくった宇宙服は，宇宙空間ではとてもきつかったらしい．宇宙飛行士の身長は，無重力状態でなんと5～10cmも高くなるそうである．

4. 頭囲の異常

頭囲の異常については別項を参照． ▶Link Ⅳ-3 頭部, 顔

● 臨床経験からの一言

胸囲単独では測定の意義は少ないと思われる．ただ，頭囲測定との組み合わせ，あるいは体重測定との組み合わせで，診断に結びつく可能性がある．

一般的に2歳で胸囲は頭囲と同程度になり，それまでは頭囲よりも小さい．この状況に違和感がある場合，大頭や小頭を疑うきっかけになる．

また，胸囲それ自体は栄養状態を反映した指標にはなりづらいと思うが，実臨床では体重増加とともに胸囲が順調に2歳で頭囲を超えてくると，よい栄養状態で成長しているという感覚がある．

文 献

1) 厚生労働省：乳幼児身体発育調査，調査の概要 [http://www.mhlw.go.jp/toukei/list/73-22a.html]
2) 平成23年度厚生労働科学研究費補助金（成育疾患克服等次世代育成基盤研究事業）．乳幼児身体発育評価マニュアル（平成24年3月発行）[http://www.niph.go.jp/soshiki/07shougai/hatsuiku/index.files/katsuyou_130805.pdf]
3) ロバート・M. リース，他編著，日本子ども虐待医学研究会，監訳：発育不全/体重増加不良．こども虐待医学─診断と連携対応のために．明石書店，2013, p403-448.
4) Jenny C：Failure to thrive. Child Abuse and Neglect：Diagnosis, Treatment and Evidence. Saunders, 2010, p547-562.
5) Adam HM, et al：Failure to thrive. Signs and symptoms in pediatrics. American Academy of Pediatrics, 2015, p301-315.
6) 岡部一郎：症候からみた小児の診断学 Ⅳ─成長・成熟の異常 低身長．小児診療 70：243-246, 2007.

（小橋孝介）

8 カルテの書き方

H&Pの3原則

- 小児科診療ではカルテのリレーが多い！
- こどもは誰かと一緒に受診する！
- こどもは成長・発達する！

はじめに

　カルテとはドイツ語のKarte，英語のcardに由来する和製用語である。正式には診療録と呼ぶ。

　診療録の書き方については，数多くの参考書が出版されているが，小児科の診療（特に外来診療）は成人とは異なる特徴があり，その診療録記載には，小児特有のコツがある。

小児科診療の特徴

① カルテのリレーが多い：急性期疾患が多く，その受診間隔は数日であることが多く，複数の医師による診療のリレーが行われる。

② こどもは誰かと一緒に受診する：多くの場合，付き添う保護者から病歴を聴取し，保護者に対して病状説明などを行うため，誰から聴取した病歴なのか，誰へ説明を行ったのかが問題になる。

③ こどもは成長・発達する：小児科診療はそのこどもの年齢，成長・発達段階によって鑑別すべき疾患や対応が変化する。

小児の診療録

診療録記載の方法については，SOAP（表1）による記載が一般的であるが，記載内容はproblem oriented medical recording（POMR）に基づくものや，総合プロブレム方式に基づくものなどが存在する。

本項は「診療録とはこう書け！」「SOAPのSにはこれを，Oにはこれを書け！」というものではない。診療録記載の基本についての詳細は他書に譲り，ここでは小児科診療の特徴のひとつである，診療のリレーをいかに上手に行っていくか，明日からの診療に「ひと味」加える診療録記載のコツを紹介する（図1～3）。

表1 | SOAP

S (subjective)	主観的データ 保護者や患児から聴取した病歴や既往歴，家族歴などを記載する
O (objective)	客観的データ 診察者によって得られた，身体所見，検査データなどを記載する
A (assessment)	評　価
P (plan)	計　画

S (subjective)：主観的データ（図1）

① 誰と来院したか
小児科外来では誰から病歴を聴取し，誰に病状や注意点，再診指示などを説明したかがポイントとなる。次回同じ保護者が連れてくるとは限らない。

② 成長・発達に関わる病歴
小児特有の問診事項である。特に予防接種では，Hibワクチン，肺炎球菌ワクチン接種歴は個別に確認する。

③ 家族構成
家族の状況（きょうだいの有無，親の仕事，養育の支援者の有無など）により入院が困難であったり，その後のケースマネジメントに重要な情報となる。

④ 解釈モデル
保護者が現状をどのように理解し，何を望んでいるのかなど，保護者の視点から現在の状況をとらえる。「かきかえ」（表2）を利用する。

● 3歳6カ月男児

①誰と来院したか？

S) (母と来院) cc. 発熱

3日前から発熱　現病歴

②成長・発達に関わる病歴

周産期歴：38週4日3,450g　周産期異常なし
成長・発達歴：検診にて特に指摘なし
予防接種：up-to-date　Hib・肺炎球菌ワクチン未接種

既往歴：1歳6カ月で熱性けいれん
家族歴：2人兄弟で母子家庭　③家族構成
　　　　母，6カ月弟：元気　喫煙者なし
　　　　離婚した父：小さい頃ひきつけ複数回
アレルギー：なし　内服薬：市販の風邪薬

④解釈モデル

以前けいれんを起こしており心配
仕事を休めないので，熱が下がらないと困る

図1｜実際のカルテ記載 (S)

表2｜かきかえ（解釈モデル）

か（解釈）	今の状況・症状・病状をどのように理解しているか？
き（期待）	どのようになりたいか？　何を望んでいるか？
か（感情）	どんな気持ちか？
え（影響）	疾患の日常生活への影響は？

O (objective)：客観的データ (図2)

①診察時の年齢

　身長・体重（・頭囲）の記載時に診察時の年齢を記載する。診察時の年齢を記載しておかないと，後で診療録を見る際に受診時の年齢を計算しなくてはならなくなる。

②こどもの様子

　診察室に入ってきたときや診察時のこどもの様子（泣いているとか診察しようとすると逃げるとか）を記載する。

● 3歳6カ月男児

①診察時の年齢

O）体重 12.4kg 身長 95.5cm（3歳6カ月）
　体温 38.2℃ 脈拍 94/分 呼吸 19/分 SpO₂ 98%
　G/I 診察室に元気に入ってきて，椅子グルグル

②こどもの様子

頭頸部 項部硬直なし 結膜充血あり 眼脂なし
　　　鼓膜発赤腫脹混濁なし
　　　咽頭発赤軽度 いちご舌なし 口唇赤め
　　　頸部リンパ節複数個両側に触知
胸部 呼吸音清 心雑音なし　腹部 平坦軟
皮膚 皮疹なし 四肢末端の硬性浮腫なし

③身体所見
臨床推論に沿った
陰性所見も記載する

図2 | 実際のカルテ記載（O）

● 3歳6カ月男児

A）発熱3日目
　熱源はっきりしない
　眼脂伴わない結膜充血認め，川崎病症状は 3/6 陽性
　toxic な印象はなく，活気あり
P）採血，採尿行う

検査結果
　採血検査：軽度の炎症反応の上昇と肝酵素の上昇
　尿検査：白血球（3+）亜硝酸塩（-）
　　　　　沈渣 白血球 20～30/毎視野 細菌なし

①診断計画　　②治療計画

A）発熱3日目
　　炎症反応，肝酵素の上昇，膿尿認め症状経過からは川崎病が疑われる
P）入院を勧めるが，乳児がおり，面倒を見てくれる身寄りもないため，
　入院は困難。本日は尿培養追加提出行い，抗菌薬開始し，明後日再診

母に対し，川崎病について説明。皮疹の出現や四肢の浮腫など注意し
て観察するよう説明。次回は入院する可能性があることを伝えた
飲めない食べられない，ぐったりして反応がおかしいなど，全身状態
悪化時は早めの再診を

③教育計画

図3 | 実際のカルテ記載（A, P）

③身体所見

臨床推論に沿った陰性所見もきちんと記載する(臨床推論に関する詳細は他項に譲る)。 ▶Link Ⅰ-1 こどもの病気と臨床推論

P (plan):計画(図3)

3つのフレームを意識してplanを記載する。

①診断計画 (diagnostic plan:Dx)

診断に必要な検査の計画を記載する。

②治療計画 (therapeutic plan:Tx)

治療やケアの計画(投薬だけでなく食事やリハビリテーションなども含む)を記載する。

③教育計画 (educational plan:Ex)

こども,保護者に対する病状説明,治療方針の説明やインフォームド・コンセントの内容のほか,日常生活の指導や再発予防の教育などについて記載する。

(小橋孝介)

カルテと法律

カルテの記載は医師法で定められた義務である。

➡ 医師法第24条「医師は,診療をしたときは,遅滞なく診療に関する事項を診療録に記載しなければならない」(診療録記載の義務)

また医師の行為は診療録に記載があって初めて治療行為として成り立つ。医師法第17条で規定される医業と認められるためには診療録の記載が必要である。記載なく医療行為が行われた場合,刑法で罰せられる可能性もある。

➡ 医師法第17条「医師でなければ,医業をなしてはならない」

近年のカルテ開示や個人情報保護の問題なども,診療録を記載する者として知っておく必要があるだろう。

I 総論

9 思春期

H&Pの3原則

- 思春期[1]の大きな変化として身体，内分泌変化が大きい。
- 精神疾患の発症に留意し，状況に応じた精神科へのコンサルト，連携が重要となる。
- よくみられる問題として，性感染症，性腺機能障害，妊娠，薬物乱用，喫煙，いじめ，不登校，摂食障害，睡眠関連障害，犯罪関連，起立性調節障害，片頭痛，過敏性腸症候群[3)4)]などがある。

> 1994年に「リプロダクティブ・ヘルス・ライツ」（性と生殖に関わる健康とその権利）が採択された[2)]。

内分泌変化

正常の月経生理は，16歳までに97％，18歳までに98％の女性が初経を迎えると言われており[1)]，「通常，約1カ月の間隔で起こり，限られた日数で自然に止まる子宮内膜からの周期的出血」である。初経年齢は，国の経済状況などと関連があるといわれ，この数十年で早まる傾向にあった。2011年[5)]の日本における初経平均年齢は12.2（±1.3）歳であり，ここ10年はあまり変化がない。米国では12.7歳（10～16歳）である。

月経周期：28日（25～38日），持続期間：5日間（3～7日），血液損失量：35mL（20～140mL）が標準的なものである。

1. 無月経

①原発性無月経

14歳までに子宮の変化がなく（Turner症候群を除外），16歳までに自発的な出血がなく，乳房発育より4年経っても自然な出血が起きないものを言う。

奇形，神経性食思不振症，妊娠などを考慮する必要がある[1]。日本産科婦人科学会の定義では満18歳になっても初経が起こらないものを言う[6]。

② 続発性無月経

> ● 臨床経験からの一言
>
> 高校生になって初経がこない場合は要チェックと考える。
> 無月経に関連する疾患では，低身長，翼状頸，外反肘を3徴とするTurner症候群を見逃したくない。

日本産科婦人科学会の定義では，これまであった月経が3カ月以上停止したものをいう。ただし，妊娠や産褥期の生理的無月経の場合はこの期間にとらわれない[6]。後続の妊娠，神経性食思不振症，激しい運動，多囊胞性卵巣症候群（PCOS）などを考慮する必要がある。

内分泌疾患として甲状腺機能異常やプロラクチノーマを鑑別に挙げておきたい。思春期の続発性無月経は，その後の妊孕性や骨粗鬆症の発生に重大な影響を及ぼす可能性があるため，危険因子としての減食による体重減少，環境などのストレス，過度のスポーツなどの誘因を除去していけるかが重要である[7]。

2. その他の月経異常[1]

① 異常性器出血

いわゆる子宮機能不全による出血で最も多い原因は，感染，ホルモンバランスの調節不全，中絶後，子宮外妊娠などの機能的出血である。初経後最初の2年間は無排卵性の出血が起こることはよく知られている。基礎体温をつけてもらうと参考になる。

② 月経困難症

月経のある思春期女児の約60％に認められ，原因はプロスタグランジンE_2，F_2の上昇もしくは過敏性によるものとされている。二次的な原因としては，子宮内膜症，子宮内感染症，子宮の先天奇形，子宮頸部の硬化，妊娠合併症などである。治療は非ステロイド性抗炎症薬（NSAIDs）による。アスピリンや，保温，入浴，運動などは効果があまり期待できない。二次的なものの治療は，プロスタグランジン合成酵素阻害薬，経口避妊薬（保険適用外）による[1]。

③ 月経前症候群

13～15歳の18％，15～19歳の31％，成人女性の40～60％にあると言われている[1]。月経前に頭痛，腹痛や浮腫などの身体症状と，抑うつやイライラなどの情緒症状が存在し，月経開始後数日以内に症状が緩解する。

絶対的な治療基準はなく，カウンセリング，生活指導（規則正しい生活，十分な睡眠，定期的な運動），症状日記をつけることと薬物治療〔精神安定剤（SSRIも選択肢），利尿薬，鎮痛薬，ホルモン剤など症状に合わせた投薬〕である[8]。

④ 思春期のバースコントロール[1]

19歳までに80％のこどもが何らかの性的な行動を取っていると言われている。性感染症や妊娠，避妊についての注意が必要となる。

3. 性腺機能異常

思春期遅発症は，体質的なものに起因するものや（成長遅滞の家族歴を伴うこどもにしばしばみられる），Turner症候群，Klinefelter症候群，中枢神経系障害，糖尿病，腎障害，嚢胞性線維症，ダイエット，ハードな運動などの過剰な身体活動でもみられる。骨成熟および青年期の成長スパートに遅れはみられるが，性的成熟は正常である。

> ● 思春期遅発症
>
> 男子において14歳までに精巣の増大がない，15歳までに恥毛がみられない，または性器の成長の開始から完了までに5年以上かかっている場合，女子において13歳までに乳房の発達がない，14歳までに恥毛がみられない，乳房の成長の開始と初経との間に5年以上の期間がある，または16歳までに月経が起こらない場合，思春期遅発症が診断される。

思春期のこころの問題

思春期には，家族，学校などの社会との関わりが変化する時期であり，それに伴って，こころの問題が表面化しやすい。思春期は特に重要な発達段階であり，親や世話をしてくれる人から自立することが大きな課題である。

小児科医は思春期の患者の面接をすることで，青少年の自立をサポートすることができる。ほかの年齢のこどもの診察とは異なるコミュニケーションの困難さがあるので，親に席を外してもらいプライバシーを守り，信頼関係を築く必要がある。こどもと1対1の面接で，親の前では話し合われなかった問題への対応や，それを保護者にどう伝えるかなどの判断が難しいケースも出てくる可能性がある。

　一方，統合失調症が最も多く発病する時期でもある。摂食障害，社会恐怖など思春期青年期に特徴的に現れてくる疾患のほかに，パニック障害，強迫性障害，解離性障害などの成人と同様の疾患が急に増加する。また，分離不安障害や行為障害など小児期から続く疾患もまだまだ多くみられる。不登校や非行などの社会問題も思春期に特有である。

思春期に認められる疾患や問題

1．メタボリックシンドローム，肥満

　児童期からの肥満症の多くは単純性肥満だが，3歳以降の肥満の一部，また思春期の肥満は成人肥満との強い相関が認められている（単純性肥満の診断の前には症候性肥満の除外が必要）。メタボリックシンドローム（血清脂質・血圧・血糖の異常，内臓脂肪の蓄積）の各項目もまた小児の肥満と関係することから，成人期に発症することが多い糖尿病や高血圧など生活習慣病への移行も考慮して対応する必要がある。

2．痩せ，摂食障害

　著しく脂肪と体重が減少する「痩せ」も治療の対象となる。思春期に多いのは過度のダイエットによる低栄養のほか，神経性食思不振症，糖尿病，甲状腺機能亢進症などであるが，脳の腫瘍性病変，慢性炎症性疾患，ミトコンドリア脳筋症，ネグレクトなども鑑別に挙げる必要がある。

3．性感染症

　性感染症（sexually transmitted infection：STI）とは，性行為で伝播する

> ● 神経性食思不振症の診断基準（DSM-5）[9]
> A：必要量と比べてエネルギー摂取を制限し，年齢，性別，成長曲線，身体的健康状態に対し，有意に体重が低くなっているもの．こどもの場合は，期待される最低体重を下回るもの．
> B：有意に低い体重であるにもかかわらず体重増加や肥満に対する強い恐怖の存在，または体重増加を妨げる持続した行動がある．
> C：低体重の深刻さに対する認識欠如，ボディイメージの障害
> 　標準体重の75％以下では入院治療の，60％以下では経管栄養の適応となる．

> ● 性感染症（sexually transmitted infection：STI）
> 近年，若者層の性感染症が急速に増えている．特に大都市を中心に性病・性感染症は増加し，10歳代後半〜20歳代前半の間で増加傾向にある． ▶Link Ⅳ-13 生殖器

すべての感染症を指す．梅毒，淋菌感染症，性器クラミジア感染症，性器ヘルペス，鼠径リンパ肉芽腫症，軟性下疳，腟トリコモナス症，ケジラミ症，性器カンジダ症，疥癬，尖圭コンジローマ，B型肝炎，AIDSなどが挙げられる．性器クラミジア感染症，淋菌感染症，性器ヘルペス，パピローマウイルス感染は頻度が高い．これらの多くは無症候性，あるいは比較的症状が軽微であるため適切な診断・治療が行われないまま，周囲に感染が広がる危険性がある．

　母子感染を起こす感染症には，陰部クラミジア，淋菌感染症，陰部ヘルペス，小児AIDSおよびHIV感染，梅毒以外にも，カンジダ（経産道感染），サイトメガロウイルス（経胎盤，経産道，経母乳感染），トリコモナス（腟トリコモナス症：経産道感染），B型肝炎（経産道感染），HTLV-1（ヒトT細胞白血病ウイルス1型：経産道，経母乳感染）などがある．

　淋菌感染症の垂直感染は経産道感染により起こり，新生児に結膜炎，敗血症，関節炎，髄膜炎，鼻炎，腟炎，尿道炎を起こすことがある．女性の淋菌感染症は自覚症状に乏しいことがあるので，注意が必要である．クラミジア感染症は妊婦が感染した場合，絨毛膜炎や羊膜炎が誘発され早産・流産の原因になったり，分娩時の経産道感染により新生児に結膜炎や肺炎を発症する可能性がある．

4. 起立性調節障害

　起立性調節障害は自律神経失調症の一種でOD (orthostatic dysregulation) と呼ばれることもある。臥位から起立するときに循環器系の調節がうまくいかずに，立ちくらみや，ふらつきなどが起こる。10～15歳の思春期年齢に症状が多くみられ，「朝起きられない」「集中力低下」や，「疲れやすい」「だるい」などで受診することが多い。日本小児心身医学会「日本小児心身医学会　小児起立性調節障害診断・治療ガイドライン2005」[10]の新しい検査法 (新起立試験) により，4つのいずれかのサブタイプに合致した場合，起立性調節障害と診断される。

5. 片頭痛

　頭痛の分類は，「国際頭痛分類第3版 (ICHD-3) β版」が一般的である。小児期の「片頭痛」は成人より短く，ICHD-3βでは，18歳未満では2～72時間としてもよいかもしれない，とされている。始まりと終わりが比較的はっきりしている。前頭部～側頭部の両側性であることが多く，片側性はむしろ少ない。身体を動かすと頭痛が強くなったり，吐き気や嘔吐を伴い，光過敏，音過敏，臭い過敏といった症状もみられる。精神的・身体的ストレスの関与が大きいこともある。

　片頭痛の症状であればまず安静にし，痛いところを押さえたり，クーリングを行う。鎮痛薬はイブプロフェンが有効で，アセトアミノフェンも勧められる。これら鎮痛薬に，制吐薬を併用することで，鎮痛薬の効果はより高くなる。トリプタン製剤は，片頭痛が始まったらすぐに使用しないと効果がない。

▶Link Ⅲ-8 けいれん，失神，頭痛

6. 過敏性腸症候群

　過敏性腸症候群 (irritable bowel syndrome：IBS) は，腹痛や腹部不快感が排便の回数や便の性状の異常とともに起こる慢性の腸の機能性疾患である。こどもの腹痛を起こす病気としては最も頻度の高いものの1つであり，心理社会的要因の影響も大きい。併せて原因として，腸管の感染や炎症，腸管外傷，あるいはアレルギーを含む多くの病的過程が関与した「内臓知覚過敏」が指摘されている。行動・精神の障害を伴う場合などは症状が長引くことがある。

> ● 小児思春期の過敏性腸症候群の診断基準[11)12)]
> ① 腹部不快感（痛みとは言えない不快な気分）または腹痛が下記の2項目以上を，少なくとも期間の25％に伴うこと。
>   a．排便によって軽減する
>   b．発症時に排便頻度の変化がある
>   c．発症時に便形状（外観）の変化がある
> ② 症状の原因になるような炎症性，形態的，代謝性，腫瘍性病変がない。
> 注）診断の少なくとも2カ月以上前から症状があり，少なくとも週1回以上，基準を満たしていること。

7．貧　血

鉄欠乏性貧血は，初経を迎えると月経により鉄分が大量に失われ，急激な体の成長により造血機能や栄養摂取のバランスが崩れるために，思春期に起こりやすい。偏食，ダイエットも原因になる。鉄欠乏性貧血は，かなりの鉄分が失われていても症状がはっきりと現れないことが多く，疲れやすい，顔色不良の訴えがあれば鑑別に入れる必要がある。

8．不登校

不登校以外の身体症状などのチェックを行い，精神疾患の除外を行う。

文部科学省の定義に基づいた不登校児童生徒の数は小中学生で122,902人（平成26年度調査）とされている。男女比は，小中学生ともやや男児が多い。

児，家族ともに身体症状が起こるメカニズムとしての心身相関の説明を行い，生活リズムの維持，食事，適度な運動など日常生活においてできることが続けられるように心がける。強い不安や抑うつ状態，混乱がある場合，リストカットなど自傷行為を繰り返す場合は精神科への紹介が必要になる。

> ● 不登校の定義（文部科学省）
> 不登校児童生徒とは，何らかの心理的，情緒的，身体的あるいは社会的要因・背景により，登校しないあるいはしたくともできない状況にあるために，年間30日以上欠席した者のうち，病気や経済的な理由による者を除いたもの。

9. いじめ

　いじめは本人が安心安全の場を確保してから初めて語られることも多い。医療として求められていることとして，診断書・意見書がある．本人の身体的・精神的な安全を確保することが大切なため，入院を必要とする可能性もある．入院，転校にあたっては，診断書を書いて対応する必要がある．カウンセリング・精神療法で本人の心理的サポートを行う．

　また，非行や犯罪が明らかになれば，児童相談所・警察・家庭裁判所などとの連携が必要になる．鑑別が必要ないじめの被害者の背景として発達障害，統合失調症に伴う被害妄想，一側性難聴に伴う被害感がある．

> ● いじめの定義（文部科学省）
>
> 　いじめとは，「児童生徒に対して，当該児童生徒が在籍する学校に在籍している等，当該児童生徒と一定の人的関係のある他の児童生徒が行う心理的または物理的な影響を与える行為（インターネットを通じて行われるものも含む）であって，当該行為の対象となった児童生徒が心身の苦痛を感じているもの」とする．
> 　なお，起こった場所は学校の内外を問わない．また，文部科学省はいじめを原因とする転校を認めている．

文献

1) Barness LA, et al：Handbook of Pediatric Physical and Clinical Diagnosis, 8th ed. Oxford University Press, 2008, p450-456.
2) 早乙女智子：妊娠と避妊．小児内科 39：1383-1387, 2007.
3) 日本小児心身医学会，編：小児心身医学会ガイドライン集：日常診療に活かす4つのガイドライン．南江堂, 2009, p30-54, p88-119.
4) 日本小児科学会，編：思春期医学臨床テキスト．診断と治療社, 2008, p1-15, p45-52.
5) 日野林俊彦，他：発達加速現象に関する研究（その27）―2011年2月における初潮年齢の動向．日本心理学会大会第77回発表論文集：1035, 2013.
6) 日本産科婦人科学会，編：月経に関する定義（1990）．産科婦人科用語集，第4版．金原出版, 1995, 付録p38-40.

7) 楢原久司, 他：思春期の続発無月経. 日産婦誌 52：N19-22, 2000.
8) 武田　卓：月経前症候群の治療. 産と婦 11：1311-1314, 2011.
9) 米国精神医学会, 編, 高橋三郎, 他監訳：DSM-Ⅳ-TR　精神疾患の診断・統計マニュアル, 新訂版. 医学書院, 2014, p161-167.
10) 田中英高, 他：日本小児心身医学会　小児起立性調節障害診断・治療ガイドライン 2005. 子の心とからだ 15：89-143, 2007.
11) 竹中義人, 他：3. 消化器系　過敏性腸症候群. 子どもの心の健康問題 ハンドブック〔小林陽之助, 監. 平成15年度厚生科学研究費補助金（子ども家庭総合研究事業）「小児心身症対策の推進に関する研究」班, 編〕. 2002, p65-67.
12) 金子　宏, 他：過敏性腸症候群（IBS）の病態・診断・治療. 日内会誌 102：70-76, 2013.

（山内裕子）

10 こどものこころの問題の病歴
臨床面接(病歴聴取)と小児の発達概論

H&Pの3原則

- こどもの身体的健康と行動的健康の両方の管理が重要である。
- 心理社会的な問題が,各々の疾患の治療コンプライアンスや経過に影響を及ぼしたり,受診する上での「隠れた動機」になったりすることがある。
- こころの問題は,直線的な医学モデル(原因となる病因→症状→一般的治療→一般的経過)に合致するものは少なく,心理社会的モデル(様々な要因→症状→個別的治療→個別的な症状と経過)の特徴を,治療者が個々のケースに照らし合わせて考え,治療方法や社会資源の活用などオーダーメードに行っていく必要がある。

はじめに

　こどものこころの問題1)~4)は,図1のように様々あるが,小児科に受診するこどもでは身体症状の訴えが多い。また,感情の問題(抑うつ,不安),行動異常(行為障害,受動的攻撃性),学業成績(学習の問題)を主な訴えとして受診することがあり,その臨床表現型は多様である。さらに症状は,そのこどもの気質や発達レベル,ストレス,過去の経験,家族の対応法などに左右され,その病像は非特異的なものも多く,複雑である。こどもの症状に変動がある,複数存在する,ある環境下で増悪傾向がある,などは疾患特異的な症状よりも,こころの問題に起因する身体症状の可能性を考慮する。

　どのような病名がつくにせよ,その病態(症状)がこどもと家族にどのような影響を与えているか(日常生活の支障度,生活困難の程度)を考えた上で診断,治療を進めていくことが重要である。また,診断のみで終了するというよりも,対応を求められることも多い。

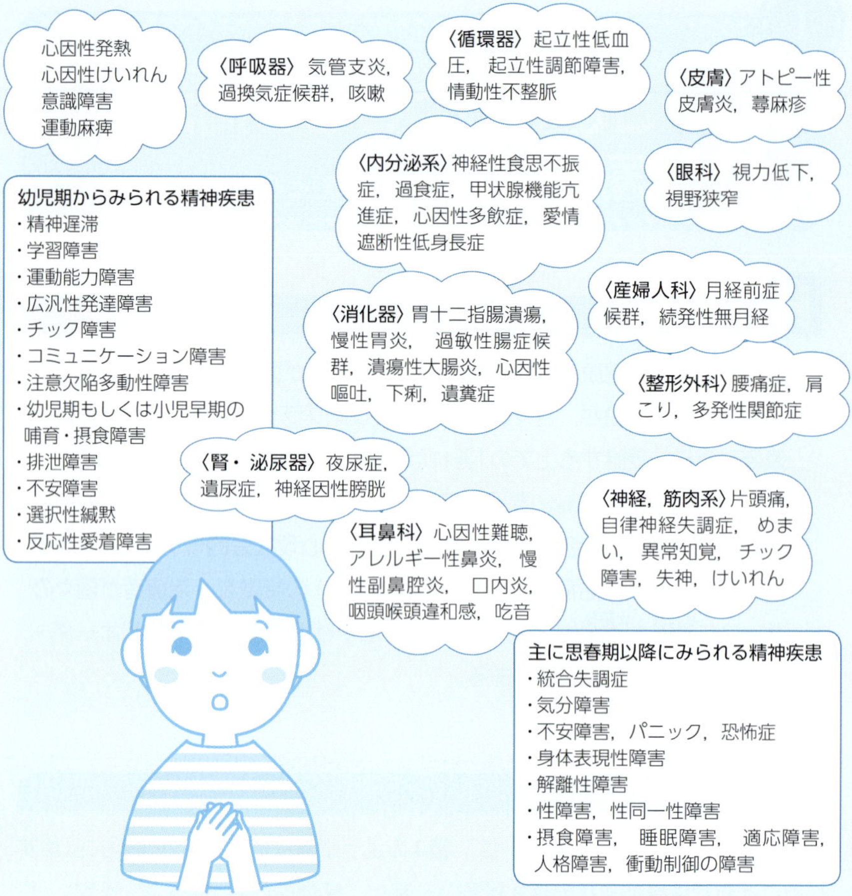

幼児期からみられる精神疾患
・精神遅滞
・学習障害
・運動能力障害
・広汎性発達障害
・チック障害
・コミュニケーション障害
・注意欠陥多動性障害
・幼児期もしくは小児早期の哺育・摂食障害
・排泄障害
・不安障害
・選択性緘黙
・反応性愛着障害

〈呼吸器〉気管支炎, 過換気症候群, 咳嗽

〈循環器〉起立性低血圧, 起立性調節障害, 情動性不整脈

〈皮膚〉アトピー性皮膚炎, 蕁麻疹

〈内分泌系〉神経性食思不振症, 過食症, 甲状腺機能亢進症, 心因性多飲症, 愛情遮断性低身長症

〈眼科〉視力低下, 視野狭窄

〈消化器〉胃十二指腸潰瘍, 慢性胃炎, 過敏性腸症候群, 潰瘍性大腸炎, 心因性嘔吐, 下痢, 遺糞症

〈産婦人科〉月経前症候群, 続発性無月経

〈整形外科〉腰痛症, 肩こり, 多発性関節症

〈腎・泌尿器〉夜尿症, 遺尿症, 神経因性膀胱

心因性発熱
心因性けいれん
意識障害
運動麻痺

〈耳鼻科〉心因性難聴, アレルギー性鼻炎, 慢性副鼻腔炎, 口内炎, 咽頭喉頭違和感, 吃音

〈神経, 筋肉系〉片頭痛, 自律神経失調症, めまい, 異常知覚, チック障害, 失神, けいれん

主に思春期以降にみられる精神疾患
・統合失調症
・気分障害
・不安障害, パニック, 恐怖症
・身体表現性障害
・解離性障害
・性障害, 性同一性障害
・摂食障害, 睡眠障害, 適応障害, 人格障害, 衝動制御の障害

図1a こどものこころの問題

・食べない, 飲まない	・落ちつきがない, 動きが多い
・眠れない	・反抗的であったり, 暴力やトラブルが多い
・トイレに行けない	・話が聞けない, 指示が通らない
・母親から離れられない	・ボーッとしている, 忘れ物が多い
・話さない, 言葉の遅れ	・課題がやり遂げられない
・こだわりが強い	・アクセント, 言葉遣いが奇妙
・興奮, パニックが強い	・話が飛んだりずれたりしていく
・チック障害	・独特の筆順, 読みにくい字, 鏡文字
・聴覚や触覚の過敏性がある	・簡単な計算ができない
・微細運動や粗大運動が苦手, 不器用	・心身症, 不登校
・共感性に乏しい	・めまい, 無気力, 抑うつ

図1b こどものこころに起因する主な症状

診断と治療の進め方

1. 器質的疾患の除外を行う

器質的疾患による二次性の精神症状かどうかを判断し，器質的な疾患が見つかった場合には，まず先に治療を行う。治療がうまくいかない場合でも，身体疾患を通して児にアプローチすることは，次の心理的介入に対する抵抗を軽減することにつながる。

2. 家族機能やこどもの情緒状態を理解する

少なくとも30～40分かけて1回の面接を行うのが望ましい。また，初回で話されなくとも，何回か通院した後でいろいろな家族背景が見えてくることも多い。

3. 心理，精神科学的評価を行う

精神科学的評価は，家族歴（遺伝素因），体格，姿勢，ADL，服装，清潔など，言語能力（言葉の遅れなど），認知・発達レベル，社会性のレベル，コミュニケーションレベル，注意力，実行機能などを評価する。心理検査については，一般的な知能検査や学力検査，特殊な感覚，運動，認知機能の検査，行動または人格特性の検査を症状，年齢に応じて行う。

4. 本人の症状と特性に応じた形で診断を確定し，精神療法，薬物治療，心理療法，認知行動療法，作業療法などを組み合わせて治療を行う

治療目標は，必ずしも症状の消失で終結となるとは限らず，疾患や年齢，そのこどもと家族の置かれている環境によって異なる場合もありうる。

5. 正常範囲内の機能を呈していると結論づけるしかない場合もありうる

その場合には，時間が経ってから初めて家庭の問題が明らかになることもある。こどもの症状には何らかの意味があり，あるときは問題ないと判断したとしても，長期的スパンで経過を見守り，ストレス期にガイダンスを行うことで，直接的な治療介入ができなくとも小児とその家族がよりよい生活を送るのに

役立つことがある。

こころの問題の病歴聴取のツボ

　面接では，まず患児との信頼関係を築くために，本人や家族の注意力の獲得と，表情や態度などの言語以外の情報に注目しながら，患児や家族の課題を会話の中心に置くようにする。表情やボディランゲージなどを見逃してしまうと，患者の精神状態について重要な情報を見逃す可能性がある。会話のテンポ，スピードも重要で，患児の言葉を待つことも必要な場合がある。

　加えて小児においては，発達の問題も考慮する必要がある。つまり，乳幼児期においては，記憶形成能力は優れているが，それらを言葉で表現できない（例：予防注射の記憶を覚えていて，診察室に入るだけで泣き出す）。4〜5歳であれば，症状，診断，治療についてこどもが理解できる言葉で話し合う機会をつくることが必要である。必要な処置をするときには前もっておもちゃや本を見せながら行うと（＝プレパレーション），こどもの不安が減り，スムーズである。▶Link コラム こどもと仲良くなるために

　ある行動を，発達の進行の違いと判断するか（たとえばかんしゃくは，2歳のものと6歳のものとは意味が異なる），重大な問題の徴候とするかは年齢，頻度，重症度，症状の数，機能的障害の程度によって異なる。

　学齢期においては，患児が興味を抱いている事項を発達段階に合った言葉で直接尋ね，受容的な態度を示してから本題に入ることが重要である。

　思春期においては，別項を参照されたい。▶Link Ⅰ-9 思春期

小児の発達概論 [1) 5)〜7)]

1．小児の発達のみかた

　発達については，①運動発達（粗大，微細），②言語発達，③精神発達（社会性）の大きく3点からみることが重要である[5)〜7)]。1歳6カ月児健診では発達の質的変化を，3歳児健診では発達の社会的変化を，5歳児健診では発達障害の早期発見に留意する。

乳児期においては，体重増加不良などは発達が順調にいっていない重要なサインとなるため，身体発育についての評価は特に重要である。

　① 運動発達においては，粗大運動は定頸（4カ月）→寝返り（6カ月）→ハイハイ（9カ月）→伝い歩き（11カ月）→独歩（15カ月）→走る（21カ月）→片足立ち（3歳）→ケンケン（4歳）→スキップ（5歳）の順に発達してくる。

　② 言語発達については，あーうーなどの母音のみの発音（2カ月）→喃語（4カ月）→単語（1歳）→二語文（2歳）の順に発達してくる。

　③ 社会適応行動は，7カ月頃からの共同注視が重要である。10〜11カ月では人見知りをし，バイバイなどの模倣ができるようになる。1歳半では簡単な指示理解が可能となる。3歳ではごっこ遊びができ，自分で排尿できるようになる。5歳ではこども同士の遊びのルールが理解できるようになる。

2. 小児の発達課題[1)8)]

① 乳児期は基本的信頼が重要で，乳児期の信頼関係は主に授乳関係を通じてつくられると言われている。この時期にこどもが世界は自分を養ってくれ，頼ることができ，信頼するに値すると感じることができると，その後の親密な人間関係を築き上げていく土台がつくられる。

② 幼児期は排泄などの体験を通じて，自分で自分の身体感覚を身につけることができるか否かが重要となってくる。幼児は，うまく排泄ができれば親にほめられ，失敗すると恥ずかしい思いを体験し，自律性と自発性を獲得する。

③ 学童期では勤勉性が重要であるが，こどもは学校で急速に知識や技能を習得し，仲間との集団関係を構築する。このとき勤勉さが十分に構成されないと劣等感が生ずるとされる。学校での同輩集団が，こどもの社会化の力を養う上で重要な存在でもある。

④ 思春期は自己同一性の確立をめざして試行錯誤しながら，やがて自分の生き方，価値観，人生観，職業を決定し，自分自身を社会の中に位置づけていく時期である。

　各時期の発達課題を達成できないと，こころの成長が順調にいかず，他人および自分自身との関わり方がわからなくなり精神疾患のリスクとなる。
　そして，あらゆる発達段階において特に重大なことは，虐待である。

▶Link　Ⅰ-11 虐待の身体所見

さらに、母親のうつ病はこどもに重大な影響を及ぼす[9)10)]。特に乳児については、母親の児に対する不適切な対応は、母親のうつ病の程度と、その後の小児への不安定なアタッチメント（愛着形成）と相関しているとの報告もあり、母子支援が重要である。

NICU児の発達[11)12)]

定期的な健診は、2歳までは修正月齢を用いて評価する。3～4カ月時の一過性の筋緊張亢進があるが、むしろ筋緊張低下のほうが発達障害のリスクが大きい。運動発達の質の変異がある[12)]ため注意が必要である。NICUにおける発達支援では感覚運動と感覚認知の支援が必要である[13)]。

発達障害について[3)14)]

日本においては、2005年4月1日に発達障害者支援法が施行され、発達障害とは、「自閉症、アスペルガー症候群その他の広汎性発達障害、学習障害、注意欠陥多動性障害その他これに類する脳機能の障害であってその症状が通常低年齢において発現するものとして政令で定めるものをいう」と定義されている。

小児において主にみられるのは、DSM-5の神経発達症群／神経発達障害群の中で、知的能力障害、コミュニケーション障害、自閉症スペクトラム障害、注意欠陥多動性障害、限局性学習障害などであり、これらの症状はオーバーラップすることが多い。幼少期の「何か気になる子」から、不適応を起こし行動障害や抑うつなどの二次障害をきたしてから医療機関に受診する場合まで様々である。

診断は、現在DSM-5を用いることが多いが、虐待、家族機能などを含めて鑑別すべき診断を除外して初めて行われる。患児は注意、運動制御、認知における複合的障害、あるいは協調運動障害を伴い、種々の症状を呈する。

発達障害の治療は、児の年齢と認知レベル、家庭環境、社会機能の3点を考慮して、短期目標と長期目標を具体的に設定し、地域資源などを考慮し包括的に行うことが必要である。

文献

1) 市川宏伸, 他編: 臨床家が知っておきたい「子どもの精神科」, 第2版. 医学書院, 2010.
2) 市川宏伸, 他編: 知りたいことがなんでもわかる 子どものこころのケア―SOSを見逃さないために. 永井書店, 2004, p254-285.
3) 杉山登志郎, 編: 講座 子どもの心療科. 講談社, 2009, p20-36.
4) 小石誠二: 精神や行動の問題における一般小児科医療の役割. 日小児会誌 117 : 38-43, 2013.
5) Behrman RE, et al著, 衞藤義勝, 監: ネルソン小児科学, 原著第17版. エルゼビア・ジャパン, 2005, p25-115.
6) 平岩幹男, 乳幼児健診ハンドブック―発達障害のスクリーニングと5歳児健診を含めて, 改訂第4版. 診断と治療社, 2015.
7) 久保田雅也, 他編: 小児科臨床ピクシス 19 ここまでわかった小児の発達. 中山書店, 2010, p7-9, p73-77, p90-102.
8) データベース フレーベル: 人間の発達課題と教育.
   [http://www.froebel.ne.jp/masako/chosho/chosho08/chosho08.html]
9) 金子一史, 他: 母親の抑うつと母親から子どもへの愛着に関する縦断研究―妊娠中期から産後1カ月まで. 児童青年精医と近接領域 49 : 497-508, 2008.
10) 佐藤幸子, 他: 母子健康手帳交付時から3歳児健康診査時までの母親の不安, うつ傾向, 子どもへの愛着の経時的変化の検討. 日看研会誌 35 : 71-77, 2012.
11) ハイリスク児フォローアップ研究会.
    [http://highrisk-followup.org/schedule/index.html]
12) 水口　雅, 編: ポケットプラクティス―小児神経・発達診断. 中山書店, 2010, p193-201.
13) 木原秀樹: NICUにおける発達支援. 理学療法学 38 : 326-328, 2011.
14) 米国精神医学会, 編, 高橋三郎, 他監訳: DSM-5 精神疾患の分類と診断の手引. 医学書院, 2014, p17-41.

（山内裕子）

11 虐待の身体所見

H&Pの3原則

- どの年齢や主訴でも，鑑別診断に「こども虐待」を入れる！
- 年長児の場合は，事前の問診を工夫するなどして，なるべく病歴聴取を親と別に行う！
- 衣服・おむつを外して，全身をくまなく診察し，外表所見は対照物と一緒に写真撮影する！

こども虐待は，見逃したら神経学的後遺症や死亡にもつながる"疾患"であり，家族以外の誰かに見出されない限り，永続的，連続的である。医療機関への受診は虐待発見の端緒のひとつであり，かつこどもとその家族への支援の始まりであると認識するべきである。疑ったときに慌てないためにも，自分が診察する場でこども虐待が疑われたときにどのような対応をするか，院内マニュアルなどを事前に確認しておく。

最優先事項はこどもの安全確保であり，加害者の確定や告発・社会的制裁ではない。医療機関で可能な方法は入院による安全確保であり，虐待の判断が明確でなくてもオーバートリアージ的入院閾値の低下は許容される。

Must Rule Out

どの年齢や主訴でも虐待を鑑別に入れる！

特に外傷（熱傷，誤飲，溺水を含む），意識障害や無熱性けいれん（薬物中毒や頭蓋内損傷の可能性），突然死およびBRUE (brief resolved unexplained events) [*1]，年長児の身体表現性障害（転換性障害）において「こども虐待」に

留意すべきである。

> *1：以前は「乳幼児突発性危急事態（apparent life-threatening events：ALTE）」と呼ばれていたもの[1]。

　医療従事者が虐待かどうかの判断をするときは，親の視点ではなく，こどもの視点に立って判断（親の悪意の有無に影響されることなく，こどもにとって不適切な養育と考えられるのであれば，それは虐待と考える）することで，こどもの権利を代弁しなければならない。虐待の分類には，①身体的虐待，②ネグレクト，③性的虐待，④心理的虐待があり，特殊な病型として⑤medical child abuse*2を念頭に置く。年長児の不定愁訴や神経学的異常を示唆する訴え（下肢脱力，歩行障害など）で客観的異常所見が得られない場合，それらの症状の心理的誘因が虐待のことがある。単に，心因性あるいは身体表現性障害（転換性障害）と診断するだけにとどめず，隠れた診断（hidden diagnosis）がないかに留意する。

> *2：こどもが，保護者の行う症状の誇張，病歴や症状のでっち上げ，あるいは意図的に症状をつくり出す（例：児に薬物を内服させ中毒症状を出す）行為により，不要かつ有害な可能性の高い医療行為（入院，検査，治療など）を受けることを言い，以前は「代理によるミュンヒハウゼン症候群（Münchausen syndrome by proxy：MSBP）」と呼ばれていた概念[2]。

H&Pのツボ

1. 病歴聴取：「不自然さ」を見逃さない。年長児は親と別に聴取して，客観的な記録を残す

　虐待者は虐待の事実を常に隠蔽するため，病歴を鵜呑みにせず，保護者から得られる病歴の「不自然さ」（**表1**）を見逃さない。保護者が話す内容を年長児が聞くと，保護者の言う通りに説明してしまうことがあるため，外傷などでは親と子を別々に聴取する努力をする。診療録には誰が話した内容かを明記し，話した言葉をそのまま（主観的判断を加えることなく）記録する。診察中の保護者の言動，親子関係で気になったこと，気になった様子についてもそのまま記録する。

表1 | 不自然な病歴

現病歴	①明らかな外傷があるにもかかわらず受傷機転が不明 ②発症や受傷状況の説明を渋ったり，保護者間で説明が食い違う ③受診後の病歴の内容に一貫性がなく，聞く人によって変化する ④受傷機転を第三者(特にきょうだい)のせいにする(例：兄が叩いた，姉が抱っこして落とした) ⑤受傷機転・外傷所見が発達レベルと一致しない(例：歩行できない月齢児の下肢長管骨骨折) ⑥受傷機転と重症度に乖離がある(例：低所からの転落による重度意識障害，急性硬膜下血腫，脳浮腫) ⑦発症・受傷から受診までの時間経過が長い
既往歴	①家族の中で既往歴の把握が異なり，意見が一致しない ②既往歴を覚えていない ③既往歴を聞かれるのを極端に嫌がる

【こどもとの面接】

こどもが会話できる年齢であれば，こどもの理解力を確かめながら，できるだけこどもに直接話を聞くべきである。2歳半以上では「誰が」「何を」に答えることができる可能性があるが，直接的・誘導的にならないようにopen questionを心がけ，聞いた内容と答えた内容はそのまま記録する。こどもから虐待の開示があった場合，「それは本当にあったの？」など真意を確かめることはしない。また，保護者にはそのことを伝えない。再確認のためほかのスタッフに再度病歴聴取をしてもらうことは，開示の撤回や情報の汚染の可能性があるので行わない。

【保護者との面接】

あいまい・不自然であっても，誘導したりせずまず保護者の説明を受け入れる。生活状況(誰と同居しているのか，きょうだいはいるのか，など)を忘れず聴取する。医療者の加害者に対する怒りやいらつきなどの感情表出は，次回の診療拒否や虐待行為の潜在化など，こどもの危機に直結する。加害者も助けを求めていることがあり，「受診してよかった」と思ってもらえる面接を心がける。保護者の説明はなるべくそのままの言葉で記録し，初診時以降も看護師・入院担当医師などの再聴取の中で病歴の変化がないか観察する。

【母子健康手帳の確認】

　両親の年齢，職業，父親の有無，妊婦健診の受診状況，予防接種歴，乳幼児健診の受診状況，成長曲線を確認し，ネグレクトがないか留意する。

2. 身体所見の取り方：虐待に特徴的な所見に留意しつつ，全身をくまなく診察する

【一般的な診察】

　身体計測（身長・体重）は必ず行い，成長曲線へ記入することで最近の成長状況を確認する。衣服・おむつなどすべて外して全身をくまなく診察するが，一度にすべて脱がせるのではなく，一度に診察する範囲はできるだけ小さくしながら進める。皮膚の外傷所見は，大きさがわかる対照物（コインやスケールなど）と一緒に写真で記録を残す。

　乳幼児がけいれん・意識障害などの中枢神経症状で受診し，虐待による頭部外傷（abusive head trauma：AHT）が疑われる場合は眼底検査を行う。眼底の正確な評価のためには，受傷早期（24〜48時間以内）の眼科専門医による散瞳した上での診察が必要で，スケッチではなく眼底カメラによる写真撮影で客観的な記録を残すことが望ましい。

【性的虐待の診察（性器の診察）】

　性的虐待以外の虐待が疑われるこどもであっても，全身診察の一環として可能な限り性器と肛門の診察を行う。性的虐待を疑うこどもの場合，性器に関する精査は専門性が高く，緊急性が高いケース（表2）以外は専門医（産婦人科医など）に診察を依頼し，一度の診療で精査を終了させるほうがメリットが大きいこともある。こどもが持つ不安を常に考え，看護師の同席や女性医師による診察，衣服を脱ぐ際の配慮（タオル使用など）を検討する。

表2 ｜ 性器の緊急診察を要する状況

①性器や肛門領域の痛みを訴える
②外陰部・肛門部の出血や損傷を認めたり，その訴えがある
③性的虐待が72時間以内に行われたと推定される
④緊急避妊を要する
⑤精液と接触し，精液やその他の証拠検体を収集できる可能性がある

Examination

　外傷所見の不自然さ，虐待に特徴的な身体所見を念頭に置いたアセスメントを心がける。単純な転倒・転落などの外傷は前額部，下腿前面，膝関節伸側，肘関節伸側など，皮膚直下に骨が存在する硬い部分に多いが，体幹など身体の中央部や大腿，上腕内側，臀部などの柔らかい部分の外傷は虐待の可能性がある。また，同じ形態の複数の皮膚外傷は道具による外傷を示唆する所見である。

　身体診察のポイントを**表3**に示す。

表3 | 虐待の身体診察のポイント

部　位	視診などによる観察点・留意点
身　体	月齢・年齢と比較して，低体重・低身長
表　情	活気がない，おびえている，痛みに無反応
意　識	意識障害
皮　膚	全身をくまなく診察する 外傷痕（新旧混在，見えにくい部位，加害原因物の推定ができる同じ形をした複数の挫傷），皮下出血，熱傷
頭　皮	抜毛部位（後頭部を忘れずに観察）
頭部・顔面	顔面のうっ血（頸部絞扼），口腔内の挫傷・裂傷，う歯の多発（ネグレクト），歩けないこどもの舌小帯断裂，硬口蓋と軟口蓋の結合部の点状出血（強制的な口腔性交）
眼	頭部外傷の可能性があれば，必ず眼科医による眼底検査を依頼 結膜下出血，眼球外傷
耳	不慮の事故で耳に外傷を負うことは稀 耳介，耳介の後ろ側，外耳道，鼓膜
頸　部	絞扼による索条痕の有無を観察
胸部・背部・臀部	きちんと服を脱がせて観察 挫傷（打撲傷），咬創，爪痕
腹　部	挫傷（打撲傷）などの外傷を，視診だけでなく触診も行い観察する 腹部膨満，圧痛（腹腔内損傷は致死率がきわめて高い）
性　器	裂傷，瘢痕，びらん 性器外傷は性的虐待の4〜10％程度で，外傷のない性的虐待のほうが多い
四　肢	外傷の有無，機能障害，関節の可動域

文献

1) Tieder JS, et al：Brief Resolved Unexplained Events（Formerly Apparent Life-Threatening Events）and Evaluation of Lower-Risk Infants：Executive Summary. Pediatrics 137：e20160591, 2016.
2) Flaherty EG, et al：Caregiver-Fabricated Illness in a Child：A Manifestation of Child Maltreatment. Pediatrics 132：590-597, 2013.

〔参　考〕

- Finkel MA, et al, ed, 柳川敏彦, 他監訳：プラクティカルガイド　子どもの性虐待に関する医学的評価, 原著第3版, 診断と治療社, 2013.
- Jenny C：Child Abuse and Neglect：Diagnosis, Treatment and Evidence, Elsevier Saunders, 2011.
- Reece RM, et al, ed：Child Abuse：Medical Diagnosis and Management, 3rd ed, American Academy of Pediatrics, 2008.
- 子ども虐待対応医師のための子ども虐待対応・医学診断ガイド：虐待対応連携における医療機関の役割（予防, 医学的アセスメントなど）に関する研究, 厚生労働科学研究費補助金子ども家庭総合研究事業　子どもの心の診療に関する診療体制確保, 専門的人材育成に関する研究分担研究（主任研究者：奥山眞紀子）.

〈内山健太郎, 上村克徳〉

II 夜にどうする？

読みどころ by 上村克徳

情報 (information) の豊かさは注意 (attention) の貧困をもたらす
　　　　　　　　　　　　　〜ハーバート・アレクサンダー・サイモン〜

情報が君に何かを与えるんじゃない。君が情報に何を与えるかだ
　　　　　　　　〜兵庫県立大学大学院応用情報科学研究科入学生募集ポスターの
　　　　　　　　　　　　　　　　　　　　　　　　　　キャッチコピーより〜

　夜間の救急外来，私たちは上級医から「まず，目の前のこどもにとって最悪のシナリオが何かを考え，除外しろ」と指導を受けます。ある主訴に対して3〜5個程度の除外すべき疾患を挙げ鑑別する手法ですが，見逃しを過度に怖がると医療資源 (血液検査，画像検査，輸液…) の過剰利用につながる可能性が指摘されています。

　検査はオーダーした数だけ結果 (情報) が得られますから，検査項目を増やすことで一見見逃しが減るようにも思えますが，本当にそうでしょうか。過剰な血液検査項目や高度の画像モダリティに依存すること，すなわち情報の量や質に依存することがこどもに対する私たちの洞察力を奪う結果になっていないでしょうか。この章は，大切なことは情報の量や質ではなく，入手した情報 (病歴，診察所見，検査結果など) に意味を持たせるための洞察力・注意力であることに気づかせてくれるでしょう。

　具体的には夜間急病センターなどの診療の場を想定し，前章の臨床推論で取り上げた "Pivot & Cluster strategy" を用いたそれぞれの症候に対する対応戦略が示されています。この章を夜の救急外来を「正しく怖がる」ための道しるべにして下さい。

Ⅱ 夜にどうする？

1 不機嫌：not doing well（何となく元気がない）

H&Pの3原則

- まずは緊急度を判断！ バイタルサインを含めた生理的評価により緊急度を把握し，迅速な評価介入の必要性を判断する。▶Link Ⅰ-4 トリアージ
- 全裸全身診察！ おむつも外して裸で全身を診よう。手がかりがないようにみえても，詳細な病歴聴取と，頭からつま先までの徹底した身体所見で，多くの場合，診断はつけられる。
- わからないときは「帰さない」！ Must Rule Outの可能性が低くても，診断がつかず症状が続く場合，院内で時間をかけて観察する。改善しないようなら入院も検討する。

Must Rule Out

しゃべれない分，見逃してはならない疾患も多岐にわたる！[1)〜5)]

①重症細菌感染症（敗血症，細菌性髄膜炎，化膿性関節炎／骨髄炎，尿路感染症）
②代謝異常（低血糖，代謝性アシドーシス，高アンモニア血症）
③頭蓋内病変（出血，水頭症，腫瘍，虐待）
④心不全〔発作性上室性頻拍（PSVT），心筋炎，先天性心疾患〕
⑤急性腹症（腸重積，絞扼性イレウス，急性陰嚢症，卵巣捻転，先天性胆道拡張症）
⑥虐待＋外傷

Next Rule Out

①頭頸部：緑内障，角膜潰瘍，眼の異物（特に上眼瞼内），中耳炎，鼻閉

②消化器：口内炎（ヘルパンギーナ，ヘルペス歯肉口内炎，手足口病），胃腸炎，呑気症，胃食道逆流，ミルクアレルギー，裂肛
③腎・泌尿器，生殖器：尿路感染症，おむつかぶれ
④感染症：突発性発疹の解熱前後の不機嫌（突発性発疹の半数以上が解熱後も不機嫌が数日続く[5]）
⑤外傷など：熱傷，ターニケット症候群（指，陰茎，クリトリス），四肢骨折，虫刺され ▶Link Ⅰ-6 不機嫌：not doing well
⑥薬物中毒：家族の薬剤を誤飲，アルコール誤飲
⑦内分泌：先天性副腎過形成，甲状腺機能低下／亢進症，高ビリルビン血症
⑧神経：脳炎・脳症，急性散在性脳脊髄炎（ADEM）

H&Pのツボ

　言葉で自らの不快や疼痛を表現することができない乳幼児にとって，「不機嫌」は医療機関を受診する重要な主訴となる。

　有意な症状がほかに明らかでなく，保護者も原因を把握することができず，普段と異なって「泣きやまない」「泣き叫ぶ」「泣き方がいつもと違う」「過敏になった」「抱っこをしていないと，ずっとぐずる」「抱っこをすると逆にぐずる（paradoxical irritabilityなど）」「遊ばない」「食事を受けつけない」「笑わない」「何となく元気がない」などを訴える場合を含む。

　不機嫌の理由がわからず，対応に疲れきって受診することが多く，保護者は強い不安を抱いていることが多い。そのような保護者を相手にするときこそKo・Do・Moのキーワードを実践したい。 ▶Link コラム こどもと仲良くなるために

　不機嫌を主訴に受診する小児でも，60％以上は病歴と身体所見だけで診断がつく[3)4)]。

History Taking

保護者はたくさんの情報を持っている！

● paradoxical irritability（抱っこをすると逆に不機嫌になる）→細菌性髄膜炎，

- 腹膜炎，長管骨骨折，化膿性関節炎
- Hibおよび肺炎球菌ワクチン接種歴なし→細菌性髄膜炎，化膿性関節炎／骨髄炎，喉頭蓋炎
- 免疫不全の基礎疾患の評価→重症細菌感染症
- 新生児でビタミンK_2シロップを正しく投与されていない→頭蓋内出血
- 発達の遅れ，体重増加不良，突然死の家族歴→先天代謝異常，先天性心疾患などの重篤な基礎疾患
- 最終排便の時間・性状→腸重積，便秘症
- 間欠的啼泣がないか？（診察時に機嫌がよい場合，必ず）→腸重積
- 母子健康手帳の記載（成長曲線も確認する），健診の受診状況，予防接種歴→こども虐待
- 気になる家族であれば，地域に連絡して情報収集→こども虐待
- 耳をよく触る，嘔吐，集団保育歴／周囲流行歴→中耳炎
- 原因のはっきりしない発熱反復の病歴→尿路感染症
- 突発性発疹を疑う病歴の有無→突発性発疹解熱後の不機嫌
- 家族の睡眠薬・向精神薬やアルコール誤飲の可能性→薬物中毒
- 普段できることができなくなっていないか→脳炎／脳症，ADEM

Examination

全裸にして頭からつま先まで徹底した診察を！

- 重篤な細菌感染でも発熱がないことがある。月齢が小さいほど（新生児・幼若乳児）注意が必要。
- 不機嫌や元気のなさでわかりにくくなった神経学的異常を見逃さない。普段の発達段階と同じかどうか評価を必ず行う。

    例 不機嫌で座らないと思っていたら，失調症状だった。

①頭頸部

眼（特に，上眼瞼をめくってみる）→眼内異物

大泉門膨隆→頭蓋内出血，髄膜炎，水頭症

耳内異常→中耳炎，耳内異物，外耳炎

口腔内潰瘍→ヘルパンギーナ，ヘルペス歯肉口内炎

歩行未獲得児の舌小体・上唇小体断裂→虐待

眼科的診察（眼科コンサルテーション）→角膜潰瘍，眼内異物，緑内障

頸静脈怒張→心不全，緊張性気胸

② 胸　部

微弱心音，心膜摩擦音→心筋炎，心外膜炎

不整脈の有無→心筋症，PSVT（乳児＞220回/分，小児＞180回/分）

奔馬調律（gallop rhythm）→心不全

③ 腹　部

肝脾腫→心筋炎，先天代謝異常

ほかに感染のフォーカスがない発熱，恥骨上の圧痛→尿路感染症

腹部膨満，腹膜刺激症状→急性腹症

絞扼性イレウスで，腸雑音は初期は金属音を呈するが，進行により減弱する

④ 四　肢

各関節の発赤・腫脹・他動痛→外傷，虐待，化膿性関節炎・骨髄炎

浮腫→心筋炎

指趾先端の浮腫，毛髪や糸くずの絡まり→ターニケット症候群

⑤ おむつ内

外傷，皮下出血，紫斑→虐待，出血傾向

陰嚢/鼠径部→精索捻転，鼠径ヘルニア嵌頓

肛門診察→便秘による裂肛，性的虐待，肛門周囲膿瘍

検査

不機嫌のルーチン検査はない。詳細な病歴と身体所見に基づいて検査を検討する！[4)]

- 生後1カ月前後までは発熱のない尿路感染症の報告がある。泣きやまない場合はカテーテル尿による尿培養を提出。
- トリアージ，バイタルサインの異常→血液ガス，血糖，アンモニア，血液培養の閾値は低く！

- トリアージ，バイタルサイン，病歴聴取，身体所見で明らかな異常がない場合は浣腸を考慮→腸重積，便秘症．激しい腹痛を訴える小児でも，浣腸で痛みが完全に消失することはよく経験する．
- 意識障害は，月齢が新生児に近いほど迅速血糖測定→低血糖
- 薬物中毒の可能性も考慮したときは薬物中毒検出用キット（トライエージ® DOA．ただし保険請求はできない）の使用や尿の保存も検討する．筆者は1歳児でアンフェタミン陽性（後日，警察の検査でも確認）を経験したことがある．

Disposition

帰宅させる条件は，①不機嫌が改善している，②保護者が納得している，③Must Rule Outの可能性が低いことを合理的に説明できる，である．

- Must Rule Outが疑われたら迅速な介入も検討．
   - 例 敗血症が疑われたら，血液培養／カテーテル尿を採取して抗菌薬投与．
- 初期評価バイタル安定で，病歴・身体所見で異常がない，でも泣きやまない場合は，保護者を安心させて，改めてこどもをあやしてもらう．
- 診断がつかず，泣きやまないならば，入院経過観察も検討する．
- 安易な診断名はつけない！　わからなければ，診断がついていないことをカルテに明記する．
   - 例 便が少しゆるいからと安易に「胃腸炎」と記載→「実は腸重積」「実は絞扼性イレウス」など，枚挙にいとまがない．
- 泣きやんでも，保護者にRed Flagの徴候を伝えて24時間以内に受診してもらう．
- 再診させるべきRed Flag：繰り返す嘔吐，ぐったり，高熱，息が荒い，顔色が悪い，間欠的に泣く，視線が合わない，普段できることができない．
- こどもには問題がなさそうな場合ほど，養育支援や慎重な対応が必要な保護者かもしれない．こどもが落ちついても保護者のフォローが必要と思われれば，次回診察の予定を立てる．
- 乳幼児健診における保健所の評価，地域保健福祉機関の介入がないかなどの情報収集や，地域の資源を紹介することも検討する．

新生児特有のMust Rule Out

① B群レンサ球菌(GBS)感染症

日齢7未満の早発型：病歴として，前期破水，母体発熱。身体所見として，発熱(ないこともある)，無呼吸，多呼吸，呻吟，チアノーゼ

日齢7以降の遅発型：発熱，哺乳障害，嘔吐，けいれん，不機嫌

　垂直感染，水平感染がある。初期に炎症反応上昇や髄液細胞数上昇がない髄膜炎の報告もある。

② 新生児ヘルペス感染症

　病歴として，母体の外陰部痛，陰部水疱(20〜40％)。症状としては，全身型：発熱，哺乳力低下，水疱(30％程度)。中枢神経型：けいれん，無呼吸，意識障害。　表在型：水疱形成，結膜炎。

　日齢10以内の発熱，肝機能障害(特に，LDH 1,000IU/L以上)，母体症状(発熱，外陰部痛)の3項目中2項目があれば強く疑う。疑ったら検体を採取してアシクロビル投与開始。

③ 動脈管依存性心疾患

肺循環依存型→チアノーゼ

体循環依存型→ductal shock

所見として，上下肢SpO_2/脈圧差。心雑音がないケースもある。

④ 副腎不全(先天性副腎過形成)

　病歴として新生児マススクリーニング検査結果を確認する。症状は哺乳力低下，体重増加不良，嘔気・嘔吐，ショック。所見として，性器の男性化徴候，皮膚色素沈着(外陰部，乳頭，腋窩)を認める。

⑤ ビタミンK欠乏による頭蓋内出血

　病態は，ビタミンK欠乏による凝固機能障害。

　基礎疾患は胆道閉鎖症が最も多い(脂質吸収障害→ビタミンK欠乏)。ビタミンK_2シロップを内服していても特発性乳児ビタミンK欠乏性出血症が起こりうる。病歴として，便の色，黄疸の有無，ビタミンK_2シロップ内服歴，保護者が東南アジア・オセアニアの出身(特発性乳児ビタミンK欠乏性出血症の報告が多い)，を確認する。

文 献

1) Pawel BB, et al：Crying and colic in early infancy. Textbook of pediatric emergency medicine, 6th ed（Fleisher GR, et al, eds）. Lippincott Williams & Wilkins, 2010, p203-205.
2) Pomeranz AJ, et al：Irritable infant. Pediatric decision-making strategies：To accompany Nelson Textbook of Pediatrics, 1st ed（Pomeranz AJ, et al, eds）. Saunders, 2001, p308-311.
3) Steven R, et al：The infant with acute, unexplained, excessive crying. Pediatrics 88：450-455, 1991.
4) Freedman SB, et al：The crying infant：Diagnostic testing and frequency of serious underlying disease. Pediatrics 123：841-848, 2009.
5) 五十嵐登：突発性発疹解熱後の不機嫌について. 外来小児 14：331-335, 2011.

（内山健太郎）

8時間のうち3時間

　生後6〜8週までは徐々に泣く時間が増えていき，生後6週の乳児は15〜23時の間に平均3時間泣くのが通常である。親としての経験が少なかったり，不安になりがちな保護者は，通常範囲の啼泣でも心配して受診することがある。
　こどもには問題がなさそうな場合ほど，養育支援や慎重な対応が必要な保護者かもしれないということを念頭に置いて対応する。

夜にどうする？
2 発 熱

H&Pの3原則

- 熱の高さにこだわらず，全身状態（見た目）の良し悪し，バイタルサインの変化に神経を集中すべし。
- 生後3カ月未満の発熱には重症細菌感染症が含まれる割合が高いため，原則として全例で検査を行う。
- フォーカスがわからない場合でも，「とりあえず抗菌薬」は厳禁！ 医療従事者も「発熱恐怖症（fever phobia）」になってはならない。

Pivot & Cluster Strategy

Illness script 1．気道症状を伴うことのある疾患

【Pivot】
★急性呼吸器ウイルス感染症

【Cluster】
- 細菌性髄膜炎，脳膿瘍，脳炎
- 扁桃周囲膿瘍，咽後膿瘍，急性喉頭蓋炎 ▶Link Ⅳ-6 口，咽頭
- 中耳炎，乳様突起炎，副鼻腔炎
- 肺炎，膿胸
- 急性心筋炎 ▶Link Ⅳ-10 心臓

Illness script 2. 気道症状を伴わない疾患

【Pivot】
★尿路感染症 (UTI)

【Cluster】
- 菌血症 (潜在性を含む)
- 化膿性関節炎／骨髄炎　▶Link Ⅳ-14 四肢 (骨, 筋, 関節, 脊椎)
- 蜂窩織炎
- 感染性心内膜炎
- 腹膜炎　▶Link Ⅱ-5 腹痛

H&Pのツボ

　見逃してはならない重症細菌感染症 (serious bacterial infection：SBI) の中で最も重要である細菌性髄膜炎や菌血症は，インフルエンザ桿菌 b 型 (Hib)，肺炎球菌ワクチンの普及により著減していることが報告されている[1]。

　そのため，Hib，肺炎球菌ワクチン導入前に作成されたフォーカス不明の発熱児の診療ガイドラインである「Baraffの指針」[2] (生後3カ月以上3歳未満で体温39℃以上，白血球数15,000/μL以上あるいは好中球数10,000/μL以上を満たす場合には，血液培養を施行後に抗菌薬投与) に従った診療は効率が悪いものとなっている。

　つまり，生後3カ月以上の発熱児の診療にあたっては，全身状態 (見た目)，バイタルサインの評価を行い，次いでHib，肺炎球菌ワクチンの接種歴，SBIの危険因子となる既往歴がないかを確認することが最初のステップとなる。これらに問題がみられなければ，たとえフォーカスが不明であっても一律に抗菌薬を投与するのではなく，注意深く経過観察を行うことが望ましい。

　また，細菌性髄膜炎や菌血症の減少に伴い，フォーカス不明の発熱児に対する上部UTIおよび川崎病の占める割合が相対的に増加していることを意識する。特に川崎病はここ10年で患者数が約1.6倍と増加している〔2004年：9,992 (男5,778，女4,214) 人，2014年：15,979 (男9,097，女6,882) 人〕[3]。

来院時には発熱がない場合，「なぜ発熱に気づいたか」と，体温の測定方法を尋ねる。発熱に気づいた理由として，「ぐったりしていた」「食欲がなかった」など，全身状態の悪化を示唆する所見がある，または来院時にバイタルサインの異常を認めた時は，発熱児として対応する。保護者の訴える体熱感は必ずしも当てにならない (Evidence Note 参照)。しかし，特に生後3カ月以下の場合には，たとえ院内での体温は正常でも発熱児として取り扱うほうがよい。

> ● Evidence Note
> 　母親が体熱感ありと感じた児のうち，腋窩温で37.8℃以上の発熱があったのは (PPV*1) 39％にすぎないことが報告されている[4]。一方，体熱感なしと感じた場合はその95％ (NPV*2) が37.8℃未満であり，この信頼性は高い（感度94％）ようだ。
> ＊1：陽性反応適中度，＊2：陰性反応適中度

現病歴：全身をくまなく診察するのは当然だが，病歴から的を絞り，ある程度あたりをつけてから所見を探していくと見逃しが少なくなる！ ▶Link Ⅲ-1 発熱

既往歴：無脾症，鎌状赤血球貧血，頭部外傷，VPシャント（脳室-腹腔短絡術），人工内耳などは，菌血症や細菌性髄膜炎のリスクとして重要である。

身体所見：全身状態の評価は，意固地に！

> **い** 意識状態　　**こ** 呼吸状態　　**じ** 循環状態

加えて，保護者の「何となくいつもと違う」を無視するなかれ！ ▶Link Ⅲ-1 発熱

Evidence & Experience (表1, 2)

1. 生後3カ月未満の発熱

　直腸温を測定し（例外は好中球減少症がある場合），評価する。

新生児期：原則として，full-sepsis work-upを行い，入院加療とする。

新生児期以降：well appearanceで年齢，体温別のバイタルサインが正常の場合に，低リスクと判断するための所見を示す（表1）[5)〜8)]。

　また，Hib，肺炎球菌ワクチンの副反応として，接種翌日までに38℃以上

表1 | 生後3カ月未満児の発熱を低リスクと判断するための所見

病歴	周産期歴	・満期産児（37週以上）
		・原因不明の黄疸加療歴なし
	既往歴	・慢性疾患なし
		・免疫不全などの基礎疾患なし
		・入院歴なし
		・抗菌薬投与歴なし
身体所見	感染所見なし	・鼓膜
		・皮膚，軟部組織
		・骨・関節
	脱水所見なし	
検査データ	血算	・白血球数5,000〜15,000（/uL）
		・桿状核球数≦1,500（/uL）（桿状核球/好中球＜0.2）
	生化学	・CRP＜2mg/dL
	検尿	・白血球＜10/HPF
		・好中球エラスターゼ陰性
		・亜硝酸塩陰性
	便検査（下痢のときのみ）	・白血球＜5/HPF
	髄液検査（抗菌薬投与を開始するときは必ず施行）	・白血球＜8（/uL）
	胸部X線（呼吸器症状があれば）	・浸潤影なし

（文献5〜8を元に作成）

の発熱が数％にみられることを低リスクと評価されれば外来経過観察も検討可能である（全例絶対入院ではない）。ただし，リスクがゼロではないことを十分に説明し，慎重に経過観察していく必要がある。

2. 細菌性髄膜炎

髄膜炎を疑う病歴として，発熱（低体温を含む），意識障害（昏睡，傾眠から易刺激性まで様々），けいれん，嘔吐，無呼吸，局所神経症状（言語障害，歩行障害など），年少児における哺乳不良，視線が合わない，笑わない，年長児

における頭痛，などがある．細菌性髄膜炎に罹患した患児の保護者に対するアンケートによると，「頸や耳の後ろを痛がる」「寝る姿勢が普段と異なる」「言葉にできないがいつもと違う」などが初期症状として挙げられている[9]．また前述の通り，Hib，肺炎球菌ワクチンの接種歴の確認が重要である．

身体所見では，大泉門膨隆（LR＋3.5），黄疸（LR＋5.9），皮疹：点状丘疹，紫斑・点状出血（LR＋37），髄膜刺激徴候〔下記の1つでもあればLR＋4.5（項部硬直（LR＋4.0），Kernig徴候（LR＋3.5），Brudzinski徴候（LR＋2.5）〕，paradoxical irritability（抱き上げると背中を痛がるように泣く）があるが[10]，乳児では髄膜刺激徴候の感度はより低いことに注意が必要である[11]．また，いずれも陰性尤度比は0.46〜0.96と確実に除外できる身体所見ではないため[10]，少しでも気になる所見があれば帰宅させず，輸液を行いながら時間をおいて再度所見（意識レベルの経時変化，髄膜刺激徴候）を取る必要がある．

3．菌血症（潜在性を含む）

潜在性菌血症（occult bacteremia）は比較的全身状態が良好なフォーカス不明の発熱児の血液培養にて，肺炎球菌やHibが認められるものである．肺炎球菌，Hibワクチン導入前には3歳未満のフォーカス不明な発熱患児の3〜5％にみられていたとされており，これらのワクチンを未接種の児がフォーカス不明の39℃以上の発熱を認めている場合には，Baraffの指針に従って白血球数を測定すべきである．

> ● 臨床経験からの一言
> **ワクチン接種歴は大切！**
> ・接種を完了していれば罹患率がかなり低くなる．
>   →Hib，肺炎球菌の重症感染
> ・接種をしていても比較的よく罹患する．
>   →インフルエンザ，水痘，流行性耳下腺炎

4．上部尿路感染症

上部尿路感染症（UTI）は，39℃以上のフォーカス不明な発熱のうちの4％とされるが，年齢・性別によりその頻度は異なり，6カ月未満の男児では約2割を占める[12]．特に男児では24時間以上，女児では48時間以上発熱が持続

したときには可能性が高くなる[13]。

2歳未満の上部UTI診断に有用な病歴は，上部UTIの既往（LR＋2.9）である。年長児では尿失禁が新たに出現していないか（LR＋4.6）も聴取すべきである。嘔吐や下痢は事後確率をほとんど変えない（LRはほぼ1）。既往歴では，「高熱だけの風邪（？）によくかかる」「かかりつけの薬（抗菌薬？）を飲むとすぐによくなる」といった病歴に注意が必要である。

身体所見は，年少児では恥骨上部の圧痛（LR＋4.4），話せるこどもでは腹痛（LR＋6.3），背部痛（LR＋3.6）が重要である[14]。年長児では肋骨脊椎角（CVA）叩打痛がある。包茎の程度，陰唇癒合，腰背部のdimpleなどの解剖学的異常がないかも確認する。

診断のため，尿検査は必須である。フォーカスがはっきりしないときは，抗菌薬静注の前に必ず尿沈渣（グラム染色）と尿培養，血液培養を採取しておくこと。バッグによる採尿は，感度は高いものの特異度は低いため[15]，UTIを強くは疑っていないが除外したい状況において陰性確認をするときにしか使えない。もちろん陽性のときには改めてカテーテル尿を採取する。また，尿所見が正常でも急性巣状細菌性腎炎は否定できない（正常例が1/3～1/4あり）。

急性巣状細菌性腎炎では，腹痛，腰背部痛が半数に認められるが，発熱，食欲不振などの非特異的症状のみの場合もあり，疑われる場合にはドプラーエコー，造影CT検査を行う。

5．肺炎，膿胸

肺炎を疑う有用な所見は，呼吸数50回以上（LR＋1.9），呻吟（LR＋1.78），陥没呼吸（LR＋1.76），鼻翼呼吸（LR＋1.75）であるが[16]，発病3日目までは感度がやや落ちること，呻吟，陥没呼吸，鼻翼呼吸は感度が低いため除外には使えないことに注意が必要である[17]。

膿胸は，air entryの左右差を認めるときだけでなく，打診による濁音の局在によっても疑えるので，積極的に打診を行うべきである。

聴診でラ音を聴取しなくても，胸部X線を撮影すると浸潤影が認められる肺炎をoccult pneumoniaと呼ぶ。その予測因子として，39℃以上の発熱，1歳以上，好中球数20,000/μL以上，CRP 10mg/dL以上が報告されているが，確実なものはない[18]。そのため，フォーカス不明な場合には胸部X線を

撮影するのも一考である。

6. 化膿性関節炎，骨髄炎

　化膿性関節炎は3歳までの児で男児に多い傾向にある。片側の股関節および膝関節が多く，多関節にわたることは新生児期・早期乳児を除いて稀である。

　化膿性関節炎を疑う病歴として，乳児なら「脚を動かさない（偽麻痺）」「おむつを替えると嫌がる」，年長児なら「歩かない」が挙げられる。骨髄炎では，BCG接種歴（生後4カ月までの接種例に多い）や外傷歴がある。痛みは経過とともに増悪し，夜間に目覚めるほどである。

　身体所見では，まずは触らずに，左右差に注目しながら動きをよく観察す

表2 ｜ 夜のアクション

症状・疾患	アクション
生後3カ月未満の発熱	・入院を検討（前述） ・full sepsis work-up
細菌性髄膜炎	・血液培養（2セット） ・抗菌薬投与（30分以内）
急性喉頭蓋炎，扁桃周囲膿瘍，咽後膿瘍	・耳鼻科コンサルト（急性喉頭蓋炎の場合は麻酔科も）
菌血症（潜在性も含む）	・血液培養（2セット） ・抗菌薬投与
上部尿路感染症	・検尿，尿培養 ・血液培養 ・抗菌薬投与
重症肺炎，膿胸	・呼吸管理 ・（膿胸であれば）ドレナージ，胸水培養 ・抗菌薬投与
急性心筋炎	・心エコー ・循環管理
腹膜炎	・腹部CT ・血液培養 ・外科コンサルト
化膿性関節炎，骨髄炎	・血液培養（2セット） ・関節液培養 ・抗菌薬投与 ・整形外科コンサルト

る。ついで，すべての骨・関節を触診し，可動域制限や関節炎症状（熱感・腫脹・疼痛），局所の発赤・腫脹の有無を確認する。化膿性股関節炎では，股関節は屈曲外転し，膝関節は軽く伸展していることが多い。体表面からみて発赤していないことも多く，特に年長児では単純性股関節炎（transient synovitis of the hip）との鑑別が問題になる。

その鑑別として，1週間以内の口腔内体温＞38.5℃の既往，白血球数＞12,000/μL，血沈≧40mm/hr，荷重できない，の4つすべてがみられない場合，その確率は0.2〜2%とほとんど除外できると報告されている[19]。

しかし，海外では最も多い起炎菌とされる Kingella kingae による関節炎には当てはまらないとされており[20]，少しでも気になる点があれば，エコーやMRIなどの画像検査をためらうべきではない。

文 献

1) 深澤 満：11年間の菌血症118例によるヒブワクチンと7価肺炎球菌ワクチンの有効性. 日児誌 119：573-580, 2015.
2) Baraff IJ, et al：Practice guideline for the management of infants and children 0 to 36 months of age with fever without source. Ann Emerg Med 22：1198-1210, 1993.
3) 日本川崎病研究センター川崎病全国調査担当グループ：第23回川崎病全国調査成績. 2015, p9.
4) Whybrew K, et al：Diagnosing fever by touch：observational study. BMJ 317：321, 1998.
5) Jaskiewicz JA, et al：Febrile infants at low risk for serious bacterial infection？ an appraisal of the Rochester criteria and implications for management. Febrile Infant Collaborative Study Group. Pediatrics 94：390-396, 1994.
6) Baker MD, et al：Outpatient management without antibiotics of fever in selected infants. N Engl J Med 329：1437-1441, 1993.
7) Baskin MN, et al：Outpatient treatment of febrile infants 28 to 89 days of age with intramuscular administration of ceftriaxone. J Pediatr 120：22-27, 1992.
8) Van den Bruel A, et al：Diagnostic value of laboratory tests in identifying serious infections in febrile children：systematic review. BMJ 342：d3082, 2011.
9) 武内 一：細菌性髄膜炎患児家族へのアンケート調査に基づく検討―家族の視点に学ぶ. 外来小児 18：2-9, 2015.

10) Curtis S, et al：Clinical features suggestive of meningitis in children：A systematic review of prospective data. Pediatrics 126：952-960, 2010.
11) Walsh-Kelly C, et al：Clinical predictors of bacterial versus aseptic meningitis in childhood. Ann Emerg Med 21：910-914, 1992.
12) 平岡政弘, 他：小児科医院における上部尿路感染症の診断. 日児誌 109：1015-1021, 2005.
13) The American Academy of Pediatrics, Subcommittee on Urinary Tract Infection, Steering Committee on Quality Improvement and Management. Urinary tract infection：Clinical practice guideline for the diagnosis and management of the initial UTI in febrile infants and children 2 to 24 months. Pediatrics 128：595-610, 2011.
14) Shaikh N, et al：Does this child have a urinary tract infection? JAMA 298：2895-2904, 2007.
15) McGillivray D, et al：A head-to-head comparison："clean-void" bag versus catheter urinalysis in the diagnosis of urinary tract infection in young children. J Pediatr 147：451-457, 2005.
16) Rambaud-Althaus C, et al：Clinical features for diagnosis of pneumonia in children younger than 5 years：a systematic review and meta-analysis. Lancet Infect Dis 15：439-450, 2015.
17) Margolis P, et al：Does this infant have pneumonia? JAMA 279：308-313, 1998.
18) Mintegi S, et al：Occult pneumonia in infants with high fever without source：a prospective multicenter study. Pediatr Emerg Care 26：470-474, 2010.
19) Kocher MS, et al：Validation of a clinical prediction rule for the differentiation between septic arthritis and transient synovitis of the hip in children. J Bone Joint Surg Am 86：1929-1935, 2004.
20) Yagupsky P, et al：Differentiating *Kingella kingae* septic arthritis of the hip from transient synovitis in young children. J Pediatr 165：985-989, 2014.

（牟田広実）

Ⅱ 夜にどうする？
3 有熱性けいれん

H&Pの3原則
- 安易に熱性けいれんと診断しない！
- 4歳以上の初発けいれんは要注意！
- 本当にけいれんは止まっているか？ きちんと評価を！

Pivot & Cluster Strategy

Illness script 1．発熱を伴うけいれんをきたす疾患

【Pivot】
★ウイルス感染による熱性けいれん

【Cluster】
- 細菌性髄膜炎
- 脳炎・脳症
- 頭蓋内出血（虐待，ビタミンK欠乏）
- 脳梗塞
- 尿路感染症（UTI）（発熱の原因を検索する）

Illness script 2．発熱を伴うふるえ（shivering）をきたす疾患

▶Link Ⅲ-8 けいれん，失神，頭痛

【Pivot】
★ウイルス感染に伴う発熱

【Cluster】
- 敗血症
- 低血糖
- てんかん発作
- 電解質異常
- 薬物中毒

H&Pのツボ（図1，表1）

複雑型熱性けいれんの基準を満たす児を見逃さない！中枢神経感染症や代謝異常などを除外するまで熱性けいれんと診断せず，有熱性けいれんとして熱源やけいれんの原因を考える。

熱性けいれんとは，「主に生後6〜60カ月までの乳幼児期に起こる，通常は38℃以上の発熱に伴う発作性疾患（けいれん性，非けいれん性を含む）」を指し，「病歴や診察上，髄膜炎などの中枢神経感染症，代謝異常，その他明らかな発作の原因がみられないもので，てんかんの既往のあるものは除外される」

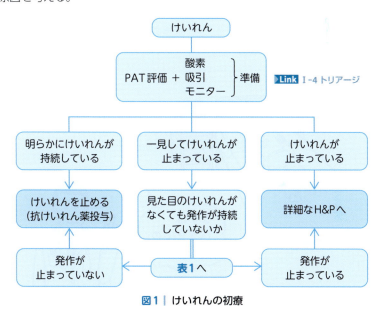

図1 ｜ けいれんの初療

【Nelsonらによる複雑型熱性けいれんの定義】[1)]
① けいれんの発作が一側半身性または焦点性で，しばしばTodd麻痺を伴う
② けいれんの持続時間が15分以上
③ 24時間以内に2回以上反復して起こる

表1 | 発作 (seizure) が止まっているかの確認方法

発作が止まっている場合	
意識状態	呼びかけに反応する，合目的な自発運動がある，従命反応がある
眼球，瞳孔	共同偏視はない，瞳孔は散大していない，瞳孔の左右差はない，人形の目徴候は陽性（顔の運動方向と反対側に眼球が動く）
四　肢	手足の筋緊張亢進は残っていない，筋緊張の左右差はない

上記の判断が難しいときは脳波検査が必要になる。

● 臨床経験からの一言
1. 常にバイタルの安定化が優先。けいれんにばかり気を取られて，気道確保（吸引），酸素投与，循環管理を忘れないように！
2. けいれんがなくても発作が止まっていると判断するのは実は難しい →いつもと比べて「変」なところはないか保護者に確認する！ 一見しっかり覚醒しているようでも，軽度の意識の変容を見落とすことがあるので，保護者から見て「いつもと違う」というのは要注意。

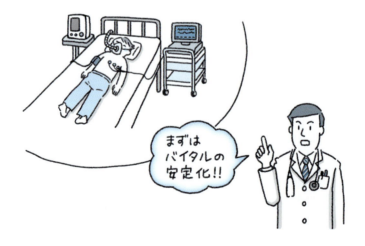

Evidence & Experience

有熱性けいれんにおける病歴聴取について**表2**に示す。

下記の場合は，特に注意が必要である。

- 4歳以上の初回けいれん発作
- 発熱後48時間以上経過してからのけいれん
- 発作が終わった後，意識障害や麻痺が残る
- 下痢を伴う無熱性けいれん（群発する）
- 嘔吐を伴うけいれん（髄膜炎，脳炎・脳症，低血糖，外傷などを除外する）
- 周産期異常，発達の遅れ（器質的異常のリスク）

> 熱を伴うけいれんは原因の検索（検査は必ずしも必要としない）が終わるまで熱性けいれんとは呼ばない！ 熱源はどこだ？ けいれんを起こす中枢神経病変や代謝疾患はないか!?
> —— それが問題だ！

表2 | 熱性けいれんの病歴聴取のポイント

確認項目	ポイント
熱源	「熱源はどこか？」を意識する。よくある熱源としての中耳炎，肺炎，尿路感染を見逃さない ▶Link Ⅱ-2 発熱， Ⅲ-1 発熱
年齢	熱性けいれんの初回発作は90％以上が3歳以下
発症	いつからの発熱か？ 熱性けいれんは発熱後24時間以内に約70％が発症する
病歴	発作の様子は？（始まり，終わり，意識，姿勢，眼球の動き，左右差など）*
既往歴	熱性けいれんの既往（再発は約30％，初回発作後1年以内が約70％）
家族歴	熱性けいれんの家族歴（きょうだいに既往があると両親に既往がなくても発症は20％程度，両親とも既往があると40〜80％）
予防接種歴	インフルエンザ桿菌，肺炎球菌の予防接種をしていない児は相対的にハイリスクである

＊：目撃者の表現するけいれんの様子（「ビクッビクッ」「カクンカクン」など）や姿勢（「右手を伸ばして左手を曲げて」など）はそのまま記載する。けいれんの様子を聴くときには，演じてみせるとよい。

家族への対応

けいれんするこどもを見るのは，かなりショッキングな出来事である。家族の不安に共感しながら丁寧に説明することが大切である（表3）。

参考 てんかんの発作に関する因子と予防法
（「熱性けいれん診療ガイドライン」[2] より抜粋）

1．てんかんの発症に関する因子

- 熱性けいれん発症前の神経学的異常
- 複雑型熱性けいれん〔①焦点性発作（部分発作），②発作持続が15分以上，③一発熱機会内の再発，のいずれか1つ以上〕：上記の因子に関して，い

表3 | 家族への熱性けいれん説明のポイント

ポイント		説明
頻　度		・10人に1人はかかる比較的多い病気
再　発		・多くは1回のみであるが，30％で再発がみられる ・家族歴陽性や1歳未満の発症では再発率は50％に上昇する
予　後		・通常みられる熱性けいれんにより脳障害や発達障害をきたすことはない（家族が心配している場合は説明） ・てんかんの発症は1％程度で大部分はてんかんに移行しない（元からの発達遅滞などの素因，複合型，家族歴のうち2～3つあれば10％）
再発時の対応	安全の確保	・平らな場所へ静かに寝かせ，着衣をゆるめて，顔を横に向ける。口の中に物を入れない！
	けいれんの観察	・時間（けいれんが起きたときに時計を確認），動き・様子（手足の動き，眼の向き，顔色，唇の色），意識（呼びかけに反応があるか）
	けいれん後の様子	・呼びかけに反応するか ・（名前が言えるこどもなら）名前が言えるか
	救急車を呼ぶタイミング	・けいれんが5～10分以上続くとき ・短い間隔で繰り返しけいれんが起こるとき ・一見けいれんは止まったが意識がもうろうとしているとき

ずれの因子も認めない場合，てんかんの発症頻度*は1％，1因子の場合は2％，2〜3因子を認める場合は10％
- 短時間の発熱―発作間隔（"短時間"の定義は1〜12時間まで報告によって異なる）：てんかん発症の相対危険度はおおむね2倍

＊：てんかんの一般集団における発症頻度は0.4〜0.8％[3]。

2. 熱性けいれん再発に関する因子

- 1歳未満の熱性けいれん発症
- 両親いずれかの熱性けいれんの既往
  → 上記のいずれかの因子を有する場合は，再発率は約50％
- 短時間の発熱―発作間隔：1時間以内に発症した場合はそれ以降に発症した場合に比して再発率は2倍
- 発作時体温が39℃以下：39℃以上の症例に対し相対危険度が3.3

3. 予防法

再発予防のためのジアゼパム投与については，副反応も存在し，ルーチンに使用する必要はない。

【発熱時ジアゼパム投与の適応基準】

- 遷延性発作（持続時間15分以上）
- 次の(1)〜(6)のうち2つ以上を満たした熱性けいれんが2回以上反復した場合
  (1) 焦点性発作または24時間以内に反復する
  (2) 熱性けいれん出現前より存在する神経学的異常，発達遅滞
  (3) 熱性けいれん，またはてんかんの家族歴
  (4) 12カ月未満
  (5) 発熱後1時間未満での発作
  (6) 38℃未満での発作

> けいれんが止まっているときのジアゼパム坐薬の投与は，投与後の意識障害の評価が困難になることから，避けることが望ましい。

【抗てんかん薬の内服療法】

- 抗てんかん薬の継続的内服は通常は推奨されない。

注）解熱薬は熱性けいれんの再発予防に影響しない。ジアゼパムを使用するときに坐薬（アセトアミノフェン）の解熱薬を併用する場合には，20〜30分以上間隔を空けて使用する。

文献

1) Millichap JG：The definition of febrile seizures. Febrile Seizures（Nelson KB, et al, eds）. Raven Press, 1981, p1-3.
2) 日本小児神経学会，監：熱性けいれん診療ガイドライン2015. 診断と治療社, 2015.
3) Camfield PR, et al：Pediatric epilepsy：An overview. Swaiman's Pediatric Neurology—Principles and Practice, 5th ed（Swaiman KF, et al, eds）. Elsevier Saunders, 2012, p703-710.

（小橋孝介，児玉和彦）

夜にどうする？

4 喘鳴

H&Pの3原則

- 聴診だけに頼らない！ 全身状態の異常（特に姿勢，努力呼吸や呼吸窮迫の有無）を見逃すな！
- 心不全の可能性はないか？ 心音にも注意を払おう！ 奔馬調律（gallop rhythm）や心雑音の有無を見逃すな！
- 「喘鳴がある＝喘息である」でも「喘鳴がない＝喘息ではない」でもない！ 気道異物は除外したか？ silent chestではないか！？

Pivot & Cluster Strategy

Illness script 1．吸気性の喘鳴をきたす疾患

【Pivot】
★クループ

【Cluster】
- アナフィラキシー
- 急性喉頭蓋炎
- 気道異物
- アデノイド
- 咽後膿瘍
- 扁桃周囲膿瘍
- 先天奇形（上気道）

Illness script 2. 呼気性の喘鳴をきたす疾患

【Pivot】
★気管支喘息
【Cluster】
- 急性（細）気管支炎
- 気道異物
- 心筋炎（心不全）
- 気管軟化症
- 胃食道逆流
- 先天奇形（下気道）

H&Pのツボ

- いつからどのように始まり，どう経過してきているのかを意識して問診する．特に，発症が突然なのか，緩徐に増悪してきたのかは重要である（図1）．
- たとえばクループを反復する（同様の症状・主訴で救急外来を頻回に受診する）児の中に，気道異物や気道の先天異常（▶Link Ⅲ-6 咳）が潜んでいることもある．気道の先天異常は夜間の救急外来で診断をつけるべき疾患ではないが，精査が必要な児を適切に日中の小児科外来受診へつなぐことも時間外診療の重要な役割である．
- 身体所見では，喘鳴の聞こえるタイミング（呼気？ 吸気？）と，場所（片側？両側？）を評価する（表1）．
- 時間経過の中で変化する場合もあるため，病状が変化（悪化）した場合や，治療介入への反応が悪い場合には繰り返し評価することが大切である．
- 呼吸数を確認しよう．喘鳴が聞こえなくても呼吸不全が存在するかもしれない．
- 心不全徴候の有無を評価するためにも，喘鳴があるこどもを診たら，肝腫大の有無を確認する癖をつけるべし（図2）！

> 数日前からの症状であっても「始まったときはどうでしたか？」「突然始まりませんでしたか？」と発症開始（onset）を確認する．

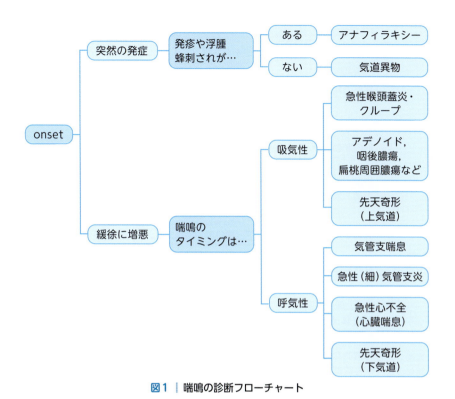

図1｜喘鳴の診断フローチャート

表1｜喘鳴の鑑別に有用な病歴と身体所見

評価項目		鑑別疾患
年　齢	新生児	先天奇形 ▶Link Ⅲ-6 咳
	6カ月〜3歳未満	気道異物
	1〜2歳未満	アナフィラキシー
	小学校入学前	急性喉頭蓋炎，クループ，気管支喘息 注）小児の急性喉頭蓋炎の好発年齢は2〜7歳頃で，クループの好発年齢（6〜36カ月）と一部重複するが，急性喉頭蓋炎のほうが年長児に多い傾向にある
ワクチン接種歴 （母子健康手帳にて確認）		Hibワクチンの接種歴があれば，急性喉頭蓋炎の可能性がかなり低くなる
発達歴		重症心身障害児・発達障害児では，好発年齢以降でも気道異物を否定できない

次頁へつづく

評価項目		鑑別疾患
経過：随伴症状	突然の発症	・花火やキャンプファイヤー，たばこなどの煙を吸った後に発症→気管支喘息 ・食事中や遊んでいる最中に突然むせ込み発症→気道異物 ・急激に全身状態が悪化し，嗅ぐ姿勢(sniffing position)や流涎が目立つ→急性喉頭蓋炎
	日内変動あり	気管支喘息（夜～早朝にかけて多く，日中は比較的良好）
	反復，遷延，治療に不応	気道異物（同一部位で肺炎を反復する，無気肺が遷延する，治療への反応が不良である場合には，気道異物の「無症状期」後の二次性変化の可能性がないか病歴聴取を改めて行う！）▶Link Ⅲ-6 咳
	発熱を伴う	クループ，急性喉頭蓋炎，気管支喘息，気道異物
	発熱を伴わない	喉頭浮腫，気管支喘息*1，気道異物*2 *1：感染に惹起された場合は，発熱を伴うこともある *2：誤嚥を契機に二次性に感染症を併発し，発熱を伴うこともある
	流涎，吸気性喘鳴が主体で咳嗽が目立たない	急性喉頭蓋炎
	特徴的な咳嗽（犬吠性咳嗽）が主体で流涎が目立たない	クループ
	食物摂取直後からの咳嗽	誤嚥，アナフィラキシー
	嗄声（喉頭部の狭窄）	・嗄声，発熱，喘鳴→クループ，急性喉頭蓋炎 ・嗄声，突然の発症，発熱を伴わない→痙性クループ*，喉頭浮腫（アナフィラキシー），喉頭異物 *：6カ月～3歳に好発．本人にも家族にも発熱を認めない点でクループと異なり，同様のエピソードの再発を認めることも多いため，家族歴・既往歴を確認する．
	消化器症状（嘔吐）や皮膚症状（膨疹）	アナフィラキシー
	努力呼吸を認めない低酸素血症，CRTの延長や著明な末梢冷感など循環不全を示唆する所見，SpO_2の上下肢差，肝脾腫など	急性心不全

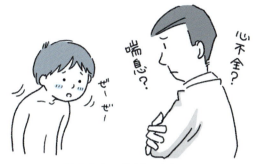

喘鳴があるすべてのこどもで，肝腫大がないかどうかを確認すべし！

図2 | 夜の喘鳴をみたら

Evidence & Experience

1. 急性喉頭蓋炎

喉頭蓋および周囲の組織に起こる重症細菌感染症である。起炎菌としてはインフルエンザ桿菌b型（Hib）が最多であり，Hibワクチンが定期接種化された現在，頻度が激減した疾患である。しかしながら，起炎菌はHibだけではないことや，急速に進行し致死的になりうることから，見逃せない重大疾患であることに変わりはない。数時間で窒息に至る場合もあり，急性喉頭蓋炎を疑ったらすぐに麻酔科医や耳鼻科医へ連絡し，気道確保できる診療態勢を整えて次のステップへ進む。

緊急で気道確保できない状況下で，「とりあえず」「念のため」「不安だから」といって，採血や口腔内の診察，X線撮影など患児を泣かせるようなことはしない！

【典型例】

突然の高熱，咳嗽がなく流涎がある，坐位で顎を突き出して息をしている（図3）。

2. クループ（急性喉頭気管気管支炎，痙性クループ）

【診　断】

明確な診断基準は存在しない。パラインフルエンザウイルスを代表とする

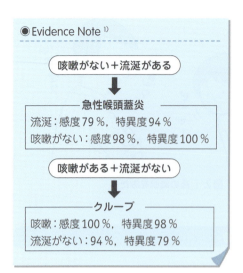

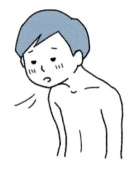

図3 | sniffing position (再掲)
頸部を屈曲して頭部を伸展している。

　ウイルス感染による上気道感染症状が出現し，その半日〜2日ほどして特徴的な臨床症状（犬吠性咳嗽，吸気性喘鳴，嗄声）が出現するという病歴・症状から診断される。反復するものはしばしば痙性クループと呼ばれ，感染症状の先行を伴わず症状も短期間で軽快することが多く，アレルギーや気道過敏性の関与が疑われている。

【重症度判定】

　国内では，確立した治療ガイドラインがなく，重症度にかかわらず経験的に治療されていることが多い。「評価が主観的である」との指摘はあるものの，**表2**に示す(Modified) Westley Croup Scoreで重症度を定量化し，治療前後で比較することにより治療効果を判定することも可能である。さらに，海外では上記に基づいたエビデンスが多く蓄積されている。たとえば，国内では一般に重症度によらずアドレナリン吸入が行われることが多いが，海外には軽症から中等症に対してはアドレナリンの吸入を推奨しないという報告[2]もあり，治療法の選択にも海外と国内とで差異があるのが実情である。

【治　療】

　アドレナリンの吸入〔エピネフリン：海外では0.5mL/kg（最大5mL）だが，

表2 | (Modified) Westley Croup Score

点	陥没呼吸	吸気性喘鳴	チアノーゼ	意識状態	air entry
0	なし	なし	なし	清明	正常
1	軽度	興奮すると			減弱
2	中等度	安静時にも			著明に減弱
3	重度				
4			興奮すると		
5			安静時にも	混濁	

以上に則ってスコアリングを行い,5項目の合計点数0〜17点。0〜3点を軽症,4〜6点を中等症,7点以上を重症とする。

日本では体重にかかわらず0.1〜0.3mLの施設が多い。いずれの投与量でも作用時間は数十分〜数時間〕とステロイドの内服や吸入〔デキサメタゾン:0.15〜0.6mg/kgの内服(あるいは筋注),プレドニゾロン1mg/kgの内服,ブデソニド(パルミコート®)2mgの吸入(日本国内では適応外使用)など〕が治療の中心となる。一方で,0.15mg/kg,0.3mg/kg,0.6mg/kgとデキサメタゾンの投与量を比較したところ,その有用性に差はなかったとする報告[3]や,従来有用と考えられていた加湿がRCTにて無効と判明したという報告[4]もあり,治療法については施設間で異なっているのが現状と思われる(なお,UpToDate®では上記の報告も引用した上で依然として0.6mg/kgを推奨との記載があるが,その理由については述べられていない)。また,入院の適応についても中等症(表2)以降では入院を考慮するとされるが,これについても,スコアリングまでは行われずに,喘鳴の程度や酸素需要の有無などで入院の適応が決められていることが多いと思われる。

3. 喉頭浮腫(アナフィラキシーなど)

アナフィラキシーは多臓器にわたるアレルギー反応である。要点を早期に認識して,悪化を防ぐため速やかなアドレナリン投与(原則,筋注。ただし,輸液負荷と筋注に反応しない低血圧や切迫心停止などの危急的状態では静注)を行う。また酸素投与,輸液,ステロイドの静注を行う。アナフィラキシー反応がいったん落ちついたように見えても,その1〜30時間後(報告により幅がある)に二相性に状態が悪化することがある。初回と比べた二相性の症状の強

さは，弱い場合，同等の場合，強い場合でそれぞれ1/3ずつとの報告[5]もあり，経過観察が重要である。『厚生労働科学研究班による食物アレルギー診療の手引き2014』では，食物によるアナフィラキシーでは，症状出現後4時間までは医療機関内での経過観察が推奨されており，自施設での対応が困難な場合は入院可能な施設への搬送が望ましいとされている。

4. 気道異物

　気道異物は疑うことが最も重要であるが，発症から診断までに1週間以上を要する症例も2割ほどあるとの報告[6]もある。気道異物を疑った場合には，吸気・呼気時にX線撮影を行い，Holzknecht徴候（異物がチェックバルブとなるため，呼気時に患側肺の過膨張像を認める）を評価するというのが一般的である。しかし，年少児では呼吸に合わせた撮影は難しいことが多い。その場合は，両側臥位での撮影が有用（健側を下にすると下側の肺容積が縮小するが，患側は下にしても肺容積が縮小しないことで診断の助けになる）との報告もある。気道異物が疑われる場合には，耳鼻科医，あるいは小児の気管支鏡検査が可能な病院にコンサルトする。

5. 気管支喘息

【診　断】

　日常的に遭遇する疾患あるいは診断名でありながら，明確な診断基準が存在しない疾患でもある。喀痰好酸球検査やスパイロメトリー，近年ではFeNOなど診断の一助となりうる（あるいはその可能性がある）と報告されている検査はあるが，実際には症状や治療への反応性などから喘息を疑い，同様の症状をきたしうる疾患を除外して臨床的に診断されることが多い。

　「喘鳴を訴える3歳以下の児が6歳以降に気管支喘息と診断されるリスク」を見積もったスコアリングとしてAPI（Asthma Predictive Index）[7]やmAPI（modified API）[8]，m2API（modified mAPI）[9]などが報告されており，これも診断の一助となる（完全に予測できるわけではないため，経過観察が重要なことは言うまでもない）。**表3**にmAPIを示す。なお，mAPIの有用性については，感度8.2〜19％，特異度98〜100％，陽性尤度比4.9〜55，陰性尤度比0.82〜0.91との報告[9]がなされている。

表3 | mAPI(modified API)

大項目（少なくとも1つを満たすと陽性）
①両親のいずれかが医師により喘息と診断されたことがある（小児期の既往も含む）
②児本人が医師によりアトピー性皮膚炎と診断されたことがある
③1つ以上の吸入性抗原への感作
小項目（2つ以上満たすと陽性）
①感冒に関連しない喘鳴
②末梢血好酸球が4％以上
③卵，ミルク（牛乳や乳製品も含む），ピーナッツへの感作

対象：喘鳴あるいは湿性咳嗽による中途覚醒のエピソードを1年に4回以上繰り返し，かつ医師により喘鳴あるいは呼吸音の異常を少なくとも1回は指摘されたことがある児。
APIとの相違点：大項目に3つ目の項目が追加された点，および，小項目は3番目の項目が「児が医師によってアレルギー性鼻炎と診断されたことがある」から上記に変更された点。

【治療*】

β_2刺激薬を吸入させ，15〜20分後に効果判定を行う。吸入前は目立たなかった喘鳴が，吸入後に空気侵入（air entry）の改善に伴って目立つこともある。なお，換気血流不均衡により酸素飽和度が低下することもあるため，酸素投与下での実施が望ましい。

＊：治療の詳細については，『小児気管支喘息治療・管理ガイドライン』（2016年6月現在，JPGL 2013が最新）を参照。

6. 急性心不全（心臓喘息）

経験的には，哺乳量が減り，授乳中に頭に汗をかくようなこどもで心不全を疑うが，急性心筋炎などの急性発症例では診断が難しい。首の短い乳児では頸静脈の観察は困難である。発汗の多い多呼吸，肝腫大，CRT延長に，特に注意する。喘鳴があるこどもを診たら，肝腫大の有無を確認する癖をつけよう！

【初療】

バイタルの安定化。先天性心疾患を基盤とした心不全が多いため，胸部X線，心電図，心エコー検査を実施し，小児循環器科医へ連絡する。

> ● 臨床経験からの一言
>
> β_2刺激薬吸入に反応しない喘鳴をみたら
> 1. 細気管支炎
> 2. 気道異物
> 3. 急性心不全
>
> ➡ ・胸部X線写真を撮ろう
> ・「何となく気管支喘息」と診断するなかれ（特に初発の場合）

文献

1) Tibballs J, et al：Symptoms and signs differentiating croup and epiglottitis. J Paediatr Child Health 47：77-82, 2011.
2) Cherry JD：Clinical practice；croup. NEJM 358：384-391, 2008.
3) Geelhoed GC, et al：Oral dexamethasone in the treatment of croup：0.15 mg/kg versus 0.3mg/kg versus 0.6mg/kg. Pediatr Pulmonol 20：362-368, 1995.
4) Net GM, et al：A randomized controlled trial of mist in the acute treatment of moderate croup. Acad Emerg Med 9：873-879, 2002.
5) Ellis AK, et al：Diagnosis and management of anaphylaxis. CMAJ 169：307-311, 2003.
6) 市丸智浩, 他：小児における気管・気管支異物の全国調査結果—予防策の推進にむけて. 日本小児呼吸器会誌 19：85-89, 2008.
7) Castro-Rodriguez JA, et al：A clinical index to define risk of asthma in young children with recurrent wheezing. Am J Respir Crit Care Med 162：1403-1406, 2000.
8) Guilbert TW, et al：The Prevention of Early Asthma in Kids study：design, rationale and methods for the Childhood Asthma Research and Education network. Control Clin Trials 25：286-310, 2004.
9) Chang TS, et al：Evaluation of the modified asthma predictive index in high-risk preschool children. J Allergy Clin Immunol Pract 1：152-156, 2013.

〔参　考〕
- Martinez FD, et al：Asthma and wheezing in the first six years of life. The Group Health Medical Associates. N Engl J Med 332：133-138, 1995.
- Weiss LN：The diagnosis of wheezing in children. Am Fam Physician 77：1109-1114, 2008.

（上田宗胤，児玉和彦）

II 夜にどうする？

5 腹痛

H&Pの3原則

- 病歴を重視する！
- 月齢と年齢によって腹痛の表現が異なることを知る！
- 全身をみる！ 腹痛＝腹部疾患ではない！

Pivot & Cluster Strategy

Illness script 1．様々な部位の腹痛をきたす疾患

【Pivot】
★便秘症
【Cluster】
- 虫垂炎
- 肺　炎
- 腸重積
- 精索捻転
- 糖尿病ケトアシドーシス (DKA)
- 鈍的外傷
- こども虐待
- 溶連菌感染症
- IgA血管炎 (Henoch-Schönlein紫斑病：HSP)

Illness script 2. 下腹部痛をきたす疾患

【Pivot】
★虫垂炎

【Cluster】
- 内ヘルニア／外ヘルニア（鼠径ヘルニア嵌頓，腸軸捻転など）
- 妊　娠
- 精索捻転
- 卵巣捻転
- 尿路感染症

H&Pのツボ

　腹痛を言葉で表現できない乳幼児においては，不機嫌，激しい啼泣，苦悶様顔貌などの挙動と外観により判断する。

　小児の腹痛で最も多いのは機能性便秘症であり，浣腸（50％グリセリン液1～2mL/kg）はその診断的治療になる[1]。バイタルサインに異常のない腹痛をみたら積極的に浣腸を行う。

▶Link Ⅲ-5 腹痛

●詳細なH＆Pその前に

　腹痛にはショックをきたす疾患がいくつも含まれる。PAT（外観，呼吸，循環）とバイタルサインを迅速に評価して緊急度をトリアージし，速やかにアクション（酸素，モニター，輸液）を起こす必要がある（図1）。

●臨床経験からの一言

　病歴は時系列を大事にする！　便秘と並んで頻度が高いウイルス性胃腸炎では，一般に嘔吐が腹痛に先行する[1]。

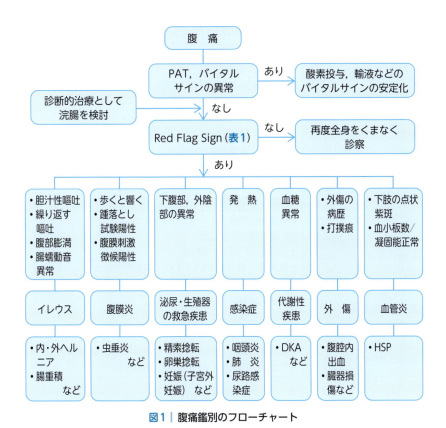

図1 | 腹痛鑑別のフローチャート

Evidence & Experience

1. イレウス

表1の徴候がある場合はイレウスを考える。開腹手術歴のないイレウスは要注意である。腸間膜裂孔ヘルニアなどの内ヘルニアや腸回転異常，腸軸捻転の可能性があり，広範囲の腸管が急速に血行障害を起こし，ショックに至ることがある。

表1｜腹痛のRed Flag Sign

イレウスを示唆するもの	・激しい腹痛が3〜4時間以上持続する ・腹部膨満が急速に進行する ・胆汁性嘔吐や糞便様嘔吐が続く ・腸蠕動音低下あるいは金属音
腹膜炎を示唆するもの	・歩いたり，ジャンプしたりすると響く ・踵落とし試験 (heel-drop test) 陽性 ・反跳痛，腹膜刺激徴候陽性
感染症を示唆するもの	・発　熱 ・咽頭痛，耳痛 ・咳嗽，排尿障害
代謝性疾患を示唆するもの	・体重増加不良 ・代謝性疾患の家族歴 ・原因不明の嘔吐，頻呼吸 ・低血糖，高血糖 (H＆Pだけではわかりにくいことがあるので，血糖・尿糖はスクリーニングとして有用)
腹腔内の外傷を示唆するもの	・外傷の病歴 ・体表の打撲痕 ・骨折 (小児の骨折はかなり強い外力を意味する)
見逃されやすい疾患	・鼠径部の異常 (鼠径ヘルニア，精索捻転，股関節炎) ・女性特有の異常 (子宮外妊娠，卵巣捻転)

● **臨床経験からの一言**

「開腹手術歴がないイレウスは内ヘルニア」を疑って，腹部画像検査を実施する。放置するとショックにより致死的となる。

2. 鼠径ヘルニア

　小児の外ヘルニアの99％は腹膜鞘状突起開存による外鼠径ヘルニアであり，ヘルニア嚢は内鼠径輪から鼠径管を通り外鼠径輪から陰部に脱出する。腸管が脱出，嵌頓すれば機械的イレウスとなり，腹痛，嘔吐を呈する。
　治療は，用手整復法である。長時間の嵌頓で腸管の壊死が疑われる場合は外科にコンサルトする。

3. 精索捻転

　精索捻転は急速に精巣が発育する思春期に好発するが，乳幼児や学童でも

みられる。sudden onsetで，発症時刻を把握できることが多い。4～6時間で非可逆的変化に至るため緊急性が高い。疑うことが大切である。陰部痛で発症することが多いが，陰部痛がなく腹痛が唯一の症状の場合がある。

患側の挙睾筋反射が消失する所見は文献によって感度100％とされるが，新生児では正常でも半分程度はもともと反射がみられないという報告があり，これだけでは除外も診断もできない。また，精巣圧痛がなければ確率は下がる[2]ものの，病歴で疑うと身体所見のみで除外できず，エコーによる血流確認などが必要になるので，夜中であっても直ちに泌尿器科にコンサルトし，観血的に整復する。

4. 腸重積

腸重積は2歳以下に好発する乳幼児の代表的な急性腹症である[1]。乳児の嘔吐，幼児の腹痛をみたら必ず腸重積を鑑別する。間欠的腹痛（不機嫌，啼泣），嘔吐，血便を3主徴とするが，主徴を欠くものも多く，腫瘤は触れる場合も触れない場合もある。

浣腸により血便が認められなくても否定できないため，腹部エコーを必ず行う。target sign，pseudokidney signを認めれば診断は確実である。

▶Link Ⅱ-6 嘔吐

● 臨床経験からの一言
腹痛では「鼠径部と陰部」を診ないと痛い目をみる。

5. 急性虫垂炎

虫垂炎は一般に腹痛が嘔吐に先行するとされるが，発症初期に嘔気や気分不快，下痢がみられることもあり，病歴から安易に否定しないことが大切である。小児の虫垂炎は成人と比べて病歴と身体所見のバリエーションが多いが，右下腹部の圧痛，反跳痛，筋性防御，踵落とし試験が陽性であれば虫垂炎の確率が高い。

腹部エコーにより腫大した虫垂や膿瘍形成を認めれば虫垂炎である。虫

● 臨床経験からの一言
- 虫垂炎を疑ったら外科にコンサルトする。
- 乳幼児では大網が未発達なため，虫垂炎の診断時にすでに腹膜炎になっていることが多いため注意する。
- 原因が同定されていない腹膜炎を認めたら，常に虫垂炎を念頭に置く。

垂結石は虫垂炎でなくても認められることがあり，虫垂結石イコール虫垂炎ではないことに注意する[3]。虫垂壁が穿孔すると画像診断で偽陰性になり，膿瘍を形成して初めて診断が得られることがある。ガスが多いなどの理由で良好なエコー所見が得られない場合はCT検査を行う。

> ● Evidence Note
>
> 虫垂炎の診断は難しい。腹膜炎以外の単一の病歴や身体所見では事後確率はあまり変わらない（LR 1〜3程度）ため[4]，所見を組み合わせてスコアリングする方法が開発されている（表2）[5][6]。
>
> システマティックレビュー[7]によると，Alvarado（MANTRELS）スコアは0〜3でLR 0.02，4〜6でLR 0.27，7以上でLR 4.2，9以上でLR 8.5，PASは0〜3でLR 0.13，4〜7でLR 0.70，8以上でLR 8.1と報告されている。事前確率にもよるが，病歴と身体所見だけで虫垂炎を診断することには限界がある。画像診断を行わざるをえないが，画像診断の感度，特異度も100％ではないため，病歴と身体所見を経時的に評価し総合的に診断することが大切である。

表2 | 虫垂炎の診断スコア

MANTRELSスコア[5]			Pediatric Appendicitis Score (PAS)[6]		
migration	右下腹部へ移動する痛み	1	migration	右下腹部へ移動する痛み	1
anorexia（ケトン尿を含む）	食欲不振	1	anorexia	食欲不振	1
nausea	嘔気・嘔吐	1	nausea	嘔気・嘔吐	1
tenderness	右下腹部圧痛	2	tenderness	右下腹部圧痛	2
rebound	反跳痛	1	cough hopping	咳嗽/打診で右下腹部痛誘発	2
elevation	37.3℃以上の体温上昇	1	elevation	体温上昇（定義なし）	1
leukocytosis	1万以上の白血球増多	2	leukocytosis	白血球増多（>1万）	1
shift to the left	75％以上の好中球	1	shift	多核白血球増多（定義なし）	1
最大スコア		10点	最大スコア		10点
カットオフ		7点以上	カットオフ		6点以上

（文献5，6を元に作成）

6. 糖尿病ケトアシドーシス

　胃腸炎と紛らわしいのが糖尿病ケトアシドーシス (diabetic ketoacidosis：DKA) である．血液中にケトン体が増えてアシドーシスになると嘔気，嘔吐，腹痛がしばしば認められる．下痢が出現すれば脱水とアシドーシスを助長する．胃腸炎と異なり多飲多尿が目立つ，速い呼吸や深く大きな呼吸 (Kussmaul呼吸)，アセトン臭で気づかれることもあり，病歴と身体所見はやはり大切である．糖尿病の既往のないDKAがあることに注意する（劇症1型糖尿病）．

　DKAは致死的疾患であり，急速に意識障害と昏睡に至るため緊急度が高いが，疑わなければ診断はできない．

　救急外来では常にDKAをClusterとして念頭に置き，血糖測定を怠らないことが大切である．検尿（試験紙法）はスクリーニングに役立つため，救急外来ではルーチンで行ってよい．

7. 肺炎，溶連菌感染症，IgA血管炎 (HSP)

　右上腹部痛では肺炎も鑑別疾患に挙がる．腹部所見の乏しい腹痛，食欲低下は溶連菌感染症に起因する場合がある．IgA血管炎 (Henoch-Schönlein紫斑病：HSP) も腹痛の原因疾患である．腹痛＝腹部疾患ではないことに留意する．

8. 子宮外妊娠，卵巣捻転，外傷

　年長女児においては妊娠を疑うことも大切である．着床出血や子宮の伸展痛として下腹部痛を生じる．妊娠初期の着床出血を月経と思い込んでいる場合もあるため，2〜3カ月さかのぼって月経歴を聴取する．妊娠反応（尿中hCG）が陽性であればエコーで子宮内の胎嚢の有無を確認する．子宮内に胎嚢がなければ子宮外妊娠の可能性が考えられる．

　右側の卵巣捻転は虫垂炎のような臨床経過をたどることがある．

　腹痛をみたら常に外傷，こども虐待，消化管出血，腹腔内出血を鑑別することも大切である．虐待の可能性を考慮し，観察を怠らないこと．

文献

1) 加藤英治：症状でみるこどものプライマリ・ケア. 医学書院, 2010, p93-138.
2) Schmitz D, et al：How useful is a physical exam in diagnosing testicular torsion？ J Fam Prac 58：433-434, 2009.
3) Lowe LH, et al：Appendicolith revealed on CT in children with suspected appendicitis：how specific is it in the diagnosis of appendicitis？ AJR 175：981-984, 2000.
4) David GB, et al：Does this child have appendicitis？ JAMA 298：438-451, 2007.
5) Alvarado A：A practical score for the early diagnosis of acute appendicitis. Ann Emerg Med 15：557-564, 1986.
6) Samuel M：Pediatric appendicitis score. J Pediatr Surg 37：877-881, 2002.
7) Ebell MH, et al：What are the most clinically useful cutoffs for the Alvarado and Pediatric Appendicitis Scores？ A systematic review. Ann Emerg Med 64：365-372, 2014.

（土肥直樹）

II 夜にどうする？

6 嘔吐

H&Pの3原則

- 胆汁性嘔吐ではないかを確認しよう！
- 「胃腸炎の経過として合わないところはどこか？」を常に意識する！
- 体重減少は脱水の重要な評価項目！ 日頃からチェックを！

Pivot & Cluster Strategy

Illness script 1．流行状況を背景に持つ嘔吐・下痢をきたす疾患

【Pivot】
★胃腸炎（全年齢共通）

【Cluster】
年代別，病態別に考える（表1）。このほかに考えられる疾患も，年代によって異なる（表2）。

- 細菌性髄膜炎
- 尿路感染症（UTI）
- 中耳炎，副鼻腔炎
- 心不全（PSVT，心筋炎，腱索断裂）
- 腸重積
- 虫垂炎
- 低血糖・糖尿病ケトアシドーシス（DKA）
- 頭蓋内出血（こども虐待含む）
- 副腎不全

Illness script 2. 繰り返す嘔吐をきたす疾患

【Pivot】
★イレウス

【Cluster】
こちらも年代別，病態別に考える（表1，2）。
- 肥厚性幽門狭窄症
- 内ヘルニア／外ヘルニア
- 精索捻転
- 卵巣捻転
- 先天性代謝異常
- 薬物中毒
- 妊　娠

表1 ｜ 嘔吐のCluster

	新生児～乳児期	幼児期	学童期
感染症	髄膜炎，UTI	中耳炎，副鼻腔炎	心筋炎
消化器系	肥厚性幽門狭窄症	腸重積	虫垂炎
代謝性	低血糖	DKA	DKA
脳神経	頭蓋内出血	脳腫瘍	脳腫瘍

表2 ｜ 嘔吐の年代別鑑別疾患

新生児～乳児期	幼児期	学童期
・胃食道逆流 ・溢　乳 ・咳込み嘔吐 ・脳炎・脳症 ・心不全（発作性上室性頻拍，心筋炎，先天性心疾患） ・嵌頓ヘルニア ・中腸軸捻転 ・Hirschsprung病 ・先天性消化管閉塞 ・先天代謝異常 ・副腎不全 ・ミルクアレルギー ・こども虐待	・咳込み嘔吐 ・感染性胃腸炎 ・嵌頓ヘルニア ・食物アレルギー ・薬物（テオフィリンなど） ・こども虐待	・感染性胃腸炎 ・精索捻転 ・消化性潰瘍 ・片頭痛 ・周期性嘔吐症 ・薬　物 ・こども虐待

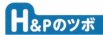

1. 病歴聴取

表3[1)]のキーワードに注意しながら病歴を聴取する。

表3｜嘔吐の病歴聴取のキーワード

キーワード	鑑別疾患
噴水状の非胆汁性嘔吐	肥厚性幽門狭窄症
発　熱	感染症（UTI，中耳炎，副鼻腔炎）
間欠的啼泣	腸重積
繰り返す嘔吐	頭蓋内疾患，代謝性疾患，炎症性腸疾患
過去にも同様のエピソード	周期性嘔吐症，てんかん
摂食食物の内容，周囲の状況	感染性胃腸炎
下　痢	胃腸炎が最多
内服薬	薬物中毒（テオフィリンなど）
咳込み	咳込み嘔吐
早朝に起こる	頭蓋内圧亢進，周期性嘔吐症

（文献1を元に作成）

2. 身体所見（表4）

代謝性疾患，心疾患，頭蓋内疾患を意識して所見を取りにいく。

ぐったりしている場合は，脱水の評価（**表5**）[2)]をしっかりしよう！

吐物の内容によって原因の推測ができる（**表6**）[3)]。「新生児の胆汁性嘔吐は，その他の疾患が証明されるまでは腸管の機械的閉塞を考えるべきである」という格言があるほど，胆汁性嘔吐は要注意[4)]である！

胆汁性嘔吐は，黄褐色の吐物を呈する。胆汁が一定期間停滞していて酸化したり，感染を伴うと緑～深緑色になる（**図1**の「5」～「8」番の色）。胆汁性嘔吐の色を選ばせる質問で，開業医の49％，新生児担当看護師の24％，助産師の31％，両親の71％が「1」～「4」番を選んだとの報告がある[5)]。

後述の臨床経験からの一言も参考に，実際に色を見せて，どのような色の吐物だったかを確認すべきである。

また，**表7**[6)]の所見はRed Flagsであり，要注意である。

表4 | 嘔吐の身体所見のポイント

身体所見	鑑別疾患
顔色不良，易刺激性（ピリピリ），呼吸が荒い，ボーッとしている	代謝性アシドーシス
皮膚・眼球結膜黄疸	肝胆道系疾患，代謝性疾患
口臭	代謝性疾患
大泉門膨隆	頭蓋内病変
鼓膜発赤・膨隆	急性中耳炎
脈拍や血圧の乱れ，心音の異常〔奔馬調律（gallop rhythm）〕，呼吸音の異常，肝腫大	心疾患（心不全であっても全身性浮腫は伴わないことがある）
頻呼吸	代謝性アシドーシス〔脱水，代謝性疾患（DKAなど）〕
腸蠕動が見える，腸蠕動消失あるいは亢進（金属音）	イレウス
腹部腫瘤触知，Dance徴候，血便	腸重積
右上腹部に弾性硬の腫瘤（オリーブ様）	肥厚性幽門狭窄症
陰部・鼠径部の異常	精索捻転，鼠径ヘルニア
不自然な打撲痕	こども虐待

表5 | 5％の脱水を疑わせる身体所見

身体所見	LR＋	LR−
capillary refill time (CRT) の延長	4.1（1.7〜9.8）	0.57（0.39〜0.82）
ツルゴールの低下	2.5（1.5〜4.2）	0.66（0.57〜0.75）
呼吸様式の異常	2.0（1.5〜2.7）	0.76（0.62〜0.88）
眼球陥没	1.7（1.1〜2.5）	0.49（0.38〜0.63）
粘膜の乾燥	1.7（1.1〜2.6）	0.41（0.21〜0.79）
流涙なし	2.3（0.9〜5.8）	0.54（0.26〜1.13）

（文献2を元に作成）

表6 | 吐物の内容による嘔吐の原因

吐物	原因	例
未消化の食物	食道	食道狭窄，アカラシア
胆汁様	Vater乳頭後	腸回転異常症，長期嘔吐
ミルクの固形物	幽門に至る胃の末梢	肥厚性幽門狭窄症
血性	出血 血液の嚥下	胃炎，食道炎 母体血嚥下，鼻出血嚥下
悪臭を放つ	大腸閉塞	腸回転異常症，虫垂炎
粘液	呼吸器粘膜，胃	上気道感染症（URI），副鼻腔炎，好酸球性食道炎

（文献3を元に作成）

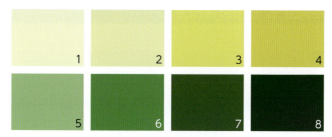

図1 | 胆汁性嘔吐の色調

● **臨床経験からの一言**

　胃液は透明である。Vater乳頭から排出されたばかりの新鮮な胆汁は黄色であるが，腸内に長く留まると緑色になる。Vater乳頭より近位の閉塞である肥厚性幽門狭窄症は非胆汁性嘔吐（実際にはミルクを吐く）である。それに対して，図1にある色のついた吐物はいずれも胆汁を含んでいると考えて対処する。嘔吐が頻回になれば胃腸炎でも黄色吐物はみられる。どの程度であれば明らかに外科的疾患と言えるかというコンセンサスはない。最低でも図1の「3」以上の色になれば，小児外科にコンサルテーションすることをお勧めする。
（北野病院小児外科・遠藤耕介先生，京都大学病院移植外科・後藤俊彦先生からのクリニカルパール）

表7 | 嘔吐のRed Flags

病　歴	身体所見
・突然発症の嘔吐，持続する嘔吐 ・噴水状嘔吐 ・胆汁性嘔吐 ・血性嘔吐 ・けいれん ・意識障害 ・成長障害 ・体重増加不良，体重減少	・高　熱 ・頻呼吸 ・CRTの延長 ・髄膜刺激徴候 ・腹部膨満 ・大泉門膨隆 ・前屈姿勢

（文献6を元に作成）

Evidence & Experience

1. 腸重積

【診　断】

　典型的には間欠的啼泣（泣く→ぐったり）を繰り返す乳幼児である。浣腸により血便を認めることが多いが，浣腸しても血便を認めないこともある。嘔吐・腹痛・イチゴゼリー様の血便という古典的3徴のすべてがそろう例は腸重積の乳幼児の10〜15％に過ぎない[7]。全身状態が不良な場合は，常に鑑別に残しておく。

　小腸−大腸型の腸重積については，エコーの感度・特異度は高い（文献では100％近い）。しかし，小腸−小腸型の腸重積については，エコーでも見逃すことがある。疑わしい場合は，何度でもエコー，経過観察を行う。浣腸を繰り返すことも時に有用である。

【治　療】

　治療は，まず非観血的整復（注腸整復，空気整復など）を試みるが，イレウス症状をすでに呈している場合は禁忌であり，外科コンサルトを行う。

● 臨床経験からの一言

原因不明のショックを見たら，腹部エコーを行う
→絞扼性イレウス（腸重積，中腸軸捻転，内ヘルニアなど）はショックで受診することがある。

2. 肥厚性幽門狭窄症

【診　断】

生後4週頃から発症し，噴水状の非胆汁性嘔吐が特徴。身体所見では，右上腹部にオリーブ様と呼ばれる弾性硬の腫瘤を触れることがある。また，左上腹部で胃蠕動が観察できることがある[8]。腹部エコーにより確定診断する。幽門筋の肥厚や幽門管の延長が認められれば診断できる。

【対　応】

入院加療。手術あるいはアトロピンの投与。

3. 頭蓋内病変（細菌性髄膜炎，脳炎，頭蓋内出血）

【診　断】

意識障害，髄膜刺激症状，けいれんを伴う場合は，積極的に頭蓋内病変を疑う。小児では髄膜刺激症状を認めない場合も多く，髄液検査の閾値は低くする必要がある。元気のなさ，親が抱いてあやしてもかえって泣きが激しくなる（paradoxical irritability）などの所見にも注意すべきである。

【対　応】

頭部CT，髄液検査

4. 嵌頓ヘルニア，精索・卵巣捻転など

【診　断】

外ヘルニアや精索捻転などを見逃さないため，必ずオムツを脱がせて診察する。内ヘルニアは診断が難しい。全身状態不良，腸蠕動音の消失がある場合，

● こどもの髄膜刺激症状
- 自分で首を曲げて顎先が胸につかない
- 検者が他動的に首を屈曲させて胸につかない（項部硬直）
- Kernig徴候
- Brudzinski徴候
- 抱くとかえって啼泣が強くなる（paradoxical irritability）

腹部X線など画像検査を考慮する。胃腸炎によるイレウスと診断したくなったら，内ヘルニアの可能性を常に考慮すること。その他の腹部画像検査（エコー，造影CT）も有用である。

【対　応】

外科コンサルト

5．代謝異常（DKA，下垂体機能低下症，副腎皮質機能不全など）
【診　断】

アシドーシスの所見として顔色不良，易刺激性（ピリピリ），呼吸が荒い，ボーッとしているなどが挙げられる。

【対　応】

血液ガス，血糖，尿検査，アンモニア・乳酸・ピルビン酸を確認する（活気不良や脱水の所見に合わない頻脈・頻呼吸を認める場合）。

6．心不全（発作性上室性頻拍：PSVT，心筋炎，先天性心疾患）
【診　断】

循環不全を疑う所見がある場合，頻度としては脱水が高く，治療は輸液負荷である。しかし，心疾患による循環不全の場合は，急速な輸液負荷はかえって病状を悪化させる。そのため，輸液の前に心疾患による循環不全を否定する。

脱水の程度に見合わないCRTの延長や，手の"冷たさ"，聴診での奔馬調律（gallop rhythm），肝腫大の有無を評価しよう。

> ●臨床経験からの一言
>
> **先天代謝異常を疑うときのTo Do**
> ①「離乳食を開始していないか？　絶食による悪化はないか？　便秘による悪化はないか？　家族歴はないか？」の病歴を確認すべし。
> ② 身体所見は，顔貌と肝腫大に注目。疑ったら，濾紙血，尿中有機酸分析，血清保存を忘れずに！
> （国立成育医療研究センター総合診療部・窪田満先生からのクリニカルパール）

【対　応】

疑わしければ，心電図・心エコー（血液検査は必ずしも有用ではない），小児循環器科コンサルト

7. 外因性疾患（外傷，薬物中毒）

腹部，頭部に外傷を受けた被虐待児が，嘔吐を主訴に救急外来を訪れることがある。不自然な打撲痕がないか，外傷の有無を評価する。虐待が疑われれば，院内の虐待防止チームあるいは児童相談所に相談する。

服薬歴も必ず聴取する。テオフィリン，ジゴキシンは消化器症状をきたしやすい。

文献

1) 吉原宏樹：嘔吐，下痢，腹痛．いざというとき必ず役立つ 小児診療のコツ改訂版．羊土社，2012，p111-123．
2) Steiner MJ, et al：Is this child dehydrated? JAMA 291：2746-2754，2004．
3) Singhi SC, et al：Management of a Child with Vomiting．Indian J Pediatr 80：318-325，2013．
4) Godbole P, et al：Bilious Vomiting in the Newborn：How often is it pathologic? J Pediatr Surg 37：909-911，2002．
5) Walker GM, et al：Colour of bile vomiting in intestinal obstruction in the newborn：questionnaire study．BMJ 332：1363，2006．
6) Whinney J, et al：Clinical update：vomiting in infants．Community Pract 86：44-47，2013．
7) Paul SP, et al：A case series on intussusceptions in infants presenting with listlessness．Infant 6：174-177，2010．
8) Aspelund G, et al：Current management of hypertrophic pyloric stenosis．Semin Pediatr Surg 16：27-33，2007．

〈武石大輔〉

経口補液療法（oral rehydration therapy：ORT）のポイント

　軽～中等症の脱水では，まず欠損量を補うための経口補液（oral rehydration solutions：ORS）を頻回に分割し，3～4時間かけて投与して脱水を是正する。初期補液完了後は，下痢や嘔吐のたびにORSを飲ませ補充を継続する。また，ORT開始4時間前後には通常の食事を再開する（食事摂取制限やカロリーを減らした「胃腸にやさしい」食事は腸上皮の再生を遅らせるので，早期の通常食再開が勧められている）。

脱水是正	喪失水分の補充	栄養
数分ごとに5mL程度（小さじ1杯程度）を与える。嘔吐がなければ1回量を増やし間隔を空ける。		
3～4時間でORS 50～100mL/kgを投与	10kg未満：水様下痢や嘔吐のたびに，ORSを60～120mL投与 10kg以上：水様下痢や嘔吐のたびに，ORSを120～240mL投与	母乳は継続する 脱水是正完了後は，年齢に合った普通の食事を再開

　経口補液は，最初から多量に飲むと嘔吐することが多いため，スプーンやスポイトでごく少量（5mL程度）から口に入れ，徐々にその量を増やす。1分ごとにスプーン1杯の水分を飲ませれば，1時間で約300mLの補液ができる。冷やして飲みやすくする工夫をしても，少量ずつ飲ませれば胃腸への刺激は少ないと考えられる。

　高浸透圧性のジュース類や炭酸飲料は避ける。スポーツ飲料も糖濃度が高く，ORSとしては不適。ORTの禁忌はショックとイレウスである。

　激しい下痢（＞10mL/kg/時）を呈する場合にはORTの効果が期待できない。

次頁へつづく

> **小児の下痢と脱水治療の7つの柱**
> 1. 脱水是正にはORSを使用
> 2. ORTは速やかに実施（3～4時間以内に）
> 3. 迅速な栄養補給のため，脱水が是正されたら年齢相当の制限のない食事を
> 4. 母乳栄養児は哺乳を続ける
> 5. 人工栄養児に希釈乳は使わず，特殊ミルクも通常必要ない
> 6. 下痢が続く場合はORSを追加
> 7. 不必要な検査や投薬は行わない

〔参　考〕
- King CK, et al：Managing acute gastroenteritis among children：oral rehydration, maintenance, and nutritional therapy. MMWR 52：1-16, 2003.
- 真部　淳，他：急性胃腸炎による脱水時の補液は経静脈輸液がよいか？　経口補水がよいか？　小児科研修の素朴な疑問に答えます．メディカル・サイエンス・インターナショナル, 2008, p232-237.
- 波多江健：経口補液療法．小児診療 5：837-840, 2011.

Ⅲ 昼の症候学

読みどころ by 上村克徳

本当の発見の旅とは，新たな土地を探すことではなく，新たな目で見ることだ
〜マルセル・プルースト〜

明白な事実ほど，あてにならないものはない
〜シャーロック・ホームズの台詞〜

　皆様は"ルーチンワーク"という言葉にどのような印象をお持ちでしょうか。「毎日の決まりきった仕事」あるいは「退屈な仕事」的な印象のルーチンワークよりも，最新文献の新たな知見や，院外の研究会あるいは学会で得た知識など，非日常の中に新たな学びを得ることが多いと感じている方も多いと思います。それに対し，この章の筆者たちは，日中に小児科外来を受診するありふれた症候を通して，「私たちはいつ何時も，あらゆるこどもたちから学ぶことができる」こと，そして「ルーチンワークとは"毎日する同じ仕事"ではなく，"毎日しなければならない大切な仕事"を意味する」ことを強調しています。

　毎日遭遇する症候に対し，あえて細部にこだわった考え方や診方・聴き方の工夫をする（例：「8．けいれん，失神，頭痛」の項での「診療のためのフレーム／軸」）ことで，それまで当たり前に思えていたものや深く考えたことがなかった事象から新たな発見を得ることができるようになるでしょう。新たな素晴らしい学びは，いつ，誰からやってくるかわかりません。「当たり前」を疑い，日常の中でふと湧いてくる素朴な疑問こそが物事の本質に近づく旅の第一歩であることを忘れないでほしいと思います。

Ⅲ 昼の症候学

1 発熱

H&Pの3原則

- 早期診断によりマネジメントが変化する疾患を見逃さない！
- 年齢，随伴症状，sick contactで鑑別疾患を絞る！
- 「風邪」，「急性胃腸炎」は，"ゴミ箱"診断であることを常に認識すべし！

Must Rule Out

①重症感染症 ▶Link Ⅱ-2 発熱
②治療可能な感染症（溶連菌性咽頭炎，インフルエンザ，水痘，ヘルペス歯肉口内炎，副鼻腔炎，中耳炎，肺炎，腸炎，結核など）
③川崎病
④感染管理が必要な疾患〔ワクチンで防げる病気（vaccine-preventable disease：VPD），麻疹，風疹，流行性耳下腺炎（ムンプス），ロタウイルス感染症〕，RSウイルス感染症，アデノウイルス感染症，ノロウイルス感染症

Next Rule Out

①腫瘍（リンパ腫，白血病，神経芽細胞腫など）
②非感染性炎症性疾患〔膠原病（若年性特発性関節炎，高安病，リウマチ熱），周期性発熱症候群，亜急性壊死性リンパ節炎（菊池病），炎症性腸疾患，亜急性甲状腺炎〕
③薬物熱
④熱中症
⑤詐　熱

H&Pのツボ

- 発熱の原因は，①感染症，②非感染性炎症性疾患，③腫瘍，④その他の4つに分類されるが，まずはその原因として最も多い①感染症のフォーカスを，年齢，随伴症状，sick contact，リスク因子の4つから的を絞って探していく（表1）。
- 全身状態が悪くなく，重症感染症が否定的であれば，鑑別診断は，稀な疾患よりも，まずはよくある疾患から考えていく。また，これら鑑別診断の3C (critical, curable, common) に加えて，感染管理が必要な疾患 (communicable) も見逃さない。
- 「こどもの発熱をみたら穴を診ろ！」とはよく使われる格言で，穴とは「口腔，耳，尿道」を指す。つまり口腔内や鼓膜の観察と検尿が基本である。
- そのほか，全身の視診による皮疹のチェックは重要なヒントを与えてくれることが多い。
- 随伴症状を含め，発熱してからの経過を順を追って尋ねていくことで，診断のための重要なヒントが見つかることがある。
   例 川崎病における一過性の皮疹など
- 本当に発熱があるか（詐病や家族の心配だけではないか）を見きわめるのも大切。数日の解熱期間があっても連続した「長引く」発熱として申告することがある。
- また，発熱時の状態（機嫌，元気，食欲，悪寒，発汗の有無），体重減少の有無を尋ねることで，有意な発熱かどうか見きわめる。
- 二峰性の発熱（いったん落ちついた発熱が再度出現）のときには，2つの峰の間の期間に注目する。麻疹やインフルエンザなどのウイルス感染症ではよくみられるが，その期間はせいぜい48時間であり，それ以上空いたときには異なる病原体による発熱や二次感染を疑う。
- 原因不明の場合，まず発熱以外に症状・所見が乏しく，7日間以内に診断がつかない原因不明の発熱 (fever without source：FWS) と，腋窩温38℃以上の発熱が14日間以上持続し，7日間の入院精査によっても原因を特定できない不明熱 (fever of unknown origin：FUO) をわけて考える。FWSの原因は感染症が最多であるのに対し，日本におけるFUOの原因調査では，

表1 | 発熱の病歴聴取のポイント

確認事項		症状	考えられる疾患
熱　型*		稽留熱（変動がほとんどなく発熱が持続）	重症肺炎，粟粒結核，髄膜炎，脳炎，腸チフス
		弛張熱（変動があるが平熱にはならない）	化膿性疾患（敗血症，腎盂腎炎など），若年性特発性関節炎，腫瘍熱，結核，悪性リンパ腫
		間欠熱（変動があり平熱になる）	ウイルス性疾患，弛張熱をきたす疾患に解熱剤を使用したとき，感染性心内膜炎，マラリアの発熱期，心房粘液腫
		持続する微熱，身体所見，血液検査異常なし	詐熱
随伴症状		徐脈	チフス，薬物熱（以上，比較的徐脈）リウマチ熱，ライム病，心筋炎，感染性心内膜炎
		経口摂取不良	ヘルペス歯肉口内炎，ヘルパンギーナ，手足口病
		耳を触る	急性中耳炎，乳様突起炎
		発汗，暑がり，頸部痛	亜急性甲状腺炎
		嘔気・嘔吐	消化器疾患（感染性胃腸炎，急性虫垂炎など），尿路感染症，溶連菌感染症，心筋炎 ▶Link Ⅱ-6 嘔吐，Ⅲ-7 嘔吐，下痢
		腹痛，下痢	腸管感染症，腹腔内膿瘍，炎症性腸疾患，猫ひっかき病
		下肢痛・骨痛	白血病，骨髄炎
リスク因子	既往歴	周産期歴（特に早産，抗菌薬使用歴，黄疸）	乳児早期の重症細菌感染症
		先天性疾患（特に免疫不全をきたす疾患，無脾症を合併する心疾患）	重症細菌感染症
		歯科治療歴	感染性心内膜炎，歯性膿瘍
		手術歴	術後膿瘍形成
		扁桃炎の既往	リウマチ熱

次頁へつづく

確認事項		症 状	考えられる疾患
リスク因子	生活歴	虫，動物（ペット）との接触歴	蚊・ハエ・ダニ媒介疾患，サルモネラ症（特にカメや爬虫類との接触），猫ひっかき病
		食事歴（生肉，生魚，貝類，殺菌されていないミルク）	細菌性腸炎，トキソプラズマ症，A型肝炎
		渡航歴	輸入感染症（腸チフス，マラリア，デング熱など）
	家族歴	同様の繰り返す発熱	周期性発熱症候群
薬 剤		薬剤服用歴	薬物熱〔予防接種（特に小児用肺炎球菌結合型ワクチン，麻疹ワクチン），抗菌薬（βラクタム系，ミノサイクリン），健康食品，漢方薬なども忘れずに〕，抗菌薬などの不十分な治療
		解熱剤に反応なし	炎症以外の原因（尿崩症など）

＊：かつては診断において重要視されてきたが，抗菌薬や解熱剤で修飾される現代では，診断的意義は乏しいとも言われる。丁寧に経過を追うことが大切である。

　最終診断はリウマチ性疾患が最も多く（54％），ついで感染症（23％），腫瘍性疾患（8％）の順であったことが報告されている[1]）。

身体所見の手順

全身を診るべし！
ここでは特に注意すべきポイントを**表2**，**3**にまとめた。

表2 | 頭頸部の身体所見のポイント

注意すべきポイント		考えられる疾患
リンパ節腫脹 ▶Link Ⅳ-2 リンパ節	前頸部	溶連菌感染症，川崎病
	耳介後部	風疹
	後頸部	亜急性壊死性リンパ節炎，アデノウイルス感染症，EBウイルスやサイトメガロウイルス感染症による単核球症（顎下部，前頸部，耳介後部や，鼠径，腋窩にみられることも）
	圧痛を伴う1箇所のみ	化膿性リンパ節炎（ただし川崎病でも集簇し一塊となっているため，同様の所見に見えるときがある。鑑別にはエコーが有用[2]）猫ひっかき病（腋窩が多いが，約1/4は頸部にみられる）
眼 ▶Link Ⅳ-4 眼	結膜充血	川崎病，アデノウイルス感染症
唾液腺	耳下腺，顎下腺腫脹	ムンプス，反復性耳下腺炎
口腔内 ▶Link Ⅳ-6 口，咽頭	水疱，アフタ，びらん	ヘルパンギーナ，手足口病，ヘルペス歯肉口内炎，水痘，PFAPA
	歯肉の充血，腫脹	ヘルペス歯肉口内炎
	軟口蓋の発赤，点状出血	溶連菌感染症
	滲出性扁桃炎	線状：アデノウイルス感染症 斑状：溶連菌感染症，EBウイルス感染症，PFAPA
	いちご舌	溶連菌感染症，川崎病
	永山斑	突発性発疹（ただし，LR＋2.2，LR－0.8と有用性はわずか）[3]
	Koplik斑	麻疹
	Stensen管開口部の発赤，浮腫	ムンプス
耳	鼓膜の発赤・膨隆，鼓膜穿孔を伴う耳漏	急性中耳炎（穿孔を起こしているにもかかわらず解熱していない場合には，菌血症を起こしていることがある）
	耳介後部の発赤・腫脹，耳介の聳立	乳様突起炎

表3 | 胸腹部・泌尿・生殖器・皮膚・四肢の身体所見のポイント

	注意すべきポイント	考えられる疾患
胸部	継続性ラ音	肺炎，気管支炎
	心雑音（特に新たに発生したもの）	感染性心内膜炎
腹部	肝脾腫	EBウイルス感染症，サイトメガロウイルス感染症，悪性腫瘍
	腫瘤	悪性腫瘍
臀部	肛門周囲の発赤・腫脹，肛門からの瘻孔	肛門周囲膿瘍
泌尿・生殖器	子宮頸部圧痛	付属器炎
皮膚 ▶Link Ⅳ-1 皮膚，髪の毛	皮疹	麻疹，風疹，若年性特発性関節炎，薬物熱
	多形滲出性紅斑	マイコプラズマ感染症，単純ヘルペスウイルス感染症
	結節性紅斑	溶連菌感染症，サルモネラ，エルシニア など
	手掌・足底の紅斑，BCG接種部位の再発赤	川崎病
	黄疸	伝染性単核球症 など
	局所の発赤・腫脹・熱感	蜂窩織炎（眼瞼の場合はHib，肺炎球菌による菌血症の場合がある）
	紫斑	髄膜炎菌感染症
	ばら疹	腸チフス
	刺し口	ダニ媒介疾患
四肢，関節	関節の熱感・発赤・腫脹・可動域制限	若年性特発性関節炎，化膿性関節炎など
	硬性浮腫	川崎病
	Osler結節，Janeway病変	感染性心内膜炎

● 臨床経験からの一言

川崎病の除外

　5日間以上持続する発熱＋残りの川崎病の主要症状（「両側眼球結膜の充血」「口唇，口腔所見」「不定形発疹」「四肢末端の変化」「非化膿性頸部リンパ節腫脹」）が2つ以上あれば，必ず採血および心エコーを行い，不全型川崎病を除外していくこと。

　川崎病の診断は主要症状の数合わせではなく，不全型＝軽症例ではない。特徴的な所見である，粘膜症状に注目することが早期診断の鍵である。

　発熱以外の主要症状ごとに鑑別すべき疾患とそのポイントを**表4**[4)5)]に示す。

表4　川崎病の主要症状ごとの鑑別すべき疾患とそのポイント

主要症状	鑑別のポイント	鑑別すべき疾患
眼球結膜充血	・必ず両側 ・眼脂はみられない ・大～小のすべての血管が拡張し，全体がピンク～赤色に充血するが，血管を互いに区別できる ・時にぶどう膜炎を合併 ・耳前リンパ節の腫脹圧痛を認めない	アデノウイルス感染症，麻疹
口唇・口腔所見	・扁桃の白苔付着はみられない ・口腔内にびらんや潰瘍を形成しない	溶連菌感染症，Stevens-Johnson症候群，EBウイルス感染症
不定形発疹	・典型的には多形滲出性紅斑様 ・皮膚，粘膜移行部に現れやすい ・数時間で消失することもある ・水疱や痂皮形成はみられない ・BCG接種部位の再発赤は特異的であるが，単独では主要症状とはしない	蕁麻疹，麻疹，EBウイルス感染症，エルシニア感染症，Stevens-Johnson症候群
四肢末端の変化	（急性期） ・手足の硬性浮腫だけでなく，掌蹠や指趾先端の紅斑にも注目する （回復期） ・膜様落屑も必ず確認する	（回復期） 溶連菌感染症，エルシニア感染症
頸部リンパ節腫脹	・拇指頭大（1.5cm）以上の大きさを有意とするが，回復期に縮小するものは有意としてよい ・化膿はしない ・同部の皮膚の発赤を認めることがある	化膿性リンパ節炎，EBウイルス感染症，亜急性壊死性リンパ節炎

（文献4，5を元に作成）

冠動脈瘤の合併頻度は7病日以降（特に9病日）に急激に高くなるので，それまでに診断→治療へともっていくようにする．なお，心エコーでは冠動脈径の測定による動脈瘤の有無を確認することが重要であり，冠動脈周囲の輝度上昇は参考程度にとどめる（エコー輝度は客観的な評価が困難であり，偽陽性が多いため）[6]．なお，冠動脈径を解熱後と比較することも重要である．

文献

1) Kasai K, et al：National survey of childhood febrile illness cases with fever of unknown origin in Japan. Pediatr Int 53：421-425, 2011.
2) Tashiro N, et al：Ultrasonographic evaluation of cervical lymph nodes in Kawasaki disease. Pediatrics 109：E77-7, 2002.
3) 鈴江純史：私の工夫―デジタルカメラで咽頭写真を撮ってみませんか．外来小児 9：75-77, 2006.
4) 鮎澤 衛：「診断の手引き」に基づいた診断法．川崎病の基本（川崎富作，監）．協和企画, 2015, p31-38.
5) 川崎病（MCLS, 小児急性熱性皮膚粘膜リンパ節症候群）診断の手引き（厚生労働省川崎病研究班作成改訂5版）[http://www.jskd.jp/info/pdf/tebiki.pdf]
6) Yu JJ, et al：Perivascular brightness of coronary arteries in Kawasaki disease. J Pediatr 159：454-457, 2011.

（牟田広実）

Ⅲ 昼の症候学

2 発疹

H&Pの3原則

- 発疹は見ただけでは診断に近づかない！
- 予防接種歴を必ずチェックしよう！
- 全身の皮膚を観察しよう！

Must Rule Out

① 麻疹，風疹
② 重症アレルギー
③ 川崎病

H&Pのツボ

　「ぶつぶつが出てきた」を主訴に受診した患児の病歴の多くは保護者から取ることになるが，目の前にいる患児にも時折視線を合わせてみる。緊張している子はじっとこちらを見ていることも多い。患児が最も信頼する親から病歴を取りながら合わせる目線は，患児本人が安心感を得るきっかけになる。

【診　察】

　患児や保護者が認識する部位以外にも新たに発疹が出現していることがよくあるので，必ず全身を観察する。幼児期以降であれば，目線の高さに合わせて「おてて見せてね」とまず自分の手を見せてみる。患児の手に触れ，少しずつ慣れてきたら，保護者に服を脱がせてもらうとよい。

【カルテ記載】

発疹は皮膚（図1）に現れる病変の「総称」であり，紅斑，紫斑，色素斑，白斑，丘疹，結節，水疱，膿疱，嚢腫，膨疹などが含まれる。よって，「発疹が散在している」とカルテ記載することは，何も表現していないことと同じである。写真がなくても人に伝わるカルテ記載を目指す（表1）。

表1 | 発疹のカルテ記載

種類			
	平坦	紅斑	・血管拡張，充血により生じる紅色の斑 ・圧迫で退色する ・丘疹，水疱，膿疱などの周囲にみられる紅斑は紅暈という
		紫斑	・皮下出血により生じる ・圧迫で退色しない ・直径2mm以下を点状出血，10〜30mmを斑状出血，それ以上をびまん性出血[1]または血腫[2]と表現する
		色素斑	・物質が沈着することで生じる皮膚の色調変化 ・沈着する部位（深さ）で色が異なる
		白斑	・メラニンが消失することで生じる白色の斑
	隆起	丘疹	・直径10mm未満 ・表皮の増殖，真皮の浮腫や炎症で生じる ・小水疱を有する漿液性丘疹と，水疱を伴わない充実性丘疹がある
		結節	・直径10〜20mm ・浮腫，炎症，肉芽種性変化で生じる ・30mm以上のものは腫瘤
		水疱	・5mm以上のものは水疱，それ以下のものは小水疱 ・被膜に張りがないものは弛緩性水疱，被膜が厚く緊張しているものは緊張性水疱
		膿疱	・水疱の内容が膿性で，白色または黄色
		膨疹	・皮膚の限局性浮腫 ・短時間で消失する
	陥凹	びらん	・表皮基底層（図1）にとどまった表皮剥離 ・水疱や膿疱が破れたあとに形成される
		潰瘍	・真皮から皮下組織（図1）に達する組織欠損 ・瘢痕を残す
数	単発，多発		
形状	円形，楕円形，多角形，不整形，地図状，線状，環状，蛇行状		

次頁へつづく

大きさ	mmやcmなどの数値で記載
表　面	扁平隆起，ドーム状，半球状，有茎状，表面の臍窩の有無
質	平滑，粗糙，疣状，乳頭状，凹凸状，苔癬化，乾性，湿性，滲出性，易出血性，落屑性，結痂性，びらん性，潰瘍化など
色　調	具体的に記載
硬　度	軟，硬，もろい，緊張性，弾性，波動性など
分　布	限局性，播種性，集簇性，局面形成，びまん性，遠心性，列序性など

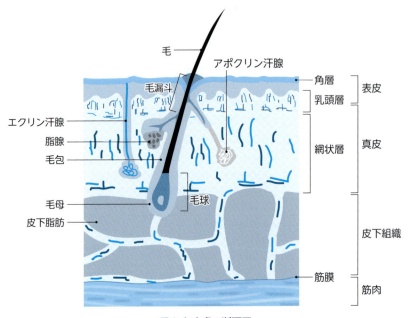

図1 ｜ 皮膚の断面図

【病歴聴取・身体所見】

①紅　斑

　病歴の特徴を**表2**に挙げたが，いずれもヒントにはなるものの絶対的なものではない。大切なのは，ただ何となく病歴聴取をするのではなく，診断するためにこれを聴くのだと意識することである。多くの情報を整理し，診断に近づける。

表2 | 紅斑の病歴聴取

項目	何を診て何を聴くか？	何を考えて？
皮疹	広がり方	体幹：麻疹，風疹，突発性発疹 頸部から始まる：溶連菌感染症 傷から広がる：toxic shock syndrome（TSS）
	発熱との関連	発熱と同時：溶連菌感染症，川崎病 解熱後：突発性発疹（解熱前に発疹が出現することもある） 二峰性発熱時：麻疹
	痒みや痛みを伴うか	痒み：溶連菌感染症 痛み：toxic shock syndrome（TSS）
	色素沈着を残すか	麻疹
随伴症状	頸部リンパ節腫脹	麻疹，風疹，溶連菌感染症，川崎病
渡航歴	国・地域	麻疹・デング熱は国外からの持ち込みが多い
接触歴	蚊に刺されたか 蚊対策をとっていたか	蚊に刺されてから3〜14日後：デング熱
周囲流行		麻疹，風疹
年齢		溶連菌感染症は3歳以上で多い 突発性発疹は乳児期に多い
ワクチン	MRワクチン	ワクチン未接種で感染リスクが高い：麻疹，風疹（ワクチンを接種しても5％は罹患する可能性があり，修飾麻疹の形式を取る）
季節		春季：伝染性紅斑 傾向はあるものの鑑別にはなりにくい
アレルギー	受診前の経口摂取 薬物使用	アレルギーの初期症状

　Must Rule Outの麻疹や風疹は，MRワクチンの定期接種により実際に患児を目にすることは少なくなった。しかし，いないわけではない。診たことがない若手小児科医は，麻疹や風疹を診たことがある先輩医師に話を聞くようにする。

　身体所見で注意したいのは緊急性のあるアナフィラキシーである。PAT（pediatric assessment triangle）不良，気道狭窄音があれば紅斑がアナフィラキシーの初期症状として出現しているととらえ，迅速な対応が必要となる（**表3**）。

表3 | 紅斑の身体所見

部 位	詳 細	疾 患
頭 部	眼球結膜	結膜充血：川崎病 眼脂を伴う結膜充血：麻疹
	気 道	狭窄音：アレルギー 鼻汁・咳嗽：麻疹（カタル症状）
	口腔内	Koplik斑：麻疹 いちご舌：川崎病 軟口蓋の点状出血：溶連菌感染症 Forchheimer spot：風疹 永山斑：突発性発疹 扁桃炎：溶連菌感染症，EBウイルス感染症，アデノウイルス感染症
	口	口唇充血：川崎病 口唇の出血を伴うびらん：Stevens-Johnson症候群 口囲蒼白：溶連菌感染症
頸 部	リンパ節	頸部リンパ節腫脹：川崎病，EBウイルス感染症 耳介後部リンパ節腫脹：風疹
腹 部	肝脾腫	EBウイルス感染症
四 肢	BCG痕の発赤	川崎病

　麻疹のKoplik斑は1回解熱し，また発熱する（二峰性発熱）ときに，わずか数日のみ観察できる所見である．疑ったとき，否定したいときにしっかり診てみよう．

②水　疱

　2014年より水痘ワクチン2回接種が定期接種となり，水痘患者は減ってきているが，流行することもまだ多く，2014年9月から開始されたサーベイランスでは，2015年4月末までの7カ月間の入院水痘報告例は0歳と1歳が最多で各8.2％を占めた[3]．病歴と身体所見から水痘を診断することが，罹患時は自宅で過ごすなどの対策を経て地域での感染拡大を最小限に抑えることにつながるため，その診断意義は大きい．また，1歳未満で水痘に罹患すると，幼児期から学童期早期にかけて帯状疱疹を発症しやすく，小児科医としてワクチン接種前のこどもを守るためにも，適切な時期に適切な回数，ワクチン接種することを推奨したい．

表4 | 水疱の病歴聴取

項　目	何を診て何を聴くか？	何を考えて？
皮　疹	広がり方	体幹：水痘（時間経過で広がる） 局所にとどまる，境界明瞭：接触皮膚炎
	痒みや痛みを伴うか	痒み：水痘，Stevens-Johnson症候群 痛み：壊死性筋膜炎，帯状疱疹
	出現と消退	口唇ヘルペス
随伴症状	発熱	あまり鑑別にはならないかもしれない
	咽頭痛・嚥下痛 （ごはんを食べたがるかどうか）	手足口病
周囲流行	集団保育，きょうだい	水痘の潜伏期間は10〜21日
	出産前の母の水痘罹患	新生児期の重症化のリスクが高い
年　齢		手足口病は幼児期に多い
基礎疾患	アトピー性皮膚炎	ヘルペス性湿疹（カポジ水痘様発疹症）
ワクチン	水痘ワクチン	2回接種でリスクは低下する
季　節		手足口病は夏〜秋，水痘は季節問わず

　水疱について，病歴の特徴を表4に挙げた．水痘や手足口病は集団保育や家族内での接触があることが多いため，必ず問診でチェックしよう．

　身体所見で注意したいのは，水痘は，1回ワクチン接種後の罹患は軽症のことが多く，所見も非典型的になりやすいことである．迷った場合には翌日もう一度診察してみる．時間経過で広がる，ステージが異なる水疱が散在する，痂皮化を確認することで，診断に確信を持てることがある（表5）．

【疾患別の発疹の特徴】

　表6に，小児にみられる発疹の特徴を挙げた．表7には，感染症の潜伏期間と発疹の出現時期をまとめた．

表5 水疱の身体所見

部位	詳細	疾患
全身		アトピー性皮膚炎：ヘルペス性湿疹（カポジ水痘様発疹症），伝染性軟属腫のリスク
頭部	毛髪の生え際	水疱形成：水痘
	口腔内	水疱形成：手足口病
	口	口唇から全周性に広がる：ヘルペス性湿疹（カポジ水痘様発疹症）
体幹	全体	紅斑，丘疹，水疱，痂皮が混在：水痘 片側性：帯状疱疹
	肛門周囲	水疱形成：単純ヘルペス
四肢	手掌・足底	水疱形成：手足口病

表6 小児にみられる発疹の特徴

H&P	分布	大きさ	色調	水疱	癒合傾向	色素沈着	痒み	圧迫消退
麻疹	頸部・耳後部・毛髪の生え際→顔面・頰部→体幹，四肢（必ず健常皮膚が残る）	数mm～1cm	紅色→暗紅色	なし	あり	あり	不定	あり
風疹	顔面→全身に広がる	2～5mm	淡紅色	なし	なし	なし	なし	あり
伝染性紅斑	顔面紅潮→四肢の斑状紅斑→レース状発疹	不定	りんご様	なし	あり	なし	あり	あり
突発性発疹	体幹・四肢近位部→四肢・顔	5mm前後	淡紅色	なし	不定	なし	なし	あり
溶連菌感染症	頸部→体幹・四肢（口囲蒼白）	不定	潮紅	なし	あり	なし	あり	あり
水痘	頭皮・顔面・体幹→全身（足底に出現することは稀）	1cm以下	時期による	あり	なし	一部	あり	なし
手足口病	手掌・足底・臀部	2～3mm	紅斑を伴う白っぽい水疱	あり	なし	なし	なし	なし

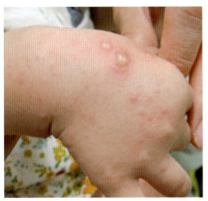
手足口病

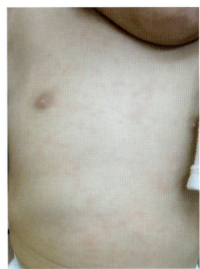
突発性発疹

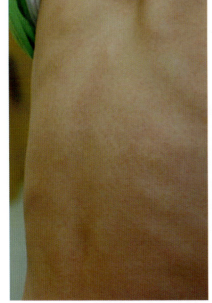
溶連菌

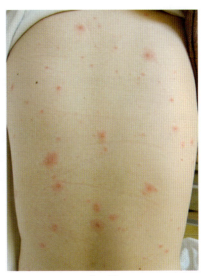
水痘

図2 | 小児にみられる主な発疹

表7 | 感染症の潜伏期間と発疹の出現時期

感染症	潜伏期間	発疹の出現時期
麻疹	7〜21日	二峰性発熱の2回目の発熱とともに出現
風疹	14〜21日	リンパ節腫脹が出現し，結膜炎や鼻汁・咳嗽とともに出現
伝染性紅斑	4〜14日（最大21日）	発熱がはっきりしないことも多い
突発性発疹	9〜10日	解熱後に出現
溶連菌感染症	2〜5日	発熱後24時間以内に，咽頭所見とほぼ同時にみられることが多い 時に解熱後しばらくしてみられることもある
水痘	10〜21日	発熱がはっきりしないことも多い
手足口病	3〜7日	発熱と同時に出現することが多い

文献

1) 冨山佳昭：紫斑の種類と病因．血栓止血の臨床―研修医のために．日血栓止血会誌 18：559-562, 2007.
2) 清水　宏：4章 発疹学「A. 原発疹」2 紫斑．あたらしい皮膚科学, 第2版. 中山書店, 2011, p59.
3) ＜速報＞水痘入院例全数報告の開始と水痘ワクチン定期接種化による効果―感染症発生動向調査より．IASR 36：143-145, 2015.

〔参　考〕
- 清水　宏：あたらしい皮膚科学, 第2版. 中山書店, 2011.
- David W, et al：Red Book 2015―Report of the Committee on Infectious Diseases. American Academy of Pediatrics, 2015.

（磯貝美穂子）

3 痛み総論

昼の症候学

H&Pの3原則

- こどもの痛みは年齢が低ければ低いほど，過小評価されやすい！
- 痛みの表現以外に，「不機嫌」や「わがまま」などの表現にも注意する！
- 年長になるにつれ「繰り返す痛み」がみられても，ストレスや機能性によるものと考えて「放置してよい」「詐病」「気のせい」と片づけてはならない！

Must Rule Out

腹痛，胸痛，頭痛については別項を参照。

▶Link Ⅱ-5 腹痛，Ⅲ-4 胸痛，Ⅲ-8 けいれん，失神，頭痛

【眼　痛】
①ぶどう膜炎
②眼窩蜂窩織炎
③角膜潰瘍
④結膜異物

【顔面痛】
①歯性上顎洞炎
②深頸膿瘍

H&Pのツボ

痛みは「からだの痛み」と「心理的な痛み」の2つが混在した特殊な感覚である。

【痛みの定義】

　国際疼痛学会によると「組織の実質的あるいは潜在的な傷害に結びつくか，このような傷害を表す言葉を使って述べられる不快な感覚，情動体験」と定義される。

【病歴聴取】

①新生児期
- 一般的に疼痛閾値は正期産児より早期産児のほうが低い。
- 圧覚・触覚刺激に対しても痛み刺激と同様の反応が認められる（神経が未発達なため）。

②幼児期

a) 前期（特に2歳頃まで）
- 主な痛みの表現方法は"泣く"こと。眉をひそめる，手足をばたつかせるなど，身体のすべてを使って痛みを表現するのが特徴である。
- 「痛い」「いや」など言葉で表現できるようになるが，痛みの程度や部位が本人の訴えと一致していないことが多い（「ポンポン痛い」が中耳炎の症状だったりする）。

b) 後期（特に4歳以降）
- 痛みの程度や感じ方を言語的に表現できるようになる。しかし，この時期になると痛みを我慢する行動がみられることがあるため，こどもの表情や言動の変化にも注意が必要となる。

③学童期
- 痛みの原因を，①怪我などの外科的な痛み，②内科的な痛み，③心の痛みの3つに大きくわける。それぞれの特徴を表1に示す。

④障害児
- 障害のあるこどもは痛みや苦痛を自分から伝えられないことが多い。
- 痛みや苦痛が生じていても自ら回避できないため，気づかないうちに痛みが悪化している場合がある。
- 「笑顔が減った」「表情が硬い」「いつもしている行動をしない」などの行動上の変化を無視しないことが大切である。

【身体所見】

全身を診るべし！　特に注意すべきポイントを表2に示す。

身体所見としての痛みも，成人と同じように扱わない。訴えが少なかったり，大げさだったり，泣き叫んで痛みなのかどうかわからない場合もある。コミュニケーション能力が発達途上であるこどもを診ていることを忘れてはならない。

表1 | 痛みの特徴（学童期）

怪我などの外科的な痛み	・学校生活の中で怪我は起こりやすく，保健室で応急処置を行っている ・一見，怪我のように見えたとしても，保健室はこども虐待の早期発見の場としても重要である
内科的な痛み	・恥ずかしがり屋で，なかなか表現できない場合もある ・痛む部位が外部生殖器やその付近だと羞恥心から訴えられないこともあるため，顔色や手振り，姿勢をよく観察する
心の痛み	・自己コントロール力，言語能力が未熟なため，心理的・社会的な要因が複雑に絡み合い，痛みとなって表現されることが多い ・対人関係，勉強のストレス，家族の不和など原因は様々である ・一般的には，休養や問題解決，回避による負担軽減で痛みが消失していく

表2 | 痛みの身体所見のポイント

確認項目	ポイント
バイタルサイン	・痛みがあれば通常頻脈である ・徐脈の場合，心臓疾患の除外のために心電図が必要である（痛みによる迷走神経反射のこともある） ・正常値から大きく外れた頻脈は頻脈性不整脈の可能性がある
頭頸部	・いわゆる"red eye"は結膜炎のほかに，ぶどう膜炎，強膜炎，外傷（角膜潰瘍）が含まれ，局所性疾患だけでなく，川崎病も含まれる ・強い痛みや羞明，瞳孔異常がみられる場合は眼科コンサルトが必要である

◉ 臨床経験からの一言

- 「痛い？」と聞くだけでは小児の痛みはとらえきれない。
- 「痛くない」と訴えても，それだけでは判断できない。
- （病歴が信頼できる）成人とは大きく異なる。
- 病歴と身体所見（もちろんバイタルも含む）を総合して判断する。
- 歩き方，表情を観察する。食・寝・遊ができているか？
- 親が「いつもと違う」と言えば何かがある。
- 障害児はさらに難しいが原則は同じ。訴えを丁寧に扱う。
- 感覚を研ぎ澄ます。

触診では，こどもの表情を見る，痛い部位の聴診では呼吸や腸管の音の増減や左右差を評価する，そして，触診している手で痛い部位の緊張を感じる。痛い部位を押さえると，筋肉の緊張がみられる。この際，最初は触れているかどうかわからないくらいの軟らかい触診を心がけるとこどもが安心する。いきなり強く押すと泣いてしまって正確な所見が取りにくい。視覚，聴覚，触覚を総動員して判断する。

痛みの評価

- 「痛い」という言葉を発するのは，1歳半頃からである（表3）[1]。
- 幼児期のこどもの「痛い」が本当に疼痛を表しているとは限らず，「いや」「寂しい」または「痒い」など疼痛以外の意味で表現される場合がある。
- 質問の仕方にも工夫が必要である。「痛いところはある？」と聞くと，「ない」と答えるこどもが多いのに対して，「足はどうか？」と痛みの部位を具体的に示して尋ねると「ときどき痛い」と答えることができたりする。
- 自分で痛みに対する表現ができるこどもでは，自己申告スケール（表4）[2,3]を用いて痛みの評価を行う。

表3 ｜ 年齢別の痛みの表現

年（月）齢	表　現
0～6カ月	反射的反応に怒りの要素が加わる
～1歳半	痛みを表す発声がある。状況への恐怖を示す
～2歳	「痛い」と表現できる。愛着行動を求める
～3歳	痛みに対する表現が多様化する
～5歳	痛みの特徴を表現できる。感情表現が加わる。意図的に痛みを訴える
～7歳	認知的方法で対処しようとする
～10歳	痛みの原因を話すことができる
11歳～	痛みの意味を話すことができる

（文献1より引用）

表4 | 自己申告スケール

視覚的アナログスケール (visual analog scale : VAS)

- 適応：5歳以上
- 長所：信頼性，妥当性が確立されている。いろいろな場面で使える
- 短所：スケールの間隔とこどもの感じる痛みの感覚が異なる可能性がある

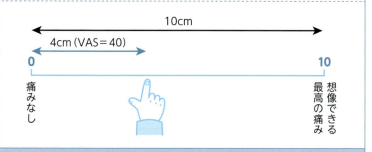

フェイススケール (face scale)

- 適応：6〜8歳（米国小児科学会では4歳以上としている）
- 長所：信頼性が確立している。痛みの強さを表現する顔や間隔に一貫性がある
- 短所：妥当性の研究がまだ完全ではない。年少児は笑っている顔を選びたがる

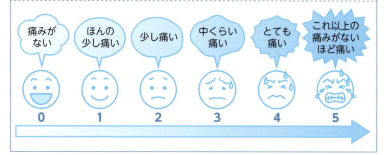

（文献2，3を元に作成）

文献

1) 笹木 忍：子どもの身体的痛みの評価と対応．小児看護 34：949-957, 2011.
2) 日本小児心身医学会，編：くり返す子どもの痛みの理解と対応ガイドライン　日本小児心身医学会ガイドライン集．南江堂, 2009, p154-155.
3) 宮本信也：痛みの心理学　NEW MOOK 小児科9 小児の痛み（二瓶健次，編）．金原出版, 1996, p23-24.

（茂木恒俊）

4 胸痛

H&Pの3原則

- 痛みの性状や出現パターン，随伴症状を詳細に聴取することが鑑別のために非常に重要！
- 胸痛の原因のほとんどは特発性・筋骨格系のものであるが，中には心疾患などの迅速対応が求められるものがあり，見逃すと致死率が高いものがある。十分な鑑別を！
- 「胸痛＝心疾患」という心配で受診する患児・保護者が多い。十分な問診・診察の後にしっかりとした説明を心がけよう！

Must Rule Out

【心血管系】
① 急性心筋梗塞・虚血（川崎病に伴うもの）
② 急性大動脈解離（Marfan症候群）
③ 僧帽弁逸脱症
④ 心筋炎
⑤ 不整脈（Brugada症候群など）
⑥ 肺塞栓

【消化管系】
① 食道異物

【呼吸器系】
① 気管支喘息
② 自然気胸
③ 肺　炎
④ 気管支異物
⑤ 縦隔気腫

【皮膚・筋骨格系】
① 肋骨骨折
② 帯状疱疹

H&Pのツボ

　小児の外来において胸痛を主訴とするのは，全体のおよそ1％前後との報告が多く，頭痛や腹痛に比べると少ない．胸痛を主訴としうる年齢は4歳以降で，平均年齢は12〜14歳と思春期が最も多い[1]．

　胸痛を主訴とするもので最も多いのは特発性（器質的疾患のないもの）40〜50％，ついで心因性20〜30％，筋骨格系20％とされており，ほとんどが緊急性がなく重症度も高くはない．しかし，呼吸器系10％，心血管系5〜10％の中には見逃すと致死率の高いものがあるため，詳細な問診や診察が必要である[2]．

【病歴聴取】

　病歴聴取のポイントを**表1**に示す．胸痛を訴える小児で，特に緊急を要するような心疾患や呼吸器疾患を呈するときには，やはり全身状態も悪化していることが多く，ぱっと見の見た目やバイタルサインに気をつけたい．

　心疾患がある可能性は非常に低いが，あった場合のダメージが非常に大きいため，**表2**[3,4]に示すRed Flagsを参考にしたい．胸痛における鑑別疾患を**表3**[5,6]に示す．

【身体所見】

①バイタルサイン

　特に呼吸数は普段から測る習慣をつけておこう．SpO_2がよくても呼吸数が多い場合には，本人が頑張って呼吸をすることでよいSpO_2を維持している．そのため悪い状態が続けば，いずれ呼吸筋疲労でSpO_2が下がってくるので，注意が必要である．

②視　診

　皮膚に発疹や水疱，打撲痕などがないかを丁寧に観察する．肩呼吸をしていないか，陥没呼吸がないかなど，見ようと思って見ないと見落としてしまうので注意したい．帯状疱疹は，痛みが先行して水疱が後から出てくることもあるため，痛みの局在がどのように分布しているかを把握することは大事である．

　肋軟骨炎は，痛みの場所が第2〜5胸肋関節に一致して局在しており，圧迫などで痛みを誘発することができる．体動や深呼吸でも痛みが増強する．中でも

表1 | 胸痛の病歴聴取のポイント

確認項目	症状	鑑別疾患
発症様式	突然発症で症状持続	管（血管や気道）の閉塞や破裂のことが多い。急性心筋梗塞や急性大動脈解離，気道異物，気胸
発症状況（増悪・寛解因子）	運動時	循環器系，呼吸器系との関連を示唆
	圧迫したり触ると痛い	帯状疱疹などの皮膚疾患，肋骨骨折（介達痛を含む），肋軟骨炎
	呼吸との関連	胸膜炎，肋骨骨折，肋軟骨炎など，呼吸器疾患過換気症候群のこともある
	食事との関連	胃・十二指腸潰瘍，胃食道逆流症（GERD）
痛みの局在	ある	一番痛む場所を指で指してもらう。骨折などTietze症候群：第2〜5肋胸関節に1〜4cmの腫脹を伴う痛み
随伴症状	バイタルサイン・全身状態の悪化	心血管系，呼吸器系など致死的な疾患（心筋虚血，急性心不全，重症感染症，肺炎，気道異物など）
	皮膚の発疹	帯状疱疹
	発汗，嘔気，顔色不良	心筋虚血
	発熱	感染症（肺炎，気管支炎，心筋炎など）
既往歴		最近の打撲の既往，川崎病，先天性心疾患，手術歴など

表2 | 胸痛のうち心疾患の可能性が増すRed Flags

- 先天性心疾患の既往＊
- 労作に伴う失神，胸痛
- 過凝固状態，高コレステロール血症
- 家族歴：1親等以内の突然死や心筋症，QT延長症候群やBrugada症候群などの遺伝性不整脈
- 植込み型除細動器
- 膠原病
- コカインや麻薬の使用

＊：先天性心疾患の既往のみで必ずしも危険因子になるわけではないが，ほかに鑑別がなければ可能性を考えて小児循環器科医へのコンサルトを考慮する。

(文献3，4を元に作成)

表3 | 胸痛の鑑別疾患

部位	原因	鑑別疾患
胸	心原性	・急性大動脈解離 (Marfan症候群) ・川崎病 (10日〜十数年経っても生じる：既往歴確認の重要性！) ・先天性僧帽弁逸脱症 ・肥大型心筋症 (ときどき家族歴あり) ・急性心膜炎 (心膜炎のうち所見がみられる頻度：心音減弱65％, 心膜摩擦音35％)
	消化器	・食道異物 (急激な症状の出現, 流涎, 嚥下困難) ・食事により増悪がある→食道炎, 胃炎, 便秘 ・胸骨中央部の焼けるような痛み, 食事や横臥位で増悪する痛み→胃食道逆流症 (GERD)
	心因性	・過換気やストレスのかかるイベント, 抑うつ状態, 不安などで, 痛みは一般に増強される ・思春期に多くみられ, 家族歴があると発症は3倍になる
	筋骨格系	救急外来の受診者中の診断頻度：肋軟骨炎9〜22.5％, 外傷性約5％, その他の筋挫傷 (肉離れなど) 5〜15％
	特発性	precordial catch (前胸部キャッチ) 症候群 (鋭く突き刺すような突然の痛みが限局した前胸部に生じる。深呼吸で増悪し, 診察では異常なし)
	呼吸器	胸痛を訴える頻度：肺炎・喘息15％, 気胸100％ (Marfan症候群はハイリスク), 肺塞栓71％, 縦隔気腫*
	胸郭の変形	漏斗胸, 鳩胸, Marfan症候群
	乳房	思春期の乳房痛 (生理的。稀だが, 妊娠)

＊：縦隔気腫については, 典型的な3主徴である胸痛, 頸部痛, 嚥下困難がそろっていることは稀である。頸部痛が最も多く, 病歴上, 疑わしければ頸部の診察で皮下気腫などの有無にも注意する[7]。

(文献5, 6を元に作成)

● Evidence Note

胸壁痛診断の9項目[8]

　胸痛は胸壁痛, 特発性が最多である。ベルギーのERを受診した16歳未満の患者54,515人のうち, 胸痛患者は168人 (0.3％) であった。その最終診断は, 胸壁痛 (特発性を含む) 64％, 呼吸器13％, 心因性9％, 心原性5％, 外傷5％, 消化器4％であった。

　上記のうち, 咳嗽, 外傷歴, ストレスがかかる出来事, 呼吸困難, 食事に関連した痛み, 発熱, 病的な心音, 動悸, 不安, の9項目がすべて「ない」場合は, 胸壁痛の可能性が非常に高い。

Tietze症候群は，痛みの局在が第2〜3胸肋関節に腫脹を伴ってある場合がある[9]。

③ 触　診

痛みのある部位を，本人に指し示してもらいながら痛みの範囲を特定していく。圧迫で再現できるのかできないのか，皮膚所見を伴っているのか，解剖を意識しながら触診する。骨折であれば，打撲などの病歴とともに診察を行い，骨折と思われる肋骨において，骨折部分から離れたところを触診して介達痛があるかどうかを確かめる。

④ 聴　診

呼吸音，心音に関しては別項を参照（▶Link Ⅳ-9 肺，胸郭，Ⅳ-10 心臓）。胸膜炎などでは，痛みがある部分で胸膜摩擦音が聴こえる場合があり，注意して聴診してほしい。

胸痛が身体のほかの部位の症状と関連している場合もあるため，全身の診察は必須である。

文献

1) 浜田洋通，他：胸部の痛み．小児科 49：1532-1536，2008.
2) 小山晴美，他：いわゆる不定愁訴への対応―鑑別すべき疾患と対応　胸が痛い．小児内科 35：1990-1995，2003.
3) Collins SA, et al：15-minute consultation：a structured approach to the assessment of chest pain in a child. Arch Dis Child Educ Pract Ed 99：122-126, 2014.
4) Friedman KG, et al：Management of pediatric chest pain using a standardized assessment and management plan. Pediatrics 128：239-245, 2011.
5) Gokhale J, et al：Chest pain and chest wall deformity. Pediatr Clin North Am 56：49-65, 2009.
6) 曽根克彦：子どもの胸が痛いとき．小児看護 34：996-1002，2011.
7) 安部真理子，他：特発性縦隔気腫の臨床像．日児誌 116：1369-1374, 2012.
8) Massin MM, et al：Chest pain in pediatric patients presenting to an emergency department or to a cardiac clinic. Clin Pediatr (Phila) 43：231-238, 2004.
9) Ayloo A, et al：Evaluation and treatment of musculoskeletal chest pain. Prim Care 40：863-887, viii, 2013.

（一ノ瀬英史）

III 昼の症候学

5 腹痛

H&Pの3原則

- 慢性反復性腹痛の大半は心因性，機能性であるが，器質性疾患の除外が必要である！
- 器質性疾患の多くは病歴から疑う！
- 視診，聴診，打診，触診から得られる情報は多い。身体所見を大切にしよう！

Must Rule Out

① 器質性疾患（腫瘍，消化性潰瘍，膵炎など）
② 炎症性腸疾患，消化管出血
③ 鈍的外傷，腹腔内出血，こども虐待

▶Link II-5 腹痛

Next Rule Out

① 機能性便秘症
② 心因性腹痛
③ 食物アレルギー
④ 乳糖不耐症
⑤ 逆流性食道炎など，酸関連疾患

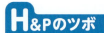

H&Pのツボ

【病歴聴取】

- 腹痛の表現は月齢，年齢によって異なる（表1）[1]。
- 外傷の有無を聴取する。軽微と思われる受傷機転でも脾破裂などをきたすことがある[2]。こども虐待の可能性に留意する。
- 年長の女児では妊娠の可能性を念頭に置く。
- 消化管出血を見逃さないよう便の性状を必ず聴取する。
- 食欲不振，悪心，嘔吐，下痢，便秘，発疹，吐血，下血など随伴症状の有無を時系列で聴取する。
- 喘息発作，肺炎，胸膜炎，てんかん，片頭痛，薬剤や金属などの誤飲，毒物による中毒，中耳炎なども腹痛の原因になる[2]。腹痛イコール腹部疾患ではないことに注意する。 ▶Link Ⅱ-5 腹痛

表1 | 年齢（月齢）別の腹痛の表現

月齢・年齢	腹痛の表現
新生児	泣き叫び，四肢を屈伸し，哺乳を拒否し，眠らず，時に発汗し，顔面蒼白となる
3カ月以降	苦悶の表情を示す
6カ月以降	泣き方によって痛みの程度，持続時間などを推測できる
1歳以降	表情と態度からどの部位が痛いかを知りうる
2歳以降	言葉で腹痛を説明できる
3歳以降	恐怖心がない限り診察に協力し，表情，態度，言葉で腹痛の様子を知りうる
学童	腹痛を自発的に説明できるが，時に作為的であったり誇張されたりする

（文献1を元に作成）

2週間以上反復する腹痛，日常生活に支障をきたすような腹痛が3カ月間に少なくとも3回以上あるものを一般に慢性反復性腹痛として扱う。慢性反復性腹痛の90％以上は心因性または機能性であるが，器質性疾患を見逃さないことが大切である（**表2**[2]）。

表2 | 慢性反復性腹痛の主な原因

月齢・年齢	2歳未満	2～6歳	6～12歳	12～15歳
よくみられる疾患	便秘 乳児コリック	便秘 臍疝痛 心因性腹痛 周期性嘔吐症	便秘 機能性反復性腹痛 心因性腹痛 過敏性腸症候群 起立性調節障害	便秘 心因性腹痛 過敏性腸症候群 起立性調節障害 月経痛
考慮すべき疾患	食物アレルギー 乳糖不耐症 腸回転異常症	食物アレルギー 乳糖不耐症 総胆管拡張症 間欠性水腎症	胃・十二指腸潰瘍 腸間膜リンパ節炎 卵巣嚢腫 上腸間膜動脈症候群 逆流性食道炎	胃・十二指腸潰瘍 卵巣嚢腫 炎症性腸疾患 上腸間膜動脈症候群 逆流性食道炎

（文献2より引用）

- 長期間にわたって心因性とされていた腹痛が実は十二指腸潰瘍だった，実は炎症性腸疾患だったという例は少なくない（**表3**）[3]。

表3 | 器質的原因を疑う病歴

① 臍から離れた部位の腹痛
② 便通の変化に関連した腹痛
③ 夜間に覚醒する腹痛
④ 繰り返す嘔吐，特に胆汁性嘔吐を伴う腹痛
⑤ 発熱，食欲不振，体重減少，関節痛など全身症状を伴う腹痛
⑥ 4歳以下

（文献3より引用）

【身体所見】

① 診察室のドアが開いた瞬間から注意深く全身状態を観察する。歩ける年齢のこどもが抱っこ，背負われる，車椅子で入室する場合は，強い腹痛があるか状態が悪いと考える。右下腹部をかばうような前屈姿勢であれば虫垂炎の可能性がある。

② 腹部を診察する前に全身を観察する。頭頸部，胸部，四肢を診察した後に腹部を診察し，口腔，咽頭，鼓膜は最後に診察するのが原則である。

- 紫斑や関節痛→IgA血管炎 (Henoch-Schönlein紫斑病：HSP)
- 結膜や皮膚に黄疸→肝胆道系の疾患
- 不自然な外傷や熱傷→虐待（虐待は発見の遅れが予後を悪化させる）

③ おむつまたは下着を脱がせて，鼠径部と陰部を診察する。精索捻転が好発する思春期の男児は羞恥心から睾丸痛を訴えないことがある。

④ 腹部の診察は視診，聴診，打診，触診の順に行う（表4）。こどもに恐怖感を与えないよう留意し，温かい手で診察する。こどもが怖がったり泣いていたりすると腹部が緊張して所見が取れなくなるので，怖がっている場合は保護者の膝の上で診察する[4]。1回の診察で十分な所見が取れないときはこどもがおとなしくなるのを待ち，何回かにわけて所見を取ることも必要である[4]。

表4 | 腹痛の視診，聴診，触診のポイント

視診	・腹部膨満および蠕動不穏の有無 ・手術既往および外傷の有無
聴診	・腸蠕動音と血管雑音の聴取 →重篤なイレウスや腹膜炎では腸蠕動は消失する
触診	・圧痛，筋性防御，腹壁緊張，反跳痛，腫瘤，便塊の有無 →痛い部位は最後に触るのが原則。こどもに痛い部位を問うのは必ずしも有用ではなく，触診しながらこどもの表情をよく観察する

【腹部の視診，聴診，打診，触診】

① 視　診

a) 腹部の呼吸性移動の観察

　一般に小児は腹式呼吸であり，腹部の呼吸性移動がみられないときは腹膜炎，

虫垂炎などの外科疾患，麻痺性イレウス，横隔膜麻痺，大量の腹水，大量の腹腔内airの存在を疑う。年長児で腹部の呼吸性移動が顕著であれば肺気腫や肺炎などの肺疾患を疑う。

b) 形状の観察

　新生児の腹部が舟状に凹んでいれば横隔膜ヘルニアの可能性がある。年長児では重度脱水や高位腸閉塞で腹部の舟状の凹みが生じる。気胸があると胸腔が膨張して相対的に腹部が舟状に見えることがある。

　腹直筋離開は健常児でも認められる。臍が腹腔側に引き込まれているときは尿膜管奇形の可能性がある。

　臍ヘルニアは2歳未満の小児にしばしば認められ，甲状腺機能低下症，Down症候群など慢性的に腹部が膨満した児に頻度が高い。

c) 腹壁の静脈の観察

　心不全，腹膜炎，下大静脈閉塞，門脈圧亢進症で拡張した静脈がみられる。

d) 腸蠕動と胃蠕動の観察

　腹部に目を近づけて光を当てると観察できる。蠕動が亢進していると消化管内容が動く影として観察され，消化管閉塞の徴候を示す場合がある。生後2カ月以下の児で胃蠕動が目視できる場合は幽門狭窄や幽門けいれんが考えられる。

② 聴　診

　聴診は打診，触診の前に行う。打診，触診で腸蠕動音が変化するためである。腸蠕動音は初期の腹膜炎や下痢，胃腸炎，腸閉塞では亢進し，麻痺性イレウスでは消失する。ネフローゼなどで腹水が貯留していると腹膜炎があっても腹部が硬くならないことがあり，腹膜炎を疑う唯一の身体所見が聴診で得られることがある。

　静脈雑音が門脈閉塞の徴候として聴取されることがあり，大動脈縮窄の児で腹部に動脈雑音が聴取される場合がある。

　血圧の高い児では腎後方にベル型聴診器を当てて腎動脈狭窄による動脈雑音の有無を確認する。

　大動脈弁閉鎖不全症では大腿動脈の聴診で「ピストル音」が聴取されることがあり (Traube徴候)，収縮期と拡張期の往復雑音が聴取されることもある (Duroziez徴候)。

③ 打　診

　聴診の次に打診を行う。鼓音が聴こえれば腹部にガスが充満している。鼓音は下部消化管の閉塞や呑気症，麻痺性イレウスなどで聴かれる。腹部が膨満しているにもかかわらず鼓音が聴こえないときは腹水貯留または腹部腫瘤を疑う。

　腹水は肝硬変など慢性肝疾患やネフローゼなどの慢性腎疾患，結核性腹膜炎，心不全，腹部リンパ瘻などで認められる。

　濁音の範囲で腫瘤の部位が推定できる。

④ 触　診

a) 圧　痛

　こどもの腹部を触診する際は診察と関係のない会話をするなどして注意をそらすことが大切である。こどもの協力が得られる場合は深呼吸をさせ，膝を屈曲させる。手に全神経を集中させ，腹部表面を愛護的に触診する。痛がる部位は最後に触診する。

　腹部は軟らかいか硬いかが重要である。硬ければ急性腹症を考える。破傷風や副甲状腺機能低下症で腹部が硬くなることがある。啼泣している場合は，吸気時に腹部がリラックスした瞬間に見分ける。

　圧痛の有無と最強点を評価する。こどもはしばしば触診部位を「痛い」と表現するが，その信憑性に疑問がある場合は大腿部などまったく無関係の部位を押して確認するとよい。

　正確な受け答えが期待できない年齢の児に対して「ここ痛い？」と尋ねては

● 圧痛の位置

- 腹部全体に均等に圧痛を認めるときは概して疾患のないことが多い。
- 下腹部に限局した圧痛→胃腸炎，便秘，腸閉塞，腹部腫瘍，メッケル憩室潰瘍，卵巣捻転，精索捻転
- 生理後の下腹部痛→骨盤内感染症のことがある。
- 右下腹部の圧痛→虫垂炎，回盲部膿瘍
- 右上腹部の圧痛→肝腫大，肝炎，胆囊炎，骨盤内感染症，腸重積
- 左上腹部の圧痛→脾腫，腸重積，脾破裂
- 心窩部の圧痛→胃腸炎，咳嗽，嘔吐，胃・十二指腸潰瘍

ならない．表情（顔をしかめないか），泣かないか，泣き声の変化がないかを観察して圧痛点を評価する．真に痛い部位を押すと瞳孔が開大する．腹痛のない児はしばしば診察時に閉眼しているのに対して，内臓痛を有する児は腹部を触診する医師の手を注視している．

b) 腫　瘤

　神経芽腫，Wilms腫瘍，重複腸管，重複膀胱，処女膜閉鎖や妊娠による子宮留血腫，子宮留水腫などは体表から腹部腫瘤を触知する．Wilms腫瘍は正中線を超えない点で神経芽腫と鑑別できるが，両側の場合があるため注意を要する．思春期前の卵巣腫瘍は悪性の可能性があるが，初潮後の卵巣腫瘍は機能性が多い．

　体表から腫瘤を触れる場合は打診で腫瘤の範囲を調べ，腫瘤の深部から双手法により触知して遊走性かどうかを確認する．肥厚性幽門狭窄症の幽門部腫瘤は嘔吐後が最も触知しやすく，季肋部，肝右葉直下に触知する．腸重積でソーセージ様腫瘤を触れる場合は右上腹部が多い．

　尿路奇形や下部脊髄病変に伴う水尿管，水腎症，膀胱腫大を腫瘤として触れることがある．

　肋骨椎骨角で腎臓を触診することがあり，腎臓の腫大は感染症，尿路先天奇形，腎臓腫瘍，腎静脈血栓症などで認められる．

> - 一部の児に内臓逆位があることに留意する．
> - 便や腹部大動脈を腹部腫瘤と見誤ることがあるので注意する．
> - 鼠径部と大腿部ではヘルニアの有無，リンパ節腫大の有無，大腿動脈拍動の有無を確認する．大腿動脈の拍動を触れないときは大動脈縮窄の可能性がある．

c) 腹壁反射

　Th7～9とTh11～12の高さで腹壁を外側より正中に向かってこすると，臍が刺激された側に動くのが腹壁反射である．初期のポリオ，多発性硬化症，中枢神経系または錐体路疾患では腹壁反射を欠く．

文献

1) 加藤英夫:小児消化器疾患の症候診断学,新小児医学大系(小林　登,他責任編集)第11巻A.中山書店,1979,p50-51.
2) 加藤英治:症状でみる子どものプライマリ・ケア.医学書院,2010,p93-138.
3) Thiessen PN : Recurrent abdominal pain. Pediatr Rev 23 : 39-46, 2002.
4) Barness LA, et al : Handbook of Pediatric Physical and Clinical Diagnosis, 8th ed. Oxford University Press, 2009, p132-139.

〔土肥直樹〕

III 昼の症候学

6 咳

H&Pの3原則

- 急性咳嗽と慢性咳嗽をわけて考えよう！
- 咳の音に耳を傾けよう！
- 咳が出るのは呼吸器疾患だけとは限らない！ 聴診所見以外の所見に注意しよう！

Must Rule Out

① 急性細気管支炎 (RSV)
② 喉頭浮腫 (アナフィラキシーなど)
③ 気道異物
④ 急性心不全 (心臓喘息)
⑤ 結　核

Next Rule Out

① 後鼻漏症候群
② 気管支喘息
③ 感冒，急性上気道炎
④ マイコプラズマ感染症
⑤ 自然気胸
⑥ 心因性咳嗽

▶Link Ⅱ-4 喘鳴

H&Pのツボ

　小児科一般外来で最も多い主訴の1つが咳嗽である。治療抵抗性である場合のみならず，眠れないなどQOLが損なわれている状態が長く続いている場合に，実際の持続期間を問わず「咳が長引いている」との主訴で受診するケースが多い。まず，急性なのか慢性なのかを確認するのは成人と同様である。

　本項では，主に日常診療で苦慮する慢性咳嗽について取り上げるが，そもそも小児の慢性咳嗽については各国のガイドラインによって定義が異なる。たとえば英国は，3～8週間続く咳嗽を遷延性咳嗽，8週間以上続く咳嗽を慢性咳嗽と定義しているが，米国胸部疾患学会は，4週間以上続く咳嗽を慢性咳嗽と定義している[1]。日本では，日本呼吸器学会が『咳嗽に関するガイドライン第2版』(2013年)[2]において「3～8週間続く咳嗽を遷延性咳嗽とし，8週間以上続くものを慢性咳嗽と定義する」とし，日本小児呼吸器学会も『小児の咳嗽診療ガイドライン』(2014年)[3]で「Changらは小児の特殊性を強調し…」と成人と異なる小児独自の定義がなされるべきとの提案があるとは前置きしつつも，確定した定義がないため，他のガイドライン同様「成人に準じた分類を採用」したと記している。実際の臨床に照らし合わせた場合，年齢ごとの差異を考慮せずにおしなべて「8週間以上を慢性」と定義することには，なお議論の余地があるように思われる。

　なお，上記の通り一定期間以上(期間の定義は別として)続く咳嗽を慢性咳嗽とするが，実際には複数の原因が時間をおいて，あるいは同時にみられている状態，すなわち「一続きに見えるいくつかの咳嗽をきたす疾患」を慢性咳嗽と認識している場合もある。その点からも，発症の時期・様子・経過を詳細に問診することが重要である。長引く咳嗽に対してのアプローチを図1に，病歴聴取のポイントを表1にまとめた。また，小児において「数週間」以上にわたり咳嗽が持続している場合の原因疾患として代表的な疾患群を以下に述べる。

【慢性咳嗽の代表的な原因疾患】

①急性上気道炎の反復

　保育園・幼稚園などの集団生活を送っている，きょうだいがいるなど感染機会が多い環境を有する児では，気道感染を反復しやすい。咳嗽は持続してい

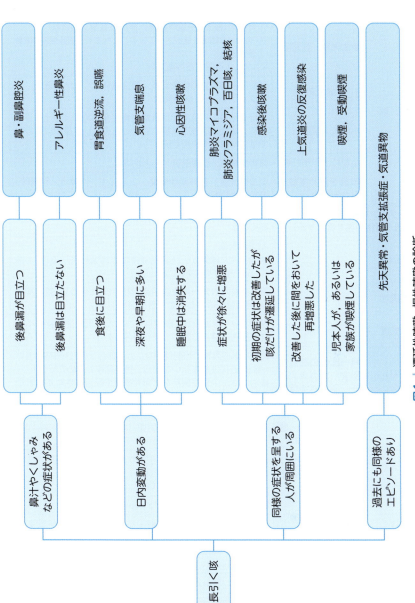

図1 遷延性咳嗽・慢性咳嗽の診断

表1 | 咳嗽の病歴聴取のポイント

確認項目		鑑別疾患
年齢	新生児期，乳児期	先天異常（喉頭・気管軟化症，声門下狭窄，血管輪） 注）普段から喘鳴を聴取されていることも多く，遷延性の咳嗽を認める RSV*による急性細気管支炎
	1〜2歳未満	RSVによる急性細気管支炎，胃食道逆流，乳幼児喘息，アナフィラキシー，気道異物
	小学校入学前	気管支喘息：初発年齢は乳幼児期に集中（80％以上）している。過去に喘息を指摘されたことのない学童期以降の児では，喘息はやや否定的
	小学校高学年以降	気管支喘息，副鼻腔炎，心因性咳嗽
	年齢を問わず認められるもの	気道感染症，後鼻漏症候群，アレルギー性鼻炎，百日咳，結核，受動喫煙
ワクチン接種歴 （母子健康手帳を確認する）		三種（四種）混合ワクチンの接種歴なし→百日咳の可能性が高くなる
内服歴		ACE阻害薬 注）副作用に咳嗽あり：心疾患を持つ児で内服していることもあるので必ず問診すること
発達歴		重症心身障害児→胃食道逆流（腹圧亢進に伴う），気道異物（好発年齢以降でも否定できない）
社会歴		喫煙：中・高生の本人喫煙はもちろん，乳幼児の長引く咳は家族内喫煙が影響している場合もある
経過	同一部位の肺炎を反復，無気肺の遷延，治療への反応が不良	背景に気道異物の可能性がないか，無症状期（臨床経験からの一言 参照）に注意を払いながら，病歴聴取を改めて行う！ 鑑別には，中葉症候群など気管狭窄や圧迫をきたす疾患がある CTなど画像検査が必要となることも多い
	突然発症。胸痛，喀痰を伴わない咳嗽	自然気胸（背の高い痩せた男児に多い）
随伴症状	胸痛，チアノーゼ，ばち状指，体重増加不良	心疾患（先天性心疾患，不整脈など），気管支拡張症，気管支肺異形成症，囊胞性線維症
	日内変動あり	気管支喘息（夜〜早朝にかけて多く，日中は比較的良好）
	鼻汁，鼻閉の有無	鼻汁，喀痰など分泌物の増加が目立つ→急性細気管支炎（RSV） ない場合→間質性肺炎，気管（支）狭窄，大血管の奇形，気道異物
	鼻すすり	副鼻腔炎，アレルギー性鼻炎
	消化器症状（嘔吐）の有無	アナフィラキシー，胃食道逆流（哺乳後に悪化しやすい）

＊：RSウイルス（respiratory syncytial virus：RSV）

> **● 臨床経験からの一言**
>
> **気道異物の「無症状期」を知る**
>
> 　病初期には，発作性に咳嗽，嘔気，（異物によっては）窒息などの症状が出現する．その後，異物が気道の特定の場所に安定すると反射が治まり，症状が一時的に消失・軽快する．これを「無症状期」と言う．その期間は数時間〜数週間と言われる．
>
> 　さらに，「無症状期」後の二次性の変化（クループ，肺炎や無気肺など）は治療に反応するため，誤嚥のエピソードには気づいても現在の症状とは無関係であると誤認しやすく，喉頭炎や肺炎と確定診断されることもある．誤嚥を疑わせるエピソードから時間が経過していても気道異物を否定できない．
>
> 　また，誤嚥した異物を吐き出しても，後日，誤嚥物がさらに吐き出されることもあり，その後も症状が持続している場合は気道異物を否定しないことが重要である．

ても，解熱後数日間の平熱期間を挟んで再び体温上昇を認めるというエピソードが典型的である．

②**後鼻漏症候群≒（成人における）upper airway cough syndrome**

　咽頭後壁の視診（鼻汁が落ちてくるのが見える）が重要である．気管支炎や気管支喘息と診断されている可能性を持つ副鼻腔炎やアレルギー性鼻炎が背景にある場合が多く，鼻腔の形態異常や腫瘍性病変，鼻腔内異物などが原因となることもある．鼻汁を吸引する，鼻汁をすすることの多い児に対しては，年齢を考慮しながら鼻汁をしっかりかむことを指導する．ただし，現時点で小児では，感染後の後鼻漏が治療可能な慢性咳嗽の原因としてはグレーゾーン（抗ヒスタミン薬を使っても咳が改善しない可能性がある）であることも知っておきたい．

　副鼻腔炎の診断については，副鼻腔の液貯留は無症状のこどもにもみられるので，画像所見だけで副鼻腔炎と診断せず，あくまで病歴と身体所見を総合して診断する．

③**心因性咳嗽**

　症状の日内変動が大きく，多くは朝に悪化する．楽しいことや運動の最中，睡眠中には改善する一方で，親，教師，医師の前では悪化する．発症初期からの経過全体をみたときに，持続はするが症状の程度が悪化も改善もしない

こtoo，ほかの疾患との鑑別点となる。咳嗽によりできなくなる活動（休部や不登校など）が多く，家庭背景として過干渉な親の存在や，児の性格が「頑固，几帳面，完璧主義，神経質」の場合もある。発症時期は5月の連休明け，2学期が多い。

④百日咳

発症初期はほかの感冒と差異がないが，しだいに乾性咳嗽が悪化し，特有の痙咳と吸気性笛声（whoop）を認めるようになる。母子免疫で獲得した百日咳抗体はわずかであり，生後2カ月でほぼ消失するとされる。ワクチンでも自然感染でも終生免疫は得られず，ワクチンで獲得された免疫も3〜5年で減衰し，12年で測定不能レベルまで低下すると言われている。特にワクチン未接種の乳児が百日咳に罹患すると無呼吸により生命が脅かされる危険性があるため，迅速かつ正確な診断が重要であるが，症状が現れる「痙咳期」には菌の培養を行っても検出率が低いなどの問題がある。このため，定点把握感染症としての報告基準は，以下の通り症状に重きを置いたものとなっている。

＜感染症法での取り扱い（2003年11月）＞

- 診断した医師の判断により，症状や所見から当該疾患が疑われ，かつ，以下の2つの基準をすべて満たすもの
  1) 2週間以上持続する咳嗽
  2) 以下のいずれかの要件のうち少なくとも1つを満たすもの
     - スタッカートやレプリーゼを伴う咳嗽反射
     - 新生児や乳児で，ほかに明らかな原因がない咳嗽後の嘔吐または無呼吸発作
     - 上記の基準は必ずしも満たさないが，診断した医師の判断により，症状や所見から当該疾患が疑われ，かつ，病原体診断や血清学的診断によって当該疾患と診断されたもの

⑤肺炎マイコプラズマ，肺炎クラミジア

a) 肺炎マイコプラズマ

年間を通じて発症するが，秋〜冬の時季が多い。全年齢層で発症しうるが，学童期以降の児に多く，学童期のきょうだいがいない乳幼児では積極的に疑いにくい。臨床経過，身体所見や血液検査，X線検査のみによる診断は困難で，流行状況などから罹患を疑う。

b) 肺炎クラミジア (肺炎クラミドフィラ) ＊

　37.8℃を超える発熱を認める例は少ない。2歳未満では肺炎クラミジアによる肺炎は稀である (新生児，乳児のクラミジア感染は C. trachomatis) とされているが，マイコプラズマ肺炎同様に，まず罹患を疑わなければ診断が難しい。無症状や軽症の場合もあり，流行状況からも疑いにくいため，診断に至っていない症例も多く存在する。適切な抗菌薬治療を行った後でも咳嗽が遷延・慢性化することがある。

＊：本書では便宜上，クラミジア属／クラミドフィラ属の総称として「クラミジア」を使用している。

⑥結　核[4]

　疫学情報センターの「結核年報」によれば，小児 (0～14歳) の新登録結核患者数は2006年以降年間100例未満で推移しており (2013年で66例)，結核性髄膜炎や粟粒結核などの重篤な症例数も非常に少数となってきた。それでも，0～2歳および中学生と2つのピークを認めて分布しており，乳幼児結核が多い。なお，BCG接種による発病予防効果については報告によるばらつきが大きく，総合すると50％と考えられている[5)6)]。したがって，BCGを接種していなければ結核である可能性は高まるが，接種していても除外できない。

　その他の特徴として，小児の結核は感染後の発病率が高く，感染後早期に発病しリンパ行性・血行性に全身に進展拡大しやすいとされる。その一方で，発病しても初期には症状がほとんどなく，症状が出現すれば重症であることが多いため，肺炎マイコプラズマや肺炎クラミジアと同様，まず罹患を疑わなければ診断は困難である。症例の半数以上は家族内感染とされており，慢性咳嗽を訴える同居する家族の有無を聴取することが重要である。全小児例の約15％を外国籍あるいは高蔓延国居住歴を有する児が占めるため，居住歴の聴取，細胞性免疫を減弱させる基礎疾患や常用薬物の使用歴も確認する。身体診察では，肺外結核として頸部リンパ節結核が多いため，頸部の診察も欠かさない！

⑦喫煙，受動喫煙

　咳嗽の多くは前述の通り感染症を背景として生じることが頻度としては高い。発熱などの感染症状を伴わない長引く咳嗽を訴える場合，患児本人あるいは同居する家族が喫煙している可能性を考慮する。受動喫煙は家族への問

診で明らかとなるが，本人の喫煙は同席者を外して問診するなどの注意が必要である。診察室の臭いにも敏感になろう（なお，感染や喘息による咳嗽が遷延する背景に喫煙が影響していることもあり，長引く咳嗽を診たときには喫煙の影響を意識するようにしよう）。

⑧**先天異常**

感染症状を伴わない咳嗽が持続・遷延する場合，喫煙と並んで意識したいのが先天奇形の可能性である。特に，症状が持続・反復する，あるいは一般的な治療を行っても改善効果が乏しい場合に一度は疑ってみる姿勢が必要である。すなわち，気管軟化症による犬吠性咳嗽や，気管支閉鎖による肺炎像の持続・反復（それも同一部位に）などである。

喉頭軟化症をはじめとする上気道病変は，吸気性喘鳴を主体とする症状を呈し，哺乳時にむせに伴って咳嗽が増悪する場合が多い。一方，気管軟化症をはじめとする下気道病変は呼気性喘鳴が主体となる（気管狭窄では吸気時・呼気時で内径の差が出にくく，呼気性喘鳴も吸気性喘鳴もみられる場合があるなど，もちろん一概には言えない）。気管軟化症の重症例では，dying spell（致死的な心肺停止発作）をきたすことがある。上気道病変・下気道病変ともに保存的加療で改善が得られない場合には，外科的治療などの積極的介入が必要となるため，正確な診断が必要である。診断にあたっては，喉頭・気管支鏡検査，胸部CT検査などが有用である。

> ● **Evidence Note**
>
> **風邪の咳は何日くらい続くの？**
> 　海外のプライマリケアにおける0〜4歳の「咳や気道感染症（クループや百日咳，肺炎，細気管支炎ではない非特異的な感染症）」の自然経過をシステマティックレビューした論文[7]では，咳のある患者は5〜8日までに49％に減少したものの，20〜21日でも10％が咳を訴えていた。また，2週間以内に皮疹や中耳炎，肺炎などの合併症をきたした症例が全体で12％あった。感染後の咳は「案外長く続く」のである。

【身体所見】

全身を診るべし！　特に注意すべきポイントを**表2**に示す。

表2 | 咳嗽の身体所見のポイント

確認項目	ポイント
バイタルサイン	・バイタルサインの異常があればすぐに対応する。呼吸数,呼吸様式,Spo₂から急性細気管支炎,肺炎,喘息発作,気道異物などの呼吸不全を,血圧,脈拍数から不整脈や心拍出量低下などを疑う。必ず年齢に応じた正常値を使うこと ▶Link Ⅰ-4 トリアージ
頭頸部	・咳の音を聴く ・鼻水が多量ではないか,鼻翼呼吸ではないか ▶Link Ⅰ-3 小児の身体所見の取り方 ・咽頭後壁の後鼻漏を診る。鼻腔内の膿性鼻汁を診る
胸部(聴診)	・呼吸音の左右差を診る。打診で左右差と過膨張を診る ・異常呼吸音を聴き分ける(呼気時,吸気時,high pitch,low pitch) ・心雑音と過剰心音を聴く

【咳の音による鑑別】

必ずしも**表3**[1]のようになるとは限らないが,よく耳を傾けることが大切である。

表3 | 咳の音による鑑別

気管支炎	初期には乾性,数日でゴロゴロした音になる
喘 息	典型的には乾性,ときどきゼイゼイする
クループ	オットセイが吠えるような音,犬吠性咳嗽
百日咳	けいれん性,息をつめるような,繰り返す咳,咳発作の間に吸気がない
肺炎クラミジア	発作性の乾性のスタッカートの咳,咳と咳の間に短い吸気がある
気管軟化症	音量が大きく,震えるような特徴的な音
心因性	乾性咳嗽でクループ様あるいは"honking"と表現されるような爆発性咳嗽。慢性に経過してくると咳払いのような咳

(文献1より改変引用)

文献

1) Chang AB, et al：Guidelines for evaluating chronic cough in pediatrics：ACCP evidence-based clinical practice guidelines. Chest 129：260S-283S, 2006.
2) 河野　茂, 他：咳嗽に関するガイドライン, 第2版. 日本呼吸器学会, 2013.
3) 日本小児呼吸器学会：小児の咳嗽診療ガイドライン. 診断と治療社, 2014.
4) 徳永　修：小児結核に関する最近の話題. 日小児科医会報 49：109-114, 2015.
5) Colditz GA, et al：Efficacy of BCG vaccine in the prevention of tuberculosis. Meta-analysis of the published literature. JAMA 271：698-702, 1994.
6) Colditz GA, et al：The efficacy of bacillus Calmette-Guérin vaccination of newborns and infants in the prevention of tuberculosis：meta-analyses of the published literature. Pediatrics 96：29-35, 1995.
7) Hay AD, et al：The natural history of acute cough in children aged 0 to 4 years in primary care：a systematic review. Br J Gen Pract 52：401-409, 2002.

〔上田宗胤〕

Ⅲ 昼の症候学

7 嘔吐, 下痢

H&Pの3原則

- 生理的な嘔吐があることを知る！
- 炎症性腸疾患と胆道閉鎖症を見逃さない！
- 体重減少は重要な脱水の評価項目！ 日頃からチェックを！

Must Rule Out

1. 嘔 吐　▶Link Ⅱ-6 嘔吐

　乳幼児では，生理的な嘔吐（溢乳，胃食道逆流，過量摂取）がある。そんな中でも，昼間に歩いて来院するこどもの中に，見逃してはいけない嘔吐がある（表1）。

表1 | 嘔吐の鑑別疾患 (Must Rule Out)

新生児～乳児期	幼児期	学童期
①髄膜炎 ②脳炎・脳症 ③頭蓋内出血 ④心不全（発作性上室性頻拍，心筋炎，先天性心疾患） ⑤嵌頓ヘルニア ⑥中腸軸捻転 ⑦Hirschsprung病 ⑧肥厚性幽門狭窄症 ⑨先天性消化管閉塞 ⑩低血糖 ⑪こども虐待	①腸重積 ②糖尿病ケトアシドーシス ③脳腫瘍 ④嵌頓ヘルニア ⑤こども虐待	①虫垂炎 ②心筋炎 ③精索捻転 ④糖尿病ケトアシドーシス ⑤脳腫瘍 ⑥こども虐待

2. 下痢

【急性の下痢（2週間以内に軽快する下痢）】（表2）

感染性胃腸炎（食中毒を含む）が大半を占める。薬剤性（抗菌薬）腸炎，過敏性腸症候群などもある。

表2 | 急性下痢の鑑別疾患（Must Rule Out）

新生児～乳児期	幼児期	学童期
①副腎器器症候群 ②全身性感染症（尿路感染症，中耳炎，肺炎など） ③新生児―乳児消化管アレルギー（通常，ミルクアレルギー）	①溶血性尿毒症症候群（HUS） ②全身性感染症 ③腸重積	①HUS ②甲状腺機能亢進症 ③急性虫垂炎

【慢性の下痢（2週間以上続く下痢）】（表3）

炎症性腸疾患（inflammatory bowel disease：IBD）を見逃さない！

表3 | 慢性下痢の鑑別疾患（Must Rule Out）

新生児～乳児期	幼児期	学童期
①新生児―乳児消化管アレルギー（通常，ミルクアレルギー） ②原発性免疫不全症候群 ③亜鉛欠乏	①炎症性腸疾患 ②便秘による遺糞（soiling） ③亜鉛欠乏	①炎症性腸疾患 ②下剤使用（背景に摂食障害など） ③糖尿病

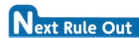

Next Rule Out

1. 嘔吐

表4に鑑別疾患を示す。

表4 | 嘔吐の鑑別疾患（Next Rule Out）

新生児～乳児期	幼児期	学童期
①胃腸炎 ②胃食道逆流 ③溢乳 ④尿路感染症 ⑤過量摂取 ⑥先天代謝異常 ⑦副腎不全 ⑧ミルクアレルギー	①胃腸炎 ②咳込み嘔吐 ③中耳炎・副鼻腔炎 ④食物アレルギー ⑤薬物（テオフィリンなど） ⑥食中毒 ⑦過量摂取	①感染性胃腸炎（食中毒含む） ②片頭痛 ③周期性嘔吐症 ④消化性潰瘍 ⑤薬物

2. 下痢

【急性下痢】

表5に鑑別疾患を示す。

表5 | 急性下痢の鑑別疾患 (Next Rule Out)

全年齢
①感染性胃腸炎 ②抗菌薬関連下痢症 ③乳糖不耐症 ④過量摂取

【慢性下痢】

表6に鑑別疾患を示す。

表6 | 慢性下痢の鑑別疾患 (Next Rule Out)

新生児〜乳児期	幼児期	学童期
①慢性非特異的下痢 ②セリアック病 ③膵内分泌異常	①好酸球性胃腸炎 ②短腸症候群（腸管切除後など） ③乳幼児非特異的下痢症（toddler diarrhea）	①過敏性腸症候群〔感染後のもの (post infectious IBS) 含む〕 ②Addison病

H&Pのツボ

1. "危険な嘔吐"を見分ける！

家族の「吐いた」という訴えを，表7に当てはめて分類する。▶Link Ⅱ-6 嘔吐

【病歴聴取】

- いつから，どのような嘔吐で，回数は何回ぐらいか，疾患を想定しながら聴取する。▶Link Ⅱ-6 嘔吐
- 昼間に歩いてきた子どもでも，気をつけなければいけないのは，「胆汁性嘔吐」「噴水状嘔吐」「けいれん・意識障害を伴う嘔吐」である。

表7 | 保護者による「主訴＝嘔吐」の分類

分類	1. 病的な嘔吐	2. 溢乳	3. 咳込み嘔吐	4. 嚥下拒否
状態	腹筋や横隔膜の強い収縮を伴って，胃内容を「オエーッ」と口や鼻腔から吐き，悪心を伴うことが多い	主に下部食道括約筋の機能異常により起こる胃から食道への逆流で，嘔吐と異なり腹筋や横隔膜の収縮を伴わず，悪心なし	咳込みや号泣に伴う嘔吐。後鼻漏や胃酸による気道刺激，肺疾患などで起こる強い咳嗽が原因であることが多い	口に食べ物を入れてみたら痛かったので出した，あるいは，のどが痛いため飲み込むのがいやで出したという状態
疾患	細菌性髄膜炎や腸重積など器質的疾患	生理的範囲のものが多い。胃食道逆流症の場合もある	肺炎，百日咳，喘息，胃食道逆流症，後鼻漏など	口内炎，扁桃炎，扁桃周囲膿瘍など
対処	原因疾患の特定	ゲップを促す	原因疾患の特定	原因治療，鎮痛薬投与
問診	「オエーッ」と吐きますか？	口から垂らすようにしていますか？	咳込んだ後ですか？	口に入れたものを出しますか？

【身体所見】

- 全身を診るべし！ ▶Link Ⅱ-6 嘔吐
- まずは脱水の程度のチェックをする（表8）[1]。
- 体重減少は，重要な脱水の評価項目である。普段から体重をチェックする癖をつけよう！
- 吐物もできる限り見て判断を。 ▶Link Ⅱ-6 嘔吐

2. "危険な下痢"を見分ける！

- 脱水の重症度を評価する！（表8参照）
- 表9の所見がみられたら要注意！

【病歴聴取】

- IBDを見逃さないために，家族歴もチェック！

表8 | 脱水に関連した症状

症 状	ほぼなし（体重減少＜3％）	軽度〜中等度（体重減少3〜9％）	重 度（体重減少＞9％）
精神状態	良好（清明）	正常，疲れている，落ち着きがない，易刺激性	無関心，傾眠，意識不明
口 渇	正常（水分を拒否することも）	口渇（飲みたがる）	飲水できない
心拍数	正常	正常〜増加	頻脈，さらに重症になると徐脈に
脈の状態	正常	正常〜弱い	弱々しい，触れない
呼 吸	正常	正常（早い）	深い
眼	正常	軽度陥没	著しく陥没
涙	出る	減少	出ない
口・舌	湿潤	乾燥	カラカラに乾燥
ツルゴール	すぐ元に戻る	2秒以内に戻る	元に戻るのに2秒以上
CRT	正常	延長	延長
末 梢	温かい	冷たい	まだら，チアノーゼ
尿 量	正常	減少	最小限

（文献1を元に作成）

表9 | 下痢のRed Flags

病 歴	身体所見
・胆汁性嘔吐を伴う ・体重減少 ・血便（緑色便も注意） ・粘液便 ・IBDの家族歴	・発熱 ・貧血 ・強い腹痛 ・腹膜刺激症状 ・腹部腫瘤

【身体所見】（表10）[2]

- 合併症のない下痢の場合，腹部全体に圧痛を認め，腸蠕動音が亢進していることが多い。
- 観便は，腸の状態を直接反映する重要な「身体所見」である。浣腸してでも便を診る。家での便を写真に撮ってきてもらうのもよい。便があれば，必ずに

表10 | 下痢を評価するための病歴聴取と身体所見

病　歴	身体所見
いつから？何回？量は？	全身状態，注意力
性状：胆汁様，血性，粘液性	体温
嘔吐（色や頻度）	心拍数
発熱	呼吸数（大呼吸はないか）
経口摂取できているか	血圧
腹部膨満	CRT
意識状態，異常運動	粘膜（舌，頬粘膜）
尿量（6時間以内の排尿は？）	大泉門陥凹，眼の陥没
肛門周囲のびらんや発赤	ツルゴール
基礎疾患	GCS
既往歴，薬歴	栄養失調の徴候
	体重減少

(文献2を元に作成)

おいも嗅ぐ。

イチゴゼリー状：腸重積全体では下痢は少ないが，腸炎での腸管浮腫を先進部として腸重積を起こす場合がある．下痢があるからといって腸重積は除外できない．

白色便：胆道閉鎖症（クリーム色，レモン色のこともあるので，便性だけで除外しない．黄疸が強めであれば超音波検査のほか，専門機関での精査を考える．診断の遅れが許されない病気である！）．母子健康手帳に入っている便色カードを使って，保護者にどの色に近かったか確認するのもよい．ロタウイルスによる腸炎の場合は，灰色と表現されることもあり，酸味の強い発酵臭があるので，一度嗅ぐと，次からにおいで診断できる．

緑色便：正常でも緑色になりうるが，血便の除外が必要．サルモネラなどによる細菌性腸炎でも緑色の便になりうる．便潜血の確認を！

● まずは正常便をみる機会を増やそう！　便をみない医者は小児科医にあらず！

Evidence & Experience

1. 炎症性腸疾患 (inflammatory bowel disease：IBD)

【潰瘍性大腸炎】[3)]

①診　断

　家族集積性がある．小児では全大腸炎型が多く，血性下痢が持続すると貧血が出現し，食思不振，倦怠感なども訴え，体重減少も認める．発熱を伴うこともあり，消化管外症状として関節炎，口内炎，結節性紅斑，壊死性膿皮症，硬化性胆管炎，自己免疫性肝炎，ぶどう膜炎，虹彩炎，血栓症，膵炎などで発症する場合もある．大腸内視鏡検査と病理所見で診断する．

②治　療

　5-アミノサリチル酸製剤，ステロイド，手術

【Crohn病】[4)]

①診　断

　IBDの家族歴を有する小児例が多い．消化管を中心とした炎症性サイトカイン産生の結果，慢性の下痢，下血，腹痛，発熱，体重減少などを呈する．腹痛は，リンパ球浸潤の強い回盲部を中心とした右下腹部が多い．難治性・易再燃性の肛門周囲膿瘍や口腔内アフタは，Crohn病の可能性を考える．約40％に発熱を認めるほか，貧血，関節痛，結節性紅斑などを呈することもあり，持続する発熱，体重減少，成長障害などで発症することも少なくない．大腸内視鏡検査と病理所見で診断する．

②治　療

　栄養療法，5-アミノサリチル酸製剤，ステロイド，手術

　以上より，IBDを念頭に置いた場合，家族歴，発熱，食思不振，体重減少，口内炎，皮膚炎（結節性紅斑），肛門周囲膿瘍などを意識して病歴・身体所見を取る！

2. 周期性嘔吐症[5]

①診　断

しつこい反復性の悪心と嘔吐発作を繰り返す。北米小児栄養消化器肝臓学会の診断基準がある(**表11**)[6]が，他疾患の除外が重要である。ときどき激しい悪心や嘔吐を伴い，時に頭痛や眼振，流涎を認め，ぐったりして最後には眠ってしまう(洗面器を抱えてぐったりしているイメージ)。患児により発作のパターンは一定しており，高頻度に血中・尿中のケトン体が上昇する。血糖値が低いこともあるのでチェックする。

②対　応

点滴を行う。

表11 | 周期性嘔吐症の診断基準

以下のすべての条件を満たしたものを周期性嘔吐症と定義する。
- 少なくとも5回の発作，あるいは6カ月以内に3回の発作
- 1時間〜10日にわたる強い悪心と嘔吐の一過性の発作であって，各発作間隔は少なくとも1週間
- 個々の患児の症状パターンは一定
- 発作中の嘔吐は1時間に4回以上，発作間隔は少なくとも1週間
- 発作の間欠期は正常に戻る
- 原因となる他疾患がない

(文献6より引用)

文　献

1) King CK, et al：Managing acute gastroenteritis among children：oral rehydration, maintenance, and nutritional therapy. MMWR Recomm Rep 52：1-16, 2003.
2) Dekate P, et al：Management of acute diarrhea in emergency room. Indian J Pediatr 80：235-246, 2013.
3) 余田　篤：潰瘍性大腸炎. 小児内科 46：560-566, 2014.
4) 大塚宜一：クローン病. 小児内科 46：555-559, 2014.
5) 鍵本聖一：嘔吐. 小児診療 76：189-195, 2013.
6) Li BU, et al：North American Society for Pediatric Gastroenterology, Hepatology, and Nutrition consensus statement on the diagnosis and management of cyclic vomiting syndrome. J Pediatr Gastroenterol Nutr 47：379-393, 2008.

(武石大輔)

III 昼の症候学

8 けいれん，失神，頭痛

H&Pの3原則

- 問診が命！ 丁寧な問診を心がけよう！
- 保護者の不安に寄り添いつつ，適切な説明と指導をしよう！
- 何でもありの「低血糖」を忘れるな！

1 けいれん

Must Rule Out

① 中枢神経感染症（髄膜炎，脳炎・脳症）
② 低血糖
③ 電解質異常（低ナトリウム血症，高ナトリウム血症，低カルシウム血症）
④ 頭蓋内出血（外傷，ビタミンK欠乏）
⑤ 先天代謝異常
⑥ こども虐待〔乳幼児揺さぶられ症候群（shaken baby syndrome）など〕

Next Rule Out（表1）

① 機能性けいれん性疾患（熱性けいれん，軽症下痢に伴う良性乳児けいれん）
② てんかん
③ けいれん性失神（起立性低血圧）
④ けいれんと間違われやすいこどもの運動
⑤ 薬剤誘発性けいれん（抗ヒスタミン薬，テオフィリン製剤）

表1 | けいれんの Next Rule Out

	頻度		けいれんと間違われやすい疾患や行動
	高	低	
新生児〜乳児	・周産期脳障害 　低酸素性虚血性脳症 ・てんかん性 　良性乳児発作(良性乳児けいれん)	・先天異常 　脳奇形，染色体異常，先天性感染症 ・先天代謝異常 ・てんかん 　早期乳児てんかん性脳症	Sandifer症候群
幼児	・機能性けいれん性疾患 　熱性けいれん 　軽症下痢に伴う良性乳児けいれん ・感染症 　脳炎・脳症，脳膿瘍 　溶血性尿毒症症候群	・先天異常 　脳奇形，染色体異常，先天性感染症 ・神経変性疾患 　白質変性症(Krabbe病，Alexander病など) ・脳血管障害 　脳梗塞，脳動脈奇形，静脈洞血栓症 ・脳腫瘍 ・先天代謝異常 ・てんかん 　West症候群，症候性局在関連てんかんなど	身震い発作 憤怒けいれん 睡眠関連行動異常 medical child abuse (代理によるミュンヒハウゼン症候群)
学童	・循環器疾患(けいれん性失神) 　起立性低血圧 ・てんかん 　中心・側頭部棘波を伴う良性小児てんかん(benign childhood epilepsy with centrotemporal spikes：BECTS)	・先天異常 　神経皮膚症候群(結節性硬化症) ・脳血管障害，もやもや病 ・神経変性疾患 　白質変性症(副腎白質ジストロフィーなど) ・脳腫瘍 ・循環器疾患(けいれん性失神) 　QT延長症候群，洞不全症候群 ・炎症性疾患 　全身性エリテマトーデス，血管炎 ・先天代謝異常 ・てんかん 　Lennox-Gastaut症候群など ・薬物中毒	心因性非てんかん性発作(偽発作) チック障害 睡眠関連行動異常 失神 不随意運動 medical child abuse

患者のマネジメント

けいれん患児の診察は，図1に沿って行う。

---

1. けいれんに対する治療

- PATやバイタルサインを用いて緊急度を把握し，迅速な介入の必要性を判断する ▶Link Ⅰ-4 トリアージ
- けいれんが持続している場合，けいれんを止めるための初療を行う
- けいれんが止まっている場合，非けいれん性の発作が持続していないか評価する ▶Link Ⅱ-3 有熱性けいれん

↓

2. けいれんの原因疾患の診断・治療

- 原因疾患特定のため詳細な病歴聴取と身体診察を行う
- 必要な迅速検体検査を初療時に提出：血糖，血算，生化学（AST，ALT，LDH，CK），電解質（Na，Ca），CRP，アンモニア，乳酸，血液ガス
  - てんかんで内服中の場合，抗てんかん薬の血中濃度を測定する！
  - 出血傾向，頭蓋内出血が疑われる場合には凝固系検査も提出する
- けいれんがコントロールできる場合，診断に至らなくても最悪のシナリオを考えた加療を開始しながら，Must Rule Out の疾患を除外していく

↓

3. 家族への対応

- わが子が目の前でけいれんするというショッキングな出来事が起こり，大きな不安を抱えて混乱していることも多いので配慮が必要である
- 初療時には必要な問診事項を的確に，かつ短時間に聴取する必要があるが，不安に寄り添う一言をかけ，落ちついた態度で接する

図1｜けいれん患児を診るときの3つの軸

ここでは大脳ニューロンの異常な発火に伴う様々な症状（意識障害や脱力など）をまとめて発作とし，中でも筋肉の異常な収縮を起こすものをけいれんとする。

> 初回のけいれんであれば，原則入院を考慮する。単純型の熱性けいれんでは施設や状況によって帰宅させることもある。帰宅させた場合も，翌日には必ず再診を指示し経過観察を行う。

H&Pのツボ

- 発症年齢：年齢によって鑑別すべき疾患が異なる！
  → 乳幼児では，発熱を伴う急性・症候性のけいれんが多い。
  → 年長児では，発熱を伴わないてんかん発作が多い。

【病歴聴取】

病歴聴取のポイントを**表2**に挙げる[1)～3)]。

【身体所見】

全身を診るべし！ 特に注意すべきポイントを**表3**に示す[1)～3)]。

けいれんやてんかんの診断は，発作型が非常に大事であり，問診の重要性が非常に高い。問診に比べると身体所見はおろそかになりがちだが，身体所見からわかる情報もあるので**表3**の鑑別を意識しながら診察する。

2 失 神

失神とは，一過性の意識消失，姿勢緊張の消失を呈し，通常2～3分で回復し，明らかな神経学的異常を残さないものである。医学的には脳血流の低下を原因とするものを指すことが多いが，一般的には低血糖，低酸素，てんかん発作などによる一過性の意識障害も含めて使用されることがある。

Must Rule Out

①不整脈（QT延長症候群，洞不全症候群，房室ブロックなど）
②先天性心疾患（肺動脈狭窄，大動脈狭窄，Fallot四徴症など）
③心筋症（心機能低下に伴う脳血流の低下）
④冠動脈疾患（川崎病後の動脈瘤）
⑤低血糖（見逃されやすいので注意する！）

表2　けいれんの病歴聴取のポイント

確認項目	鑑別疾患・ポイント
病歴	・いつから始まって，いつ終わったか？　何をしているとき？　どんな姿勢で？ 　例：昼食後に昼寝をしているとき，夕方テレビを座って見ているとき ・始まりの様子は？　気がついたきっかけは？　どこからどのように？ ・けいれんの様子は？　けいれん中の動きは？　左右差はあったか？　目はどこを向いていたか？（実際に演じてみせるとよい）→保護者の言葉で記載する* ・発作前後の意識は？　けいれんの前から意識は悪かった？（けいれん前からの意識障害は髄膜炎や脳炎・脳症などてんかん以外の可能性を疑う） ・発作が終わった後の様子は？　意識は？　麻痺は？　失禁は？
随伴症状	・発熱→髄膜炎，脳炎・脳症，熱性けいれん ・下痢→ウイルス性胃腸炎に伴うけいれん ・嘔吐→髄膜炎，脳炎・脳症，低血糖，外傷，脳腫瘍 ・白色便→胆道閉鎖症に伴うビタミンK欠乏症による頭蓋内出血
誘因となる病歴	・外傷の有無 ・疲労や寝不足，怠薬→てんかん ・ぎんなん摂取→ぎんなん中毒（4-O-methylpyridoxineによるビタミンB_6の作用阻害により発症する。5歳未満にはぎんなんは食べさせない！） ・薬物誤飲の可能性
内服薬	・抗ヒスタミン薬，テオフィリン製剤
家族歴	・きょうだいの突然死→先天代謝異常，不整脈，こども虐待 ・心疾患→不整脈 ・けいれん性疾患（熱性けいれん，てんかん）の有無 ・神経皮膚症候群 ・先天代謝異常 ・神経変性疾患
既往歴	・けいれん性疾患（熱性けいれん，てんかん）の既往 ・周産期歴（出生週数・体重，妊娠合併症，仮死，黄疸の有無） ・メナテトレノン（ケイツー®シロップ）の服用歴→ビタミンK欠乏症 ・予防接種歴〔インフルエンザ桿菌（Hib），肺炎球菌ワクチン〕→髄膜炎
成長・発達歴	・発達の遅れの有無 ・退行の有無→急性脳炎・脳症，てんかん，先天代謝異常 　※成長曲線も確認する！

＊：携帯などの動画が残っている場合がある。くり返すけいれんの場合，自宅での発作の様子を撮影してきてもらうとよい。

表3 | けいれんの身体所見のポイント

確認項目	症 状	鑑別疾患
バイタルサイン	徐脈	迷走神経反射，房室ブロック
	頻脈	発作の持続，PSVT・QT延長症候群に伴うtorsades de pointesなど血行動態不安定な頻脈性の不整脈
頭頸部	意識障害（けいれん後持続する場合）	発作の持続，髄膜炎，脳炎・脳症，低血糖など重篤な基礎疾患の存在を強く疑う
	大泉門膨隆（大泉門の縁が触知できない）▶Link Ⅳ-3 頭部，顔	髄膜炎，脳炎・脳症，頭蓋内出血，脳腫瘍，水頭症，突発性発疹，心不全（頭蓋内圧亢進，心不全徴候を疑う） ※頭蓋内圧亢進を伴う病的な大泉門膨隆では拍動の消失も伴うことが多い
	髄膜刺激徴候	・項部硬直→髄膜炎，脳炎・脳症，頭蓋内出血，脳腫瘍，重症細菌感染症 ※乳児期（特に脱水状態）では明らかでないことが多いので注意する！ ・jolt accentuation→成人では感度97.1％，特異度60.0％という報告[4]があるが，小児における有効性のデータはない ・paradoxical irritability（乳児において抱っこすると泣いてしまう徴候）→髄膜炎，脳炎・脳症，頭蓋内出血，脳腫瘍，敗血症
	顔貌，小頭，大頭	染色体異常，先天代謝異常
	眼底出血	こども虐待*〔乳幼児揺さぶられ症候群（shaken baby syndrome）〕，頭部外傷
	視神経乳頭浮腫	頭蓋内圧亢進（髄膜炎，脳炎・脳症，頭蓋内出血，脳腫瘍，水頭症）
	口腔粘膜出血	ビタミンK欠乏症，こども虐待*，重症細菌感染症
体幹・四肢	肝脾腫	ウイルス感染症，先天代謝異常，腫瘍，心不全
	カフェオレ斑，顔面の脂腺腫，血管腫	神経皮膚症候群
	皮下出血	ビタミンK欠乏症，こども虐待*，重症細菌感染症
	麻痺	Todd麻痺（通常は短時間で回復する。1日以上残る場合，ほかの鑑別も考慮する），脳梗塞（もやもや病，血管炎，心原性塞栓症などによる），頭蓋内出血，脳腫瘍

＊：疑ったら必ず眼底写真を残す（写真が撮れなければスケッチでもよい）。

Next Rule Out

① 神経心臓性（血管迷走神経反射），神経調節性（起立性調節障害）
② 状況性（咳嗽，排尿，排便，冷たい食べ物の嚥下，くしゃみなど）
③ 低酸素性（アナフィラキシーや喘息発作，異物誤飲，こども虐待など）
④ 薬剤性（血管拡張薬，抗不整脈薬，利尿薬，血糖降下薬）
⑤ てんかん
⑥ 心因性

H&Pのツボ

【病歴聴取】

病歴聴取のポイントを表4[5]に示す。来院時に症状を認めないことが多く，病歴聴取が重要である。

【身体所見】

全身を診ること！ 特に注意が必要なもののみを下記に示す。
- 心雑音，不整脈，肝腫大，チアノーゼ→心原性
- 喘鳴→心原性，咳嗽性失神，低酸素性失神

> ● Evidence Note
>
> **小児失神患者における神経疾患の頻度は？[6]**
>
> 小児において思春期までに15％の児が失神を経験する。小児の失神患者の約80％が神経調節性失神（血管迷走神経反射）で，10％がてんかんなどの神経疾患との報告がある。意識障害が遷延していたり，神経学的な巣症状を認めたりする場合には，失神ではなく，けいれん重積や中枢神経感染症を鑑別する必要がある。

表4 | 失神の病歴聴取のポイント

確認項目	症 状	鑑別疾患・ポイント
失神時の状況	運動中の失神	心原性（左冠動脈起始異常，肥大型心筋症，特発性肥大性大動脈弁下狭窄，原発性肺高血圧，重度の大動脈・肺動脈弁疾患など）
	急な起立，長時間の起立（朝礼など）によるめまいや転倒	血管迷走神経反射（長時間の立位，急な起立などで静脈還流が減少し，迷走神経が興奮することで徐脈，血圧低下をきたす），起立性調節障害（自律神経系による循環調節機構の不全による）
	激しい啼泣（乳幼児）	憤怒けいれん（1歳後半～2歳半に多い）
	激しい咳嗽	咳嗽性失神（喘息発作などで肺のコンプライアンスが低下している状態で，咳嗽により胸腔内圧が上昇し静脈還流が阻害されて意識消失が起こる）
	恐怖，ストレス，疼痛	血管迷走神経反射，過換気症候群（過換気による低二酸化炭素血症により脳血管が収縮し脳血流が減少する）
前駆症状	ふらつき，発汗，嘔気	血管迷走神経反射，起立性調節障害
	視覚異常（霧視，視野狭窄）	血管迷走神経反射，起立性調節障害
	動悸，胸痛，息切れ	心原性
随伴症状	失神後のけいれん様運動	血管迷走神経反射，心原性 ※失神：「崩れるように倒れたと思ったら，少しの間ピクピクしていた」けいれんであり，「急に手足がビクッビクッとし始めて倒れた」てんかん発作のようなけいれんとは異なる ※意識減損を繰り返す欠神てんかんでは，失神のように倒れることはない（姿勢緊張は維持される）
既往歴	過去の失神発作（繰り返す失神）	心因性，心原性
	川崎病の既往	冠動脈疾患（冠動脈瘤）
家族歴	不整脈，突然死（45歳未満）	心原性（遺伝性不整脈，家族性心筋症など）
	小児期の血管迷走神経反射	血管迷走神経反射

（文献5を元に作成）

3 頭痛

- 頭痛：眼窩中心 (外眼角) と外耳孔を結ぶ眼窩外耳孔線 (OM線) より上方の疼痛
- 顔面痛：OM線下方で耳介より前方の痛み
- 一次性頭痛：片頭痛，緊張型頭痛などの機能性頭痛 (頭痛自体が疾患になっている)[7]
- 二次性頭痛：髄膜炎，脳炎などの症候性頭痛 (原因疾患が存在する)＊

  ＊：一次性頭痛と二次性頭痛の鑑別 (SNOOP) = Systemic symptoms/signs, Systemic disease, Neurologic symptoms/signs, Onset sudden, Onset after age 40 years, Pattern change 〔文献8を参考〕

Must Rule Out

Red Flags (表5) に注意する！
① 中枢神経感染症 (髄膜炎，脳炎・脳症)
② 頭蓋内出血 (くも膜下出血など)
③ 低血糖
④ 脳腫瘍

表5 | 頭痛のRed Flags

病歴	身体所見
・急性発症 ・進行性の強い頭痛 ・これまでに経験したことのない激痛 ・頭痛のため覚醒してしまう (頭蓋内圧亢進を示唆) ・嘔吐を伴う発熱 ・けいれん ・外傷の既往	・体重減少 ・高血圧 ・意識障害 ・髄膜刺激症状 (項部硬直など) ・神経学的巣症状 ・あざ，など (こども虐待)

Next Rule Out

頭痛は非特異的な症状のため鑑別が多い (**表6**)。

表6 | 頭痛のNext Rule Out

急性 (時間〜日の単位)
急性発症の頭痛は緊急度が高く，MROに含まれるものが多い
①急性中耳炎，副鼻腔炎
②緑内障
③帯状疱疹
④CO中毒，化学物質・薬物中毒 (光化学スモッグなど)
⑤アルカローシス，アシドーシス
⑥慢性頭痛の初回発作 (片頭痛，心因性頭痛など)
⑦こども虐待
慢性 (週〜月の単位)，反復性・持続性
①片頭痛，緊張型頭痛
②脳膿瘍
③脳腫瘍，水頭症
④脳血管障害 (もやもや病など)
⑤低髄圧症候群，脳脊髄液減少症
⑥てんかん性頭痛
⑦副鼻腔炎
⑧屈折異常，眼位異常
⑨う歯
⑩睡眠障害 (睡眠時無呼吸症候群)
⑪起立性調節障害
⑫心因性頭痛
⑬抑うつ
⑭詐病

H&Pのツボ

【病歴聴取】

　頭痛の診療では問診が命！ 病歴聴取は**表7**[7,9]に則って行う。特に**表5**のRed Flagsを認める場合は，迅速な対応が求められることが多く，注意を要する。

表7 | 頭痛の病歴聴取のポイント

確認項目	症状	鑑別疾患・ポイント
発症様式	超急性	くも膜下出血（しばしば「これまでに経験したことのない頭痛」と表現される），脳出血（脳動静脈奇形や動脈瘤からの出血）
	急性	多くの二次性頭痛（特に感冒などのウイルス感染症に伴うことが多い）
	反復性の急性頭痛	片頭痛，緊張型頭痛
	慢性進行性	脳腫瘍，脳膿瘍，脳出血
	慢性非進行性	緊張型頭痛
痛みの強さ	評価が非常に難しい（救急外来を受診した小児の98％がVAS ▶Link Ⅲ-3 痛み総論：表4 にて「最悪」と評価されたという報告もある[10]）	
	痛みで目が覚める	頭蓋内圧亢進症状（脳腫瘍，脳膿瘍など頭蓋内占拠性病変） ※morning headacheは「朝の頭痛」ではなく，「朝，痛みで目が覚めてしまう頭痛」のことである。「朝起きたとき頭が痛いですか？」ではなく，「朝，頭が痛くて目が覚めますか？」と聞く
性状	ズキンズキン，脈打つ感じ	片頭痛（血管性頭痛） ※小児の片頭痛では非拍動性の傾向が強い
	頭が締めつけられるような感じ，頭重感	緊張型頭痛，頭蓋内圧亢進
前兆	閃輝暗点（眼前視野周辺がキラキラ光り，中心部分が黒くなって見えなくなる）	片頭痛 ※そのほか片頭痛の前兆として半側視野欠損，眼球運動障害，感覚・運動・言語障害などの神経巣症状を呈することがある
増悪因子	頭位変化，体位変化，くしゃみ・咳嗽などで症状が増悪	片頭痛，頭蓋内圧亢進 ※特に「横になったほうがつらい」頭痛は要注意！
増悪因子	啼泣や運動で増悪	片頭痛，もやもや病（過換気による発作）
	光，音刺激などで増悪する	片頭痛
	チョコレート，チーズの摂取などで増悪する	片頭痛
日内変動	朝に症状が強い	脳腫瘍，起立性調節障害，片頭痛
	夕方にかけて症状が強い	緊張型頭痛
頭痛の家族歴	片頭痛（40％程度に認める），緊張型頭痛（25％程度に認める）	

次頁へつづく

確認項目	症 状	鑑別疾患・ポイント
その他	繰り返す腹痛や嘔吐	片頭痛，起立性調節障害
	車酔い	片頭痛，起立性調節障害
	いびき	睡眠時無呼吸症候群
	最近の環境の変化（転校，引っ越し，両親の離婚など）	心因性

（文献7, 9を元に作成）

【身体所見】

表8[7) 9)]のポイントを意識して行う。血圧測定を必ず行う！

表8 │ 頭痛の身体所見のポイント

確認項目	所 見	鑑別疾患
バイタルサイン／身長・体重	高血圧	頭蓋内圧亢進，急性糸球体腎炎，腎血管性高血圧，褐色細胞腫
	肥満	睡眠時無呼吸症候群
頭頸部	髄膜刺激徴候（項部硬直）	中枢神経感染症（髄膜炎，脳炎など），くも膜下出血，脳腫瘍
	鼓膜発赤・腫脹	急性中耳炎
	頬部の圧痛*，後鼻漏	副鼻腔炎
	視力異常	屈折異常（近視，遠視）
	口腔内	う歯
四肢・体幹	神経学的巣症状（瞳孔の左右差や対光反射の有無，眼球の位置や運動，四肢の運動麻痺，運動失調，深部腱反射異常）	脳腫瘍，脳膿瘍，脳出血，中枢神経感染症（髄膜炎，脳炎など），片頭痛

＊：副鼻腔炎に伴う頬部の圧痛は，骨膜への炎症の波及による。

（文献7, 9を元に作成）

> ● 臨床経験からの一言
>
> 一次性頭痛を疑い帰宅させるときには，頭痛に関する記録（頭痛ダイアリー）を指示し，頭痛を認めた時間やその性状，前兆の有無，鎮痛薬の内服の有無などを記載してもらう。記録をつけることで，治療効果もみることができる。

- **診療のためのフレーム／軸**

  問診の際にいろいろな切り口のアプローチを持っておくと安心である。
  ① Red Flags の除外（表5参照）
  ② 空間的な軸（痛みの場所や性状など）＆時間的な軸（発症年齢，発症様式や時間経過など）
  ③ OPQRST アプローチ（症状に対する網羅的アプローチ）
     Onset：発症年齢（小児科特有だが重要！），発症様式
     Palliative/Provocative：寛解・増悪因子
     Quality/Quantity：症状の性質と程度
     Region/Radiation/Related symptoms：場所，放散の有無，随伴症状
     Severity：症状の強さ（VASなどを用いる）
     Timing：時間経過
  ④ 疾患（disease）＆病（illness）：こどもの頭痛診療では「頭が痛い」というこどもの訴えだけではなく，「脳の重い病気ではないか？」や「ただ単に学校を休みたいから仮病を使っているのではないか？」など保護者の解釈モデルが加わることも少なくないため，患児だけでなくそのような保護者に対する対応も重要である。

Evidence & Experience

けいれんと間違えられやすいこどもの運動[3]

【生理的なもの】

- 悪寒，戦慄：体温上昇時にみられる「ふるえ」。通常，意識障害は伴わない。
- 憤怒けいれん：チアノーゼ型＝啼泣から始まり，無呼吸，チアノーゼに至り脱力，長引くと強直もみられる。啼泣チアノーゼから始まる点がポイント。蒼白型＝不意の痛みや驚きによって，泣くことなく急に意識を失い脱力（必ず誘因があることがポイント！）。
- 自慰：乳幼児期の女児にみられる。下肢を交差伸展させて顔面が紅潮し，息を弾ませる。児はその最中覚醒しているが，反応性が低下したり，「普通でない」顔つきになる（よく専門科に「けいれん発作」として紹介される！）。
- 身震い発作：坐位獲得以後に認める，歯を食いしばり手を握りしめて全身を震わせる発作。食事中に生じることが多く，本態性振戦の家族歴を持つ場合

がある。
- 入眠時ミオクローヌス：入眠中にみられる単発性で反復しないミオクローヌス。

【異常であるが，けいれんではないもの】

- 失神
- チック障害：不随意性の運動ないしは発声。短い時間であれば自分で抑えることができる。
- 睡眠関連行動異常：夜驚症など。深睡眠期に10〜15分持続する。てんかん発作は持続が短く，浅睡眠期や覚醒時に発作を認める。
- ナルコレプシー：情動脱力発作，睡眠麻痺，入眠時幻覚，睡眠発作を主徴とする。これらの特徴的徴候がてんかん発作と診断される場合がある。鑑別に挙げることが重要。
- restless legs症候群：下肢にむずむず感があり脚を動かさずにはいられない。随意的に動きを止めることができる。
- 発作性運動誘発性ジスキネジア：静止状態から急に動き始める際に誘発される発作性の不随意運動で，10歳前後に好発する。家族歴を認めることがある。
- 心因性非てんかん性発作：偽発作とも呼ばれ女性に多いとされる。除外診断を行う。
- medical child abuse（代理によるミュンヒハウゼン症候群）：疑うことが重要である。
- Sandifer症候群：摂食後，胃食道逆流により発作的に頸部を伸展位で片側に傾ける痙性斜頸を認め，しばしば体幹のジストニアを伴う。

文 献

1) 真柄慎一, 他：けいれんを起こす疾患の鑑別診断. 小児内科 43：372-376, 2011.
2) 田中勝治, 他：けいれん・てんかん発作の診かた. 小児診療 75：801-806, 2012.
3) 鴨下重彦, 他：ベッドサイドの小児神経・発達の診かた. 南山堂, 2009, p5-6, p273-280.
4) Uchihara T, et al：Jolt accentuation of headache：the most sensitive sign of CSF pleocytosis. Headache 31：167-171, 1991.

5) Brian C, et al：Emergent evaluation of syncope in children and adolescents. UpToDate®, 2012.
6) Moodley M：Clinical approach to syncope in children. Semin Pediatr Neurol 20：12-17, 2013.
7) Lewis AB, et al：Handbook of Pediatric Physical and Clinical Diagnosis, 8th ed. Oxford University Press, 2008.
8) 国際頭痛学会：国際頭痛分類，第3版beta版．2013．(日本頭痛学会webサイトより無料でダウンロード可能 [https://www.jhsnet.org/kokusai.html])
9) 浜野晋一郎：頭が痛い，頭が重い．小児診療 70：1967-1970, 2007.
10) Burton LJ, et al：Headache etiology in a pediatric emergency department. Pediatr Emerg Care 13：1-4, 1997.

（小橋孝介）

III 昼の症候学

9 運動の異常

H&Pの3原則

- 百聞は一見にしかず！ 運動の異常は必ず自分の目で見るべし。
- 発症様式など丁寧な病歴聴取が重要！

「運動の異常」と表現されうる症状は，大きく**表1**のように分類される。こどもの示している運動の異常がどれに当たるのかを考え，その上で起こっている病態（例：感染，循環障害，腫瘍など）や局在（例：大脳，小脳，末梢神経など）を考えていく。実際の臨床では痛みのために出現する動きの異常などが多いが，ここでは（MROを除き）主に神経学的異常として失調のみかたについてまとめる。

表1 | 「運動の異常」と表現される症状

- 不随意運動（本項末尾のコラム参照）
- 失調
- けいれん
- 麻痺
- 不器用（発達障害）
- その他（整形外科的異常など）

Must Rule Out

① 化膿性関節炎 ▶Link Ⅳ-14 四肢（骨，筋，関節，脊椎）
② 骨　折 ▶Link Ⅳ-14 四肢（骨，筋，関節，脊椎）
③ 中枢神経感染症（脳炎・脳症）
④ 脳梗塞
⑤ 脳腫瘍*
⑥ こども虐待

＊：1〜12歳の85％がテント下の発症。小脳星細胞腫，脳幹部神経膠腫，上衣腫，原始外胚葉性腫瘍（髄芽腫）が多く，失調（歩行障害など）を主訴に来院する。テント上の脳腫瘍でも，25％は初診時に失調症状を呈する[1]。

失調の症状は見逃されやすい！ "ふるえ"や"歩行時のふらつき"を訴える場合は丁寧な病歴聴取と診察を！

Next Rule Out

失調症状の発症様式で鑑別すべき疾患は異なる。

①乳児期から慢性的に認める

先天奇形（Dandy-Walker症候群，Chiari奇形，小脳形成異常など），脳性麻痺

②急性に発症

薬剤性（カルバマゼピン，フェニトイン，ジアゼパム，クロナゼパムなど），急性小脳失調症（ウイルス感染後7～10日で発症し，数日～数週間で消失。体幹失調が目立つ），脳幹脳炎（失調症に脳神経障害を伴うが発症時は失調のみのこともある），優性反復性失調症（イオンチャネル異常による），小児良性発作性めまい症〔成人の良性発作性頭位めまい症（BPPV）とはまったく別の疾患で，幼児に多い。片頭痛の家族歴など病歴聴取が重要〕，転換性障害（心因性）

③緩徐に発症し進行性

脳腫瘍，遺伝性失調症〔Friedreich失調症（日本では稀）など〕，神経皮膚疾患（毛細血管拡張性運動失調）

④緩徐に発症し定常的

薬物性〔フェニトイン（不可逆性の小脳萎縮をきたす）〕，代謝異常症（Hartnup病，Refsum病など）

H&Pのツボ

診察時に認めない運動の異常を訴えるときには，必ず動画を撮影してもらい，実際の動きを確認する。保護者の言葉だけで説明された動きの異常について実際に動画を見てみると，診察する医師の考えていた動きの異常と異なっていたということがしばしばある。

【病歴聴取】

表2のポイントを意識して行う。

失調は，その局在から大きく後索型（後索障害などによって姿勢感覚などが障害されている），小脳型（小脳だけでなく神経路に関連する視床や前頭葉の病変でも起こる）にわけられる。 ▶Link Ⅳ-15 神経

失調を疑う訴えには，以下のようなものがある。

- 物を取るときに手がふるえる。
- 坐位が不安定になった。
- 歩行中にふらつく，転びやすくなった。
- 平地では普通に歩けるが，階段を下りるのができなくなった（失調では階段を下りるのが苦手，筋力低下では階段を上るのが苦手なことが多い）
- 立ち上がるのを怖がってしなくなった，立っているときに必ず何かにつかまっているようになった（立位が不安定で怖いため）。
- 字や絵が下手になった，ボタンがかけられなくなった，食べ物をよくこぼすようになった。
- 呂律が回らなくなった，しゃべり方がおかしくなった。

表2 | 運動の異常の病歴聴取のポイント

確認項目	症 状	鑑別疾患・ポイント
熱 型	先行感染	急性小脳失調症[*1]，Miller Fisher症候群
	繰り返す感染（副鼻腔炎など）	毛細血管拡張性運動失調[*2]
	外傷	脳震盪後症候群[*3]，こども虐待
	失調をきたしうる内服薬	薬剤性
家族歴	片頭痛	小児良性発作性めまい症
	同様の失調症状	優性反復性失調症（周期性失調症）
既往歴	予防接種歴	急性小脳失調症，Miller Fisher症候群

[*1]：発症時の失調症状が最大で，数日後から徐々に軽快し3週間〜5カ月で回復する。水痘罹患後に多かったが，近年はワクチン接種の普及に伴い減少。
[*2]：特徴的な眼球結膜や顔面の血管拡張の出現は4〜6歳と遅く，幼児期は失調のみが症状であることがあり注意を要する（繰り返す感染症，特徴的な検査所見（IgA/IgE/IgG低値，AFP高値）など）。
[*3]：軽微な外傷に伴うこともある。乳児では失調のみが症状のことが多く，幼児期には頭痛やめまいを訴えることもある。

【身体所見】

小脳失調をみる[2] (表3)。

①指鼻試験

腕を側方に伸ばしておいて,自分の鼻を触れさせる。

②鼻指鼻試験

鼻指鼻と自分の鼻を交互に触れさせる。

③膝踵試験

一方の踵を対側の膝に載せ,下腿の骨梁に沿って下ろさせる*1。

→測定障害(目標物に向かうが行きすぎてしまい動揺する)

→動揺〔目標物にまっすぐ向かえず2〜3回(多くても4〜5回)揺れ動く〕

→振戦*2〔目標物に達しても認める律動性,規則性の振幅の小さい交互反復運動で,姿勢時振戦と呼ぶ(体幹失調と同義)〕

*1:指先の動きに注目する! 閉眼のほうがより症状がはっきりする。
*2:企図振戦は小脳系のみでは説明がしがたく,錐体外路系の関与が想定されているため,小脳性の振戦と同義ではない。

④Romberg試験

小脳失調では,開閉眼で差異はなく,転倒することはない(Romberg試験陰性)。閉眼で動揺が増し転倒するのは脊髄失調(Romberg試験陽性)。

表3 | 協調運動の検査と検査可能な年齢

指鼻試験 (finger-nose test)	(6〜)7歳以降
鼻指鼻試験 (nose-finger-nose test)	(6〜)7歳以降
踵膝試験 (heel-knee test)	(6〜)7歳以降
変換運動検査 (diadochokinesis)	(6〜)8歳以後完全に可能
Romberg試験	(5〜)6歳以降*
片足立ち	6歳以降

*:開眼でふらつくのは3歳以降で異常。3〜4歳以降検査は可能だが,異常であるとの意味づけは(5〜)6歳以降。

⑤筋緊張低下

　小脳失調における筋緊張低下の特徴として，伸展性に変化を認めず，被動性のみが亢進する。

⑥乳幼児の失調症状

手指の運動：物をつまませる，検者がおもちゃを持って渡すなど。

歩行の様子：身体や下肢の動揺を診る。年長児では走らせる。

　乳幼児では失調症状が見落とされることが多く，筋緊張低下のみが症状となることが多い。

文献

1) 鳥取大学医学部脳神経小児科，監訳：フェニチェル臨床小児神経学―徴候と症状からのアプローチ，原著第7版，日本語版．診断と治療社，2015，p241-263．
2) 坂本吉正：小児神経診断学．金原出版，1978．

（小橋孝介）

不随意運動の症状と病巣

不随意運動の症状と病巣について，下表に示す。

不随意運動	症　状	病　巣
ミオクローヌス	急速に起こる瞬間的な筋収縮。同じ筋に反復して起こりやすい	大脳皮質，脳幹，脊髄
振戦	律動的で連続的な往復振動運動。①静止時振戦，②姿勢時振戦および動作時振戦，③企図振戦にわけられる	①黒質，線条体 ②小脳半球 ③上小脳脚
舞踏運動	急激に起こる小さく比較的速い不規則（非律動的）な短い運動。同じ筋に反復することなく，振幅も一定しない。四肢遠位部に多い。精神的緊張や随意運動で増悪	尾状核±淡蒼球
アテトーゼ	不規則で緩慢，非律動的な運動。四肢遠位部に多い。感覚刺激，精神的緊張や随意運動で増悪	淡蒼球，被殻，視床，脳幹
舞踏アテトーゼ	舞踏運動とアテトーゼが混ざった動きで，舞踏運動よりは緩徐だがアテトーゼよりは速い	尾状核±被殻
バリスム	突然始まる上肢または下肢を付け根から振り回す，投げ出すような激しい動き。四肢近位部に強い	視床下核（ルイ体）
チック障害	顔面，頸部，肩，上肢，眼球などに目立ち，突発的，情動的に繰り返される急激な運動。起こっている最中もほかの動きを妨げず，短時間であれば自分で止めることができる。睡眠中は認めない	未定

（文献1を元に作成）

文献
1) 佐々木征行，他編著：国立精神・神経医療研究センター小児神経科診断・治療マニュアル，改訂第3版. 診断と治療社, 2015, p54.

昼の症候学

10 発達の遅れ

H&Pの3原則

- 発達には個人差があることを意識して診療しよう！
- 母子健康手帳は情報の宝庫！ 必ず確認しよう！
- こども虐待を見逃すな！

1 運動の発達の遅れ

運動発達は2つにわけて考える（図1）。

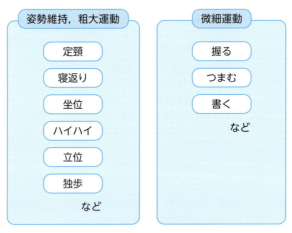

図1 | 運動発達の分類

Must Rule Out

① 脳性麻痺
② 筋疾患（先天性筋ジストロフィー，ミオパチー，脊髄性筋萎縮症）
③ 精神発達遅滞
④ 先天性股関節脱臼（発育性股関節形成不全）
⑤ こども虐待

Next Rule Out

① 内分泌疾患：甲状腺機能低下症など
② 染色体異常症：21-トリソミー，Prader-Willi症候群など
③ 代謝異常症：ミトコンドリア病，有機酸代謝異常症，ライソゾーム病など
④ 神経皮膚症候群：Sturge-Weber症候群，神経線維腫症，結節性硬化症，伊藤白斑など

H&Pのツボ

【病歴聴取】

病歴聴取のポイントを**表1**に示す。

表1 | 運動発達の遅れの病歴聴取のポイント

確認項目	症　状	鑑別疾患・ポイント
発達歴（マイルストーンの獲得月齢を確認する）		正常でも必ずカルテに記載する
周産期歴	新生児仮死	脳性麻痺：胎生期から周産期脳障害のうち運動症状を持つものの集合を指すため，様々な背景疾患を持つ[*1]
	胎動微弱，羊水過多・過少，フロッピーインファント[*2]	脊髄性筋萎縮症，福山型先天性筋ジストロフィー，ミオチュブラーミオパチー
家族歴（筋疾患，先天代謝異常などは家族歴を有することが多い）	常染色体劣性[*3]	脊髄性筋萎縮症，福山型先天性筋ジストロフィー，ネマリンミオパチー（先天性ミオパチーで最多）など
	常染色体優性（両親のどちらかが罹患者）	先天性筋強直性ジストロフィー[*4]，ネマリンミオパチー，セントラルコア病[*5] ※先天性筋強直性ジストロフィーの顔貌→斧様顔貌，前頭部の脱毛
社会歴	若年親，未婚母，母子健康手帳の未記載が目立つ，検診未受診，予防接種未接種など	こども虐待[*6]

*1：脳室周囲白質軟化症，低酸素性虚血性脳症，中大脳動脈梗塞，境界領域梗塞病変など．
*2：フロッピーインファントでは，背臥位で蛙肢位，四肢の自発運動・抗重力運動の乏しさを認め，腹臥位では頭部を挙上できない．引き起こしではhead lagを認める．垂直抱きではloose shoulderを認める．水平抱きでは頭部が挙上せず逆U字徴候（inverse U）を認める．坐位では上体が前屈して下肢の上に載ってしまう2つ折れ現象（double folding）を認める．上肢を内側に引くと肘は正中を超え，上肢が下顎の下に入り，頸に巻きつくスカーフ徴候を認める．背臥位で足を持って踵を耳に直接つけることができる踵耳徴候（heal to ear）を認める．
　フロッピーインファントでは，7カ月になっても頭を上げたり坐位獲得ができない場合，70％は中枢神経障害（脳性麻痺），15％は遺伝性神経筋疾患であるが，15％は最終的に緩徐ながら正常の発達をするとの報告もある[1]．
*3：きょうだいの発症を認めるが親子の発症は認めない．
*4：親の診断がついていない場合があり，こどもの診断をきっかけに親の診断がつくことも少なくない．
*5：悪性高熱症を引き起こすリアノジン受容体異常のため，親の麻酔によるミオグロビン尿症や腎不全などの家族歴を確認する．
*6：こども虐待かどうかの判断ではなく支援が必要かどうかを考え，必要であれば支援につなげる．

●発達は個人差が大きい

運動発達指標の獲得は個人差があり,発達の遅れを評価するにあたり,各マイルストーンについて,その正常範囲を挙げておく(**表2**)[2]。
運動発達の遅れを主訴に来院するこどもの多くは,その成長とともに発達もキャッチアップすることが多い(いわゆるnormal variant*)が,その中に隠れているMust Rule Outを早期に発見し対応することが重要である。

*シャフリングベビー,良性筋緊張低下症(筋力低下や腱反射の異常や知的面の遅れを認めず,運動発達面でも徐々に発達していく。「良性」とは結果的にキャッチアップした一群であり,一部,筋力低下が進行しミオパチーの診断がつくこともある)など。

表2 正常運動発達

マイルストーン	獲得月/年齢(割合)
定頸(引き起こしで45°を超えて頭がついてきて,坐位の形でも維持できる)	4カ月(90%)
坐位保持(支持なしで,手をつかずに背を伸ばして座れる)	6〜7カ月(50%) 7〜8カ月(80%) 8〜9カ月(90%)
寝返り(仰向けからうつぶせ,うつぶせから仰向けの両方ができる)	6〜7カ月(95%)
ずり這い(腹這い,腹臥位の姿勢でずって這う)または四つ這い(手と膝で這う)	9カ月(90%)
立位保持	1歳(90%)
独歩	1歳6カ月(99%)

(文献2を元に作成)

【身体所見】

身体所見を取る際のポイントを**表3**[3)4)]に挙げる。

表3 | 運動発達の遅れの身体所見のポイント

確認項目		所 見	鑑別疾患
頭 部		頭囲の計測	大頭，小頭 ▶Link Ⅳ-3 頭部，顔
視 診			診断に必要不可欠！（**表4**[5)]参照）
姿勢と運動	背臥位	下肢の蛙肢位	フロッピーインファント（筋疾患，脊髄性筋萎縮症など）
		下肢の伸展，下肢交差，内反尖足	脳性麻痺
		上肢前腕回内	末梢神経障害
	腹臥位	早期から頭部を背屈できる	脳性麻痺
		頭部を挙上しない	フロッピーインファント
	運動	重力に抗して四肢，特に大腿や上腕などの近位筋を動かせない（足底を刺激して逃避反応の力や抗重力運動を確認）	筋疾患
		Gowers徴候（自力で立位が可能なこどもで，立ち上がるときに臀部をまず上げて，膝に手を当ててから立つ）	筋疾患（近位筋優位の筋力低下）
その他		舌の筋線維束性攣縮，手指振戦	脊髄性筋萎縮症
		ミオトニア（拳を力いっぱい握った後でパッと開くのが遅延する→把握ミオトニア，打腱器で拇指球筋や舌を叩打した後に筋収縮が持続する→叩打ミオトニア）	筋強直性ジストロフィー ※6歳以降に出現する→疑ったら，問診で家族歴がなくても，親にミオトニアがないか確認しよう！

(文献3, 4を元に作成)

表4 | 目で見てわかる運動発達遅延の原因

身体所見	診断
眼裂挙上，鞍鼻，耳介低位，丸顔	Down症候群
前額突出，顔面中央部の低形成，大頭，四肢短縮	軟骨無形成症
大頭，落陽現象	水頭症
濃くて繋がった眉，小頭症	de Lange症候群
老人様顔貌	Cockayne症候群
大頭，眉毛斜下，眼球離解，大きい手足	Sotos症候群
アーモンド様眼裂，小さい手足（先細りの指）外陰部低形成，極端な筋力低下	Prader-Willi症候群
ガルゴイリズム*（厚い口唇，腫れぼったい眼瞼，眉間突出など）	ムコ多糖症（Hurler病，Hunter症候群）
ミオパチー顔貌（開口，逆V字型の上口唇，乏しい表情）	先天性筋強直性ジストロフィー
カフェオレ斑	神経線維腫症
脱色素斑	結節性硬化症，伊藤白斑
顔面血管腫	Sturge-Weber症候群

＊：乳幼児期にははっきりしないことも多いため，その他の特徴的な臨床所見から疑うことが大切．

（文献5より引用）

2 言葉の遅れ　▶Link Ⅳ-5 耳，鼻，副鼻腔

言葉の発達評価には3つの側面がある（図2）。言葉の遅れで受診するこどもの多くは「表出」の遅れを主訴とするが，残り2つの側面にも遅れがあるのかどうかによって，その後の対応は大きく異なる。

運動発達と同様に言語発達にも個人差があり，発達の遅れを評価するにあたり，各マイルストーンの正常範囲を挙げておく（表5）[1]。

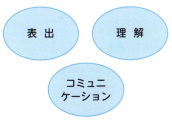

図2 | 言葉の発達評価の側面

表5 | 正常言語発達

マイルストーン	獲得年齢（割合）
単語2つ	1歳2カ月～3カ月（約80％） 1歳4カ月～5カ月（98％）
二語文	2歳4カ月（87％） 3歳（98％以上）
姓と名が言える	3歳1カ月～2カ月（94％）
簡単な命令を理解する（「新聞持ってきて」）	1歳5カ月（92％）

言語理解や対人関係も併せて評価する！　　　　　　　　　　　　　　　　（文献1より引用）

Must Rule Out

①難聴：伝音性難聴，感音性難聴〔出生1/1,000人が中等度異常の両側聴覚障害をきたすと言われている（意外に多い！）〕 ▶Link Ⅳ-5耳，鼻，副鼻腔
②精神発達遅滞（中等度以上の精神発達遅滞では運動発達も遅れる）
③広汎性発達障害
④口蓋裂（難聴を伴うことがある）
⑤こども虐待

Next Rule Out

①環境要因：不適切な言語環境（DVDやテレビなどメディアへの長時間の曝露，虐待など）
②表出性言語発達遅滞（理解はできているのに表出のみが遅い）
③特発性言語発達遅滞（言語発達以外の遅れは認めない）
④構音障害（口蓋裂以外）：中枢性の構音障害（傍シルビウス裂症候群など）
⑤後天性失語症：脳腫瘍，脳血管障害，外傷など

● 言語を獲得するための必要条件

下記のうちいずれかに問題があると言葉の発達が遅れる。
①正常な聴力
②認知機能の発達
③情緒，社会性の発達
④適切な言語環境
⑤発声発語器官（口腔器官）の正常な形態

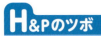

【病歴聴取】

病歴聴取のポイントを**表6**[3)4)]に示す。

表6 | 言葉の遅れの病歴聴取のポイント

確認項目	症状	鑑別疾患・ポイント
現病歴	呼んでも返事をしない，聞き返しをする，テレビの音が小さいと聞こえない，ジェスチャーを加えないと言葉が伝わらない	難聴
	呼んでも返事をしないが，特定の音には敏感に反応する（好きなテレビが始まると飛んでくるなど）	自閉症スペクトラム障害，精神遅滞
	家では普通に受け答えができるのに，特定の場所ではまったく反応がない	場面緘黙：単に言葉を発しないものから，行動の停止まで幅がある。有病率は18/10,000人と，比較的稀で女児に多い
	メディア曝露時間（2時間以上）	環境要因
	小児期に発症する後天性失語と脳波異常	後天性てんかん性失語（Landau-Kleffner症候群）
既往歴	中耳炎の既往	難聴
	流行性耳下腺炎の既往	ムンプス難聴
	耳毒性薬剤の使用歴	難聴
	染色体異常症（21-トリソミー，Turner症候群）	難聴：耳管機能が悪いため中耳炎が難治化しやすい。10歳代後半より進行性の難聴を認める
出生歴	周産期の異常（先天性感染症，新生児仮死，低出生体重，新生児黄疸）	難聴のリスク
家族歴	難聴	• Alport症候群（感音難聴を伴う遺伝性進行性腎炎） • Waardenburg症候群（虹彩異色などの虹彩，皮膚，毛髪の色素異常を伴う） • Jervell-Lange Nielsen症候群（先天性QT延長症候群を伴う）
	シングルマザー／ファザー，若年親，経済的困窮など	こども虐待

（文献3，4を元に作成）

【身体所見】

全身を診ること！ 特に注意が必要なもののみを下記に示す。

① **発達の評価**
- 運動発達など全般の遅れを伴う→精神発達遅滞，広汎性発達障害
- 言語以外の発達の遅れなし→特発性言語発達遅滞，口蓋裂など構音障害をきたすもの
- 社会性の遅れを伴う→自閉症スペクトラム障害，こども虐待

② **咽頭所見**
- 口蓋垂裂→粘膜下口蓋裂を疑う（明らかな口蓋裂は見逃されないが，粘膜下口蓋裂は，疑って診察する必要がある。診断に迷う場合は，鼻腔から光を入れると軟口蓋中央線部の透光性が高いことで診断できる）

③ **大きな音への反応（背後で突然手を叩くなど）**
- 反応がなければ難聴の可能性がある

> ● 難聴はいち早く耳鼻科医に紹介すること！
> 発達の遅れの場合，多くは成長発達の経過を観察していくことになる。しかしながら，言葉の遅れに関しては，難聴が疑われれば早期に耳鼻科へ紹介する。

● Evidence Note

"のどちんこ"に注目！

のどちんこ＝口蓋垂が割れている「口蓋垂裂」は比較的多い。日本ではその定義によっても異なるが3〜10％の頻度とされている[6]。この割れたのどちんこを「正常亜型」と放っておくなかれ！ 口蓋垂裂の3〜14％に耳鼻科的介入が必要な粘膜下口蓋裂を伴うことが知られており，診断のきっかけとなる重要な身体所見である[7]。また，口蓋垂裂には粘膜下口蓋裂がなくとも耳管機能障害，鼻咽腔閉鎖機能不全や開鼻声などの鼻咽腔の機能異常を伴うことが多いことがわかっている[7]。

口蓋垂裂を診たら，「正常亜型」と簡単に言わず，軟口蓋の所見を確認したり，声や発音に注意したりしてみよう。

文献

1) 諸岡啓一：健診・検査後の対応とその評価―乳幼児健診　言語発達の診かた．小児臨 59：721-730，2006．
2) 鈴木保宏：内科的問題―運動発達の遅れを認める児の診かた．小児診療 67：890-894，2004．
3) 鴨下重彦，他：ベッドサイドの小児神経・発達の診かた，改訂3版．南山堂，2009，p55-125．
4) Gerald MF：Clinical Pediatric Neurology：A Signs and Symptoms Approach, 6th ed. Saunders, 2009, p119-152.
5) 佐々木征行，他：国立精神・神経センター小児神経科診断・治療マニュアル，改訂第3版．診断と治療社，2015，p11．
6) 滝沢きよみ：口腔内微小奇形に関する臨床統計的研究：唇・顎・口蓋裂との関連を含めて．新潟歯会誌 11：29-44，1981．
7) Shprintzen RJ, et al：Morphologic significance of bifid uvula. Pediatrics 75：553-561，1985．

〔参　考〕

- 斎藤加代子，他：問題点と対応―運動発達の遅れ．小児診療 70：439-445，2007．

（小橋孝介）

III 昼の症候学

11 尿の異常

H&Pの3原則

- 機能的異常が多いが，背景にある器質的異常を見逃さない！
- 児の羞恥心に配慮した診察を心がける！
- 主訴が腎泌尿器系の症状でも他臓器疾患の症状や家族歴，既往歴を聴取する！

Must Rule Out

① ネフローゼ症候群
② 溶血性尿毒症症候群 (HUS)
③ 急性糸球体腎炎

H&Pのツボ

尿の異常の訴えとしては，次のような内容が中心となる。どのようなことに困っているかをまず明確にし，生活にどの程度の影響を及ぼしているのかを確認する。
① 健診や学校検尿で指摘された尿そのものの異常 (蛋白尿や血尿)
② 尿の出方の問題 (夜尿症や，おしっこが出ないという訴え)
③ 尿そのものの異常 (色や臭いなど) を保護者が感じたもの

1. 蛋白尿，血尿

日本では集団検尿が普及しており，健診や学校検尿などにより無症候性の血尿や蛋白尿が発見されることが多い。その一方で，ネフローゼ症候群や急

性糸球体腎炎など浮腫を主訴に医療機関を受診して血尿・蛋白尿が発見される場合や，発熱など別の主訴で受診した際の検査で偶然発見される場合もある。3歳児検尿の結果も含め過去の検尿歴を確認する。併せて，今回の検査値異常が偽陽性の可能性がないかの評価も必要である。生活制限が不要な蛋白尿・血尿としては以下の病態が知られている。

【蛋白尿】

① 起立性蛋白尿：来院時の随時尿では蛋白陽性でありながら早朝尿では陰性となる。起立前弯負荷試験を行い，診断を確定させる。
② 熱性蛋白尿：高熱時に一時的に蛋白尿が出現し，解熱とともに消失する。尿検査実施時に発熱していなかったかを確認する。
③ 混入：中間尿による検査であっても，粘液・膿・精液・膣分泌物などの混入による偽陽性の可能性もある。

【血尿】

① 行軍血色素尿症：横紋筋融解や微小血管障害を呈するような激しい運動の後にヘモグロビン尿を示すことがあるため，運動歴の聴取が必要である。
② 非糸球体性血尿：尿路結石症，腫瘍（腎のみならず膀胱の可能性も），水腎症，嚢胞性腎疾患，ナットクラッカー現象（やせ形の思春期の児に多い）などがあり，各々の可能性についての検索（主に腹部超音波検査）も必要である。
③ 混入：女児においては経血の混入は頻度が高い。

　集団検尿，並びにその結果より行われる精密検診の最大の目的は，慢性腎不全に移行する可能性のある（慢性）腎臓病の児を発見し治療につなげることである。したがって，再現性の有無を確認するとともに，全身状態の悪化・浮腫・高血圧の有無は必ず確認しよう。特に，尿所見を伴うこどもに高血圧を認めた場合は，進行した腎炎・腎血管性高血圧・腎実質性高血圧・腎不全などの可能性があり，早急な対応が必要である。

　浮腫・血圧上昇・腎機能異常を認めなかった場合の対応について，血尿＋蛋白尿，血尿単独，蛋白尿単独の各ケースにわけて以下に記す。

【浮腫・血圧上昇・腎機能異常を認めない場合の対応】

①血尿＋蛋白尿合併群

　IgA腎症をはじめとする慢性糸球体腎炎，並びに腎炎性ネフローゼ症候群などが含まれる群であり，60％以上が慢性腎炎とまで言われている。早朝第一尿を用いての反復検尿（連続3日間や週1回を2〜3回など）により再現性を確認し，再現性があれば血尿の有無にかかわらず糸球体性蛋白尿の可能性が増すため専門医／専門施設へ紹介し腎生検を検討する（血尿＋蛋白尿合併例は基本的に腎生検の適応である）。

②蛋白尿単独群

　まったくの無症候であっても再現性があり，尿蛋白量が高度であれば糸球体腎炎やネフローゼ症候群の可能性がある。また再現性はあるものの尿蛋白量が軽微な場合は，先天性低分子蛋白尿（Dent病）など尿細管性の可能性もあるため，β_2-ミクログロブリン測定は必ず行う。

　早朝尿，随時尿ともに再現性がなければ次年度の集団検尿まで経過観察でよい。

③血尿単独群

　血尿単独であってもやはり再現性の確認が必要である。顕微鏡的血尿を常に認めるようであれば，尿中赤血球の形態を確認し，糸球体由来か非糸球体由来かを鑑別する。糸球体性血尿では，血尿のみの家族歴であれば菲薄基底膜病を疑い（家族性良性血尿），腎不全や若年性難聴の家族歴があればAlport症候群を疑う。両者はいずれもⅣ型コラーゲンに異常をきたす遺伝性疾患であることが判明しており，同じスペクトラムにある疾患と考えられている。Alport症候群は病初期には血尿が唯一の所見であることが多い。蛋白尿は病勢の進行とともに増加しネフローゼ症候群を呈することもある。神経性難聴や網膜・角膜・水晶体病変を認めることもあるため，眼科や耳鼻咽喉科との連携も重要である。

【病歴聴取】

　溶連菌感染後急性糸球体腎炎は，溶連菌感染後1〜3週（上気道感染）あるいは2〜3週（皮膚感染）以上の潜伏期間を経て出現する。感染症と同時に肉眼的血尿が出現した場合は，IgA腎症の可能性のほうが高い。

表1 | 血尿の病歴聴取のポイント

確認項目	症状	鑑別疾患
前駆症状	1〜2週間前の溶連菌咽頭炎，3〜4週間前の伝染性膿痂疹	(溶連菌感染後)急性糸球体腎炎：血清C3低値
	感冒に引き続くコーラ色の尿	IgA腎症
	典型的には1カ月以内(数日前〜4カ月前)の紫斑，腹痛，関節痛	紫斑病性腎炎
	過度の運動	運動性血尿や行軍血色素尿症
	外傷	外傷性血尿
随伴症状	眼瞼周囲の浮腫，全身倦怠感，頭痛，高血圧，乏尿	急性糸球体腎炎など
	関節痛や発熱，全身倦怠感，浮腫，蝶形紅斑，日光過敏症	ループス腎炎：抗2本鎖DNA抗体陽性
	排尿痛，頻尿，発熱	尿路感染
	排尿時痛や頻尿などの膀胱刺激症状とともに肉眼的血尿	出血性膀胱炎(アデノウイルス)
	粘膜出血，関節内血腫，紫斑など	出血性疾患の部分症状としての血尿
家族歴	尿路結石	高カルシウム尿症
	血尿	家族性良性血尿
	若年難聴，腎不全	Alport症候群
	多発性嚢胞腎	多発性嚢胞腎

前述のAlport症候群/菲薄基底膜病も遺伝性を有するが，それに限らず，膠原病の家族歴があればループス腎炎の可能性が高まるし，日本人に最も多い慢性糸球体腎炎であるIgA腎症が家族性にみられることもあるため，詳細な家族歴の聴取も重要である(表1)。

2. 夜尿症，遺尿症(表2)

夜尿症(日本における定義は明確ではない)は，「ある一定の年齢(海外では5歳，日本では小学校入学以降)を過ぎて，週に2〜3回以上の頻度で，少なくとも3カ月以上の期間において夜間睡眠中の尿失禁を認めるもの」と考える。機能的なもの(一次性)か器質的なもの(二次性)かを評価することが非常に重要である。その鑑別にあたっては，以下の点に注目して病歴と身体所見を取り

表2 | 夜尿症，遺尿症の病歴聴取のポイント

確認項目	症状	鑑別疾患・ポイント
食生活	味の濃い食事を摂る回数が多い→水分を多く摂りがち	多飲による多尿のリスクとなる→夜は味の濃い食事は控え，カフェインは摂らず，寝る前の水分摂取を制限することを指導する
	カフェインを含んでいるお茶や，紅茶，コーラを習慣的に飲んでいる	
	夕方から寝る前までの飲水量が多くないか？	
排泄	頑固な便秘はないか？	便秘による膀胱容量減少（表4参照）
	排尿時，勢いよく一気に出るか？	下部尿路の通過障害
	（女児で）少量の尿失禁が常にみられることはないか？	尿道腟瘻などの尿管異所開口
既往歴，家族歴	尿路感染を以前に起こしたことがないか？	尿路奇形
	両親に患児と同年齢の頃に夜尿症がなかったか？尿崩症の家族歴はないか？	遺伝性尿崩症

にいく。

【病歴聴取】

- 発症時期とおむつが外れた時期を確認する。成長期になってから失禁や夜尿症が悪化する場合は，潜在性二分脊椎（脊髄係留症候群）の可能性がある。
- 排尿を我慢できずに失禁するのか，知らないうちに失禁しているのか，笑ったときなど特定のときに失禁するのかなど，尿失禁の状態を確認する。夜尿症，昼間遺尿症はともに基礎疾患を有さない場合が多いが，切迫性尿失禁（急に強い尿意が出現し，間に合わずに失禁してしまうこと）は，膀胱機能障害の存在を疑わせる病歴である。
- 排尿状態：排尿姿勢や尿線の状態を詳しく尋ねる。
- 排便習慣：排尿機能異常に習慣性便秘を合併することは多く，特に症状が強いものをdysfunctional elimination syndrome (DES) と呼び，再発性尿路感染の原因ともなる。便秘や便失禁など排便機能異常の有無も評価し，必要に応じて医療介入（排便コントロール）を行う。

【身体所見】[1)]

① **腹部の触診**

下腹部に拡張した膀胱（神経因性膀胱など）や便塊（習慣性便秘）を触知するか確認する。

② **腰仙骨部の診察**

臀裂が左右非対称に曲がっている，発毛，血管腫，色素沈着，膨隆もしくは陥凹しているなど，潜在性二分脊椎を疑わせる所見がないか確認する。

③ **外陰部の診察**

男児の場合，包茎は正常であり，ballooningが診られても尿線が太ければ治療の必要はない。一方，水鉄砲のように尿線が細かったり尿がしたたるような場合には先端部が狭窄していると考える。包皮炎による痛みから排尿障害をきたしていることもあるため，発赤や疼痛の有無も評価する。 ▶Link Ⅳ-13生殖器

女児の場合，尿道口の異常や皮膚異常（尿によるただれ）がないかをよく診察する。「気づかないうちに漏れる」場合は異所開口の可能性があり，腟から尿が流出してこないかを観察する。

【検　査】

糖尿病，腎疾患，尿路奇形（尿路感染の反復），性行為感染症，膀胱の変形などの可能性を考え，尿検査や超音波検査（ハイリスク），排尿時膀胱尿道造影，膀胱内圧検査，尿流測定などの検査がなされることもある。

3. 排尿回数の異常（乏尿，頻尿）

「おしっこが長い間出ていない」という主訴で受診した場合には，まず病歴聴取と身体所見で真の乏尿か否かを判断する。手元にエコーがあれば，膀胱を診ることで，乏尿か，単に膀胱に尿が溜まっているだけかを見分けることも可能である。乏尿の病歴聴取のポイントを**表3**に，頻尿（1日8回以上の排尿）の病歴聴取のポイントを**表4**に挙げる。

表3 | 乏尿の病歴聴取のポイント

分類	症状	鑑別疾患
腎前性乏尿	発熱や嘔吐,下痢,水分摂取不良,体重減少,粘膜乾燥,皮膚ツルゴール低下	脱水
	浮腫,腹水,体重増加	ネフローゼ症候群
	呼吸困難,胸痛,動悸,心音異常,CRT延長	心不全
腎性乏尿	上気道症状の先行 浮腫,血尿,高血圧	糸球体腎炎
	貧血症状,出血斑の出現,先行する下痢(多くは5〜10日先行する)	溶血性尿毒症症候群(HUS)
	腎毒性のある薬剤の内服歴	急性間質性腎炎
腎後性乏尿	乏尿が突然出現し,血尿や腹痛・背部痛を伴うことが多い。下腹部膨満や排尿痛,残尿感,肉眼的血尿などを伴う	両側性の尿管閉塞や腫瘍,尿管瘤,後部尿道弁

表4 | 頻尿の病歴聴取のポイント

	症状	鑑別疾患
膀胱の直接刺激	排尿痛,尿意促迫,尿失禁,血尿	尿道炎,尿路感染,下部尿路結石
膀胱容量の減少	便秘(重度の場合は失禁)	便秘による膀胱の圧迫
	腹部腫瘤	腫瘍による膀胱の圧迫
残尿の増加	背部腫瘤や腰仙部のskin-dimple,外表奇形	脊髄髄膜瘤,二分脊椎による神経因性膀胱
	羊水過少,水腎症,尿路感染の反復,触知可能な拡張した膀胱	後部尿道弁
反射抑制経路の障害	失禁を伴う	不安定膀胱→昼間遺尿
多尿	心因反応,神経症の既往 睡眠中は排尿がほとんどない	心因性多飲
	強い口渇,多飲(ジュースやお茶より水を好む),発育不全,二次性夜尿症,家族歴(ないこともある)	尿崩症

● 膀胱にはどれぐらいおしっこを溜められるの？

膀胱容量を知っておくと以下のようなときに役立つ．
- 排尿時膀胱尿道造影の際の造影剤投与量の調節
- 多尿型の夜尿症の診断
- 溢流性尿失禁の診断
- おしっこを我慢しすぎて乏尿にみえる状態の診断

膀胱容量は，2歳以下では7×体重(kg)mL，2歳以上では年齢×30mL，あるいは下記**表5**[2]を参考にする．

表5 | 正常児の膀胱容量，1日の排尿回数および尿量

年齢（歳）	膀胱容量（mL）	排尿回数（回）	1日尿量（mL）
～0.5	30～50	15～25	15～300
0.5～1	50～70	10～15	300～400
1～3	70～150	6～12	400～600
3～5	150～210	5～9	600～700
5～7	210～270	4～7	700～900
7～12	270～400	3～5	900～1,400

（文献2より引用）

4. 尿の色の異常（表6[3]）

尿の色調の変化は，全身性疾患や泌尿器科的疾患の初発症状であることも多いが，食物や薬剤，体内の水分量（脱水あるいは過剰）によっても変化するため，鑑別が多岐にわたる．チペピジン（アスベリン®），セフジニル（セフゾン®）による赤色尿や，尿酸塩による赤色尿（「赤いおむつ症候群」：乳児の非特異的なもの，脱水症によるものが大半だが，Lesch-Nyhan症候群によるものが稀にある）などは外来でしばしば経験する．

表6 | 尿色と原因

尿 色		原 因
橙色	薬剤性	ワルファリン（ワーファリン），カルバゾクロム（アドナ®）
橙色～赤色調	薬剤性	リファンピシン
赤色調	器質的疾患	尿路感染症，出血性膀胱炎，ナットクラッカー現象，先天奇形（多発性嚢胞腎），Wilms腫瘍，腎・糸球体疾患，外傷性血尿，尿路結石・高カルシウム血症，出血性素因を背景としたもの，運動性血尿，行軍血色素尿症
	食品	キイチゴ，ビート，食品添加物（人工着色料：赤色○号）
	薬剤性	チペピジン（アスベリン®），セフジニル（セフゾン®），イミペネム・シラスタチン（チエナム®），フェニトイン（アレビアチン®），ドキソルビシン（アドリアシン®），ダウノルビシン
	生体物質	「赤いおむつ症候群」：結晶化した尿酸による着色
暗赤色調	薬剤性	メトロニダゾール（フラジール®）
濃黄色～黄褐色	食品	カロテン，ルバーブ
	薬剤性	ビタミンB$_2$（フラビタン®，ハイボン®など），サラゾスルファピリジン（アザルフィジン®EN，サラゾピリン®），センノシド（プルゼニド®，大黄や何首烏を含む漢方薬），抗マラリア薬
	生体物質	ビリルビン（黄疸：胆道閉鎖症など）
青～緑色調	器質的疾患	「青いおむつ症候群」：先天代謝異常（トリプトファン代謝異常）
	薬剤性	アミトリプチリン（トリプタノール®），ゲニポシド（山梔子を含む漢方薬）
	生体物質	ビリベルジン（慢性に経過した閉塞性黄疸）
茶色～黒色調	薬剤性	パニペネム・ベタミプロン（カルベニン®），ヘモジデリン，ミオグロビン，硫酸キニーネ

（文献3を元に作成）

文献

1) 西澤秀治：排尿障害（頻尿，尿失禁症，夜尿症），排尿痛．小児科臨床ピクシス24―症状別 検査の選び方・進め方（五十嵐隆，総編集）．中山書店，2011，p197-199．
2) 寺島和光：小児科医のための小児泌尿器疾患マニュアル，改訂第2版．診断と治療社，2006．
3) Lewis AB, et al：Urinary Tract. Handbook of Pediatric Physical and Clinical Diagnosis, 8th ed. Oxford University Press, 2008, p314-328.

（上田宗胤）

Ⅳ 臓器別アプローチ

読みどころ by 上村克徳

繰り返し行われることが我々の本質である。さすれば卓越するということは行動ではなく，習慣に現れるものである

～アリストテレス～

基礎的なことを習慣化するために欠かせないのは「徹底的に追求して，しっかりと考えて，繰り返し行うこと」である

～マイク・シャシェフスキー，『コーチＫのバスケットボール勝利哲学』
（イースト・プレス，2011年）より～

　日々行っている身体診察の手技一つ一つに，私たちはどれだけのこだわりをもっているでしょうか。目の前のこどもたちは数多くの情報を提供してくれるはずですが，私たちの持つ認知フィルターの性能が悪ければ，目の前にあるのに視えず，保護者の真の声やそこに鳴っている音は聴こえず，そこにあるのに触れることができない，という状況は容易に起こりうると思います。

　この章には私たちが日常診療で，視て，聴いて，触れて，そして考える（感じる）ために必要なさまざまなTipsがちりばめられています。しかし，行動変容に応用されないTipsは，それがどんなに優れていたとしても単なる「意味のないデータ」に過ぎません。各項の筆者が読者に望んでいることは，基本的な身体診察を繰り返し実践し精度の高い所見を得る努力を続けること，なにげないルーチンワークのような診察であったとしても，意識を高く持ち地道にやり続けることです。そのように普段から繰り返し行っていることこそが私たちの本質であり，上達・卓越の芽が出るとすれば，その習慣の中からではないでしょうか。

　各項ともそれぞれの部位・臓器について詳細な記述がなされていますが，根底にはこどもたちへの優しいまなざしが溢れています。さあ，皆様も「Ⅲ音，Ⅳ音はベル型聴診器を心尖部にそーっと」当てて聴いてみましょう。

IV 臓器別アプローチ

1 皮膚，髪の毛

H&Pの3原則

- 皮膚，髪の毛の診察は一般診察の流れで行う！
- 皮膚の観察は自然光またはそれに似た人工灯で行う！
- 毛細血管再充満時間（capillary refill time：CRT）の限界を知る！

Must Rule Out

① 中心性チアノーゼ
② 黄　疸
③ こども虐待

　緊急性がない場合は，より丁寧に病歴を聴取しよう。親の解釈モデル（何が原因だと考え，何を心配に思っているか）についてもしっかり把握したい。

H&Pのツボ

1. 皮　膚

【身体所見】

① 視　診

a) チアノーゼ（表1）

　血液が毛細血管床を通過するにつれ，酸化ヘモグロビンは酸素を組織に移行して失われ，濃く青みがかった色素の還元ヘモグロビンへと変化する。血管内でデオキシヘモグロビン含有率が増加し，5mg/dL以上（$Spo_2 ≦ 85\%$）になると，皮膚が青みがかり，チアノーゼが出現する。チアノーゼは貧血があ

表1 | チアノーゼの鑑別

	中心性	末梢性
機　序	動脈血酸素飽和度の低下	血流が遅延することで組織の酸素飽和度が低下し，静脈血中の還元ヘモグロビンが低下
観察部位	四肢末梢，顔面（舌）	爪床，口唇
原　因	心疾患，肺疾患，血液疾患	寒冷，局所の静脈閉塞，心不全

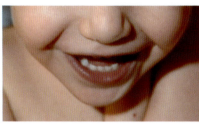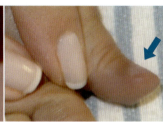

図1 | チアノーゼの例

（文献2より引用）

ると出にくいため，視診では判断できないことがある。また，生後2〜59カ月の重症肺炎による呼吸不全において，チアノーゼを認めたのは全体の0.3％（13/4,541名）だったという報告もあり[1]，チアノーゼを認めないからといって重症度評価が下がることにはならないことに注意したい（図1）[2]。

b）メトヘモグロビン血症

　ヘモグロビン中の鉄イオンが酸化され，酸素結合と運搬能力が失われることで発症し，全身チアノーゼを呈する。アミン類，ニトロ化合物，亜硝酸エステル類中毒で起こり，日本では井戸水を煮沸して粉ミルクを溶かし飲ませていた新生児例や，消化管アレルギーに併発した乳児例の報告がある[3]。

c）黄　疸（表2）

　ヘモグロビンから非抱合性，脂溶性のビリルビン色素が形成されて，皮膚に蓄積されて生じる。黄疸は通常，血清総ビリルビンが新生児では5mg/dL，乳児以降では2mg/dLを超えたときに顔面（眼球結膜・皮膚）から出現し，ビリルビン値の上昇により腹部，下肢へ進行するため，上半身のほうが比較的色が濃い傾向を示す。(UpToDate® 「Drutz, JE：The pediatric physical examination: Back, extremities, nervous system, skin, and lymph

表2 | 黄疸の出現時期と原因

	直接ビリルビン優位	間接ビリルビン優位
生後7日以内	敗血症，子宮内感染症	溶血性疾患，閉鎖腔内出血
生後2週間未満	ガラクトース血症	母乳性黄疸
生後2週間以降	胆道閉鎖症，新生児肝炎	母乳性黄疸

nodes」などを参照)

　人工灯ではなく，昼間の自然光のほうが観察しやすい。両拇指で皮膚を左右に引き，引き伸ばされた皮膚が黄染していれば黄疸があると判断できる。ガラス板を用いて皮膚を圧迫して観察してもよい。

　甲状腺機能低下症の初期症状の可能性もあるので，病歴を確認し，持続する場合には注意が必要である。

d) 柑皮症（カロチン血症）

　ニンジンなどの黄色野菜やミカンに多く含まれるα-カロチン，β-カロチン，リコピンを摂取しすぎたことにより起こる。手掌と足蹠に皮膚色の変化が目立つ。黄疸では皮膚色が黄色〜緑色になるのに対して，柑皮症では黄色〜橙色になる。また，黄疸では黄染する眼球結膜が，柑皮症では変化しない。

e) こども虐待

　皮膚所見はこども虐待を疑うきっかけになることも多いため，詳細は別項を参照されたい。 ▶Link I-11虐待の身体所見

f) その他のよく見る皮膚所見1——蒙古斑

　真皮の中〜下層にメラノサイトが増殖し，青色斑となる。仙骨部や臀部に多く，4〜10歳前後で消失することが多い。異所性が目立つ場合にはムコ多糖症も鑑別に入れて診察しよう。

g) その他のよく見る皮膚所見2——雀卵斑（じゃくらんはん）

　いわゆるそばかす。3歳頃から露光部に直径3mm程度の表面平滑な褐色斑として観察される。夏季の日光で色が濃くなる。

h) その他のよく見る皮膚所見3——カフェオレ斑

　直径0.5〜10cmの淡い褐色斑で，生下時に出現し，2〜3歳までに明瞭となる。6個以上あると神経線維腫症1型や結節性硬化症の可能性があるため，家族歴を必ず確認しよう。

② 触　診

皮膚の触診では，ツルゴール（弾力性），浮腫，毛細血管再充満時間（CRT）を確認する。

a) ツルゴール（弾力性）

ツルゴールは，腹壁の皮膚を拇指と示指で血液を絞り出すように挟み，皮膚の戻りを診る。皮膚の戻りに数秒かかるときには弾力性が失われている。

b) 浮　腫

ネフローゼ症候群，甲状腺機能低下症は浮腫が診断のきっかけになることがあるため，受診までの症状の経過や家族歴も含めて丁寧に確認しよう。

c) 毛細血管再充満時間（CRT）

CRTは末梢循環を評価する方法として広く普及している。適度な明るさがある場所で，四肢末梢の皮膚（指腹，爪床，手背，足背など）を拇指で圧迫し，拇指を離してから圧迫部の皮膚の色調が正常化するまでの時間を測定する。静脈圧による静脈還流の影響を除外するために，必ず心臓よりも高い位置で測定しよう。

すべての小児において測定されるCRTではあるが，臨床において，測定部位，年齢，皮膚の状態，体温，気温，心血管系動態などの因子により修飾されるため，その有用性には限界があることも知っておきたい（**表3**）。

表3 | CRTに影響を及ぼす因子

年　齢	正常値は小児（生後2週間〜12歳）で2秒と報告されており，成人よりは長い
外気温	手の浸水試験（14℃の水）で，CRTの約2倍の延長が確認されている
測定部位	足趾に比べ手指の爪床のほうが短く，再現性の高い結果が得られる
圧迫の強さ	強く圧迫するほうがCRTは延長する
体　温	発熱の影響を受けるという報告がある一方，影響を受けないという報告もある
心不全・高張性脱水	正確性が低下する

小児におけるCRTの有用性については多くの論文があり，以下にいくつか紹介する．

① 嘔吐，下痢，経口摂取不良で救急受診した生後1カ月〜5歳までの小児患者80名において，5％以上の脱水を呈した患者群では，脱水が5％未満であった患者群に比して，有意にCRTが延長していた〔脱水群のCRT 2.0±1.0秒，非脱水群のCRT 1.3±0.5秒（$p<0.001$），CRTの上限を2秒としたときの感度44％，特異度94％〕[4]。

② 脱水のない生後1カ月〜12歳の小児患者において，寒い部屋（平均19.4℃）と暖かい部屋（平均25.7℃）で15分過ごした後のCRTは，寒い部屋にいた患者のほうが暖かい部屋にいた患者に比して延長していた〔寒い部屋の患者群のCRT 2.39±0.76秒，暖かい部屋の患者群のCRT 0.85±0.45秒で，平均1.53秒の差があった（95％信頼区間1.31〜1.75，$p<0.001$）〕[5]。

③ 病院受診した小児患者（中央値3歳）において，重症感染症（肺炎，髄膜炎，菌血症など）と診断された児のCRTは，軽症感染症と診断された児に比して，有意にCRTが2秒以上に延長していた（$p<0.001$）[6]。

④ 小児集中治療室に入室した小児患者において，CRTが2秒以内の場合，中心静脈酸素飽和度（$ScvO_2$）は70％以上と関連があり，その場合の感度は71.9％，特異度は85.7％である[7]。

2. 毛髪

【身体所見】

視診

毛髪の異常を主訴に受診する児に出会うことは少ないが，診察の流れの中で確認するようにしたい（**表4**）。

抜毛癖（トリコチロマニア）では，自ら毛髪，眉毛，睫毛を抜くことを繰り返す。8割が女児で，先行研究によると症状出現時期は9.3±2.6歳，症状持続期間は3.9±2.8年[8]。時に選択的セロトニン再取り込み阻害薬（SSRIs）などでの治療が有用なこともある。

表4 | 毛髪の鑑別診断のポイント

症状・疾患	鑑別疾患・ポイント
眉毛がふさふさしている	ムコ多糖症, de Lange症候群
睫毛が長い	慢性衰弱性疾患
頭髪中の白い斑点	Waardenburg症候群
縮れ毛	Menkes病
毛髪が長くツヤがない	セリアック病
後頭部の毛髪がない, 短い	発達遅延
直毛	Down症候群
毛髪がまったくない	外胚葉異形成症, 薬物副作用
多毛症	薬物副作用
脱毛症	円形脱毛症, 抜毛癖（トリコチロマニア）, 頭部白癬

文献

1) Fox MP, et al：Low rates of treatment failure in children aged 2-59 months treated for severe pneumonia：a multisite pooled analysis. Clin Infect Dis 56：978-987, 2013.
2) Porepa M, et al：True blue：a puzzling case of persistent cyanosis in a young child. CMAJ 180：734-737, 2009.
3) 田中淳子, 他：未熟児・新生児 井戸水が原因で高度のメトヘモグロビン血症を呈した1新生児例. 小児臨 49：1661-1665, 1996.
4) Gorelick MH, et al：Effect of fever on capillary refill time. Pediatr Emerg Care 13：305-307, 1997.
5) Gorelick MH, et al：Effect of ambient temperature on capillary refill in healthy children. Pediatrics 92：699-702, 1993.
6) Thompson M, et al：How well do vital signs identify children with serious infections in paediatric emergency care? Arch Dis Child 94：888-893, 2009.
7) Raimer PL, et al：A normal capillary refill time of ≤2 seconds is associated with superior vena cava oxygen saturations of ≥70％. J Pediatr 158：968-972, 2011.
8) Panza KE, et al：Age and gender correlates of pulling in pediatric trichotillomania. J Am Acad Child Adolesc Psychiatry 52：241-249, 2013.

（磯貝美穂子）

Ⅳ 臓器別アプローチ
2 リンパ節

H&Pの3原則
- 普段からリンパ節に触れる癖をつける。正常を知らずに異常は語れない！
- 「表在リンパ節を1つも触知しない」＝「異常」と思うこと！
- 悪性疾患の可能性を示唆する病歴・随伴症状・リンパ節所見に注意！

Must Rule Out
①悪性リンパ腫
②白血病
③結　核
④川崎病
⑤HIV感染症

Next Rule Out
①若年性特発性関節炎，サルコイドーシス
②ウイルス感染症，伝染性単核球症（EBV，CMV），トキソプラズマ症
③梅　毒

H&Pのツボ

　腫脹しているものが甲状腺や耳下腺，顎下腺などではなく，リンパ節であると確認・鑑別することが大前提である。その上で，以下の7点を常に意識して診察を進める。

① 経過：一概には言えないが，炎症性疾患の場合は急性の，悪性疾患の場合は慢性の，自己免疫疾患や免疫不全などの場合は反復性の経過であることが多い。
② 随伴症状：肝脾腫や関節痛，出血斑や紫斑などの発疹，体重減少や易疲労感などを伴う場合は悪性を示唆する。
③ 感染症患者との接触：集団生活で流行している疾患は？　ペットの飼育歴や家族内での結核発症の有無は？
④ 場所：全身性か局所性か，触れる可能性がある部位か？
⑤ 大きさ：正常な範囲内ではなく，確かに腫脹しているのか？
⑥ 手触り：硬さ，表面の性状，可動性は？
⑦ 炎症所見：痛み・圧痛や熱感，皮膚表面の発赤はあるか？

【病歴聴取】

上記の「H＆Pのツボ」の①～③に該当する。病歴聴取のポイントを**表1**に示す。

【身体所見】

身体所見のポイントは，前述の「H＆Pのツボ」7項目の④～⑦に該当する。

① 場　所

隣接しない2つ以上の領域でリンパ節腫脹がみられるものは全身性，1つの領域内にとどまるものは局所性と定義される。

a) 全身性

全身性のリンパ節腫脹においては，次のような疾患が鑑別に挙がる。特に悪性腫瘍を示唆するような肝脾腫や貧血，出血症状（紫斑）などの有無は必ず確認しておきたい。

- 悪性腫瘍（白血病や悪性リンパ腫）
- 自己免疫疾患（皮膚筋炎や全身性エリテマトーデス，若年性特発性関節炎など）
- 蓄積病（Gaucher病やNiemann-Pick病）
- 感染症（伝染性単核球症をきたしうるウイルス感染症，トキソプラズマ症，結核，水痘など）

表1 | リンパ節の病歴聴取のポイント

確認項目	症状	鑑別疾患・ポイント
随伴症状	発熱	細菌・ウイルス感染症，川崎病，亜急性壊死性リンパ節炎，感染を伴う白血病，サイトカイン産生性のT細胞系リンパ腫
	全身倦怠感，易疲労感，盗汗，体重減少，紫斑，貧血	白血病：左記の全身症状が先行することが多い 悪性リンパ腫：リンパ節腫大のみの場合でも，進行すると全身症状（左記症状や発熱，肝脾腫，関節痛など）がみられる
	アトピー性皮膚炎など瘙痒感を伴う皮膚症状	反応性のリンパ節腫大：過度の掻爬により，反応性に所属リンパ節が腫大することがある。周囲組織との癒着がなく，その後も増大傾向がなければ経過観察でもよい
ペット飼育歴	丘疹，リンパ節腫脹（発熱は伴わないことが多い）	猫ひっかき病 • 主に猫（仔猫）が原因である* • 猫にひっかかれる，猫に咬まれる，ネコノミに刺される 　→3〜10日経過：創部に数mm大の丘疹が出現する 　→2〜3週間後：リンパ節腫脹が最大となり2〜3週間持続し，2〜3週間で消失する • 培養では証明できないことが多いため，血清学的診断を利用して確定診断する
内服歴	リンパ節腫脹	薬剤性過敏症症候群：小児では稀。フェニトイン，カルバマゼピンなどの抗てんかん薬，抗菌薬，抗甲状腺薬などが原因になるとされている
その他	多飲多尿などの尿崩症症状の有無	ランゲルハンス細胞組織球症：圧痛を伴う骨腫瘤，肝脾腫，微熱，眼球突出，多飲多尿などの尿崩症症状とともに頸部リンパ節腫脹を認める

＊：犬など猫以外のペットが*Bartonella henselae*に感染している場合もあり，*Bartonella henselae*に感染したネコノミに刺されて罹患する場合もあるため，ペット飼育歴のほか，猫または犬に咬まれたり，ひっかかれたりしたエピソードがあれば否定できない。

- 薬剤反応（フェニトイン，カルバマゼピン，薬物アレルギーなど）
- その他（サルコイドーシス，血清病，Castleman病など）

b) 局所性

全身性疾患の徴候の場合もあるが，頻度としては局所感染症に伴うもののことが多い。腫大したリンパ節にどこからリンパ流が灌流しているのかを考えて鑑別を進める（図1，表2）。

②大きさ

特に乳幼児期〜学童期はリンパ組織が発達するため，健康な児でもリンパ

① 耳介前リンパ節 (耳下腺リンパ節)→前頭部, 顔面上部
　外耳炎, 結膜炎 (Parinaud症候群), 麦粒腫または霰粒腫など

② 顎下リンパ節, おとがい下リンパ節→顔面, 口腔, 舌, 歯, 口唇, 鼻腔, 副鼻腔, 上顎, 下顎, 中咽頭
　口内炎：単純ヘルペス歯肉口内炎, アフタ性口内炎, う歯や歯槽膿漏, 猫ひっかき病 (頬周辺をひっかかれた場合)

③ 後頭リンパ節, 耳介後リンパ節→頭頂部, 頭皮
- 頭皮の局所的な感染症や脂漏性湿疹などによる皮膚炎
- 風疹, 水痘などのウイルス感染症
- 外耳炎, シラミやダニ咬傷, 過度の搔爬に対して反応性に腫大した場合など
- 一般的には, 生理的なリンパ節を触知して「グリグリがある」と言って受診することが多い

④ 頸部リンパ節→副鼻腔, 耳, 口, 歯と咽頭
　溶連菌・黄色ブドウ球菌感染症, アデノウイルスなどのウイルス感染症, 伝染性単核球症 (EBV, CMV), 川崎病, 亜急性壊死性リンパ節炎 (組織球性壊死性リンパ節炎, 菊池病), 結核, 悪性リンパ腫, 急性白血病 (表2)

⑤ 右鎖骨上リンパ節→主に胸腔内 (肺, 食道, 縦隔)
　結核, 縦隔腫瘍, 悪性リンパ腫

⑥ 左鎖骨上リンパ節→主に腹腔内 (胃, 小腸, 腎臓, 膵臓など)
　腹部腫瘍, 悪性リンパ腫

⑦ 腋窩リンパ節→胸, 上肢 (腕と指)
　BCG接種後の腋窩リンパ節腫大 (接種からおおむね1カ月ほど経過した頃から, 接種した側の腋窩リンパ節が腫脹する)

⑧ 滑車上リンパ節→上腕, 手
　先天性梅毒, 猫ひっかき病, 局所の化膿性の感染に対する反応性の腫脹

⑨ 鼠径部リンパ節→臀部, 下肢, 会陰部, 生殖器
　下肢の擦過傷, 性感染症

⑩ 膝窩リンパ節→膝関節, 下腿外側
　上記部位への局所性の感染症

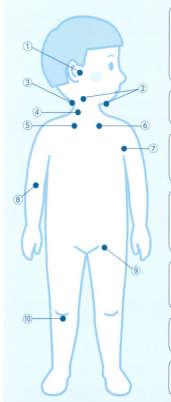

図1 ｜ 部位別の診察ポイント

表2 頸部リンパ節所見と主な疾患

疾患	症状，ポイント
溶連菌・黄色ブドウ球菌感染症	・片側性の急性の圧痛を有するリンパ節腫大となることが多い
アデノウイルスなどのウイルス感染症，伝染性単核球症（EBV，CMV）	・両側性にリンパ節腫大を認める ・全身性のリンパ節腫大を認めない伝染性単核球症も存在し，発熱，発疹，肝脾腫を伴うことが多い ・後頸リンパ節の腫大は伝染性単核球症を疑う
川崎病	・異なる大きさ（5～10mm）のリンパ節が片側に一塊になって触れる ・持続する発熱，眼球結膜の充血，いちご舌や口唇の発赤・腫脹，四肢末端の変化，不定形紅斑などを伴う ・頸部リンパ節腫脹は出現頻度が70％前後と，ほかの主要症状に比べると低い[1] ・病初期においては化膿性頸部リンパ節炎との鑑別は困難であり，慎重な経過観察が重要である
亜急性壊死性リンパ節炎（組織球性壊死性リンパ節炎，菊池病）	・学童に多く，圧痛を伴う ・自然経過で1カ月ほどで解熱する場合が多いが，改善が得られない場合にはリンパ節生検による確定診断が必要である
結核	・癒合性があり圧痛のないリンパ節腫脹が認められる ・微熱，倦怠感，咳嗽，血痰などの病歴も結核性を疑わせる
悪性リンパ腫	・可動性がなく，弾性硬で，無痛性のリンパ節腫脹を認め，増大傾向を有する
急性白血病	・腫大したリンパ節を多数両側性に認め，圧痛は有さない ・一般的には炎症所見がなく，時間とともに大きくなる場合が多い ・好中球減少を背景として感染を伴う場合は発熱を伴うため，発熱があるからといって否定できない

節を触知し，1つも触知しない場合は，無ガンマグロブリン血症などの先天性免疫不全症を考慮する必要があると言われるほどである。日頃からリンパ節を触れる癖をつけよう。

なお，「腫脹」の明確な定義はないが，鼠径部は1.5cm，頸部・腋窩部は1cm程度までが正常範囲であり，これを超えると有意な腫大と考える[2]と述べられていることが多い。ただし，集塊を形成している場合や，本来触知するはずのない鎖骨上リンパ節，滑車上リンパ節，膝窩リンパ節などを触れる場合は大きさにかかわらず有意な所見ととらえる。

> ● Evidence Note
>
> **リンパ節生検の適応**[3]
> ① 白血病や悪性リンパ腫を疑わせる全身症状（不明熱，体重減少，盗汗）がある。
> ② 腫脹したリンパ節の性状が悪性を疑わせる。
>   - 弾性硬である
>   - 可動性がない
>   - 周囲との癒着傾向が認められる，腺塊の形成を認める
>   - 鎖骨上リンパ節の腫大を認める
> ③ 2週間以内にさらに増大する。
> ④ 4～6週間以内に縮小傾向がない。
> ⑤ 8～12週間以内に大きさが正常範囲に戻らない。

③手触り・炎症所見の有無

局所性で，腫脹を認めず，軟らかく，痛みがなく，可動性があり，発赤/熱感を伴わないものは病的意義がない場合が多い。腫瘍性病変では弾性硬で，表面は平滑でなく，圧痛もなく，可動性もない。

圧痛の存在は急速に腫脹したことを示唆し，炎症性病変のことが多い。この場合，触診すると軟らかく表面皮膚に発赤や熱感を認めることもある。さらに，膿瘍を形成すると波動を触れることもある。

腺塊を形成し可動性が悪く，弾性硬で，圧痛はあるが発赤/熱感を伴わない場合には，結核を疑う（6～7割は片側性との報告もある）。

文献

1) 鮎沢 衛：診断の手引き．小児科臨床ピクシス9―川崎病のすべて（五十嵐隆，総編集），改訂5版．中山書店，2009, p54-59.
2) 細谷要介, 他：小児白血病・リンパ腫を疑う症候．小児診療 73：1283-1289, 2010.
3) Camitta BM, et al：Nelson Textbook of Pediatrics, 18th Edition. Saunders, 2007, p2092-2095.

〔参 考〕

- Lewis AB, et al：Lymph Node. Handbook of Pediatric Physical and Clinical Diagnosis, 8th ed. Oxford University Press, 2008, p55-60.

- Friedmann AM：Evaluation and management of lymphadenopathy in children. Pediatr Rev 29：53-60，2008.
- 石井榮一：リンパ節・耳下腺腫脹の診断のコツ．臨と研 86：453-456，2009.
- 加藤英治：リンパ節腫大の診かた．症状でみる子どものプライマリ・ケア．医学書院，2010，p220-237.
- 落合秀匡：頸部リンパ節腫大．小児科 53：1505-1510，2012.
- 岡崎　実：リンパ節腫脹．小児内科 44：24-25，2012.

（上田宗胤）

3 頭部，顔

H&Pの3原則

- 乳幼児では頭囲を計測する習慣をつけよう！
- 大泉門は抱っこした状態で評価しよう！
- 顔面神経麻痺を診たら耳も診よう！

Must Rule Out

① 頭蓋内圧亢進（髄膜炎，脳腫瘍，水頭症など）
② こども虐待
③ 顔面神経麻痺
④ 特異顔貌（染色体異常，代謝異常症など）
⑤ 耳下腺腫瘍

H&Pのツボ

【問 診】

表1に沿って行う。

【診療のポイント】

①頭囲の計測[1]

日本において頭囲は外後頭隆起―眉間を通るライン（occipito-glabellar circumference：OGC）で計測することが多い（厚生労働省の「乳幼児身体発育調査」もOGCを用いている）。

表1 | 問診のポイント

確認項目	鑑別疾患
新生児の向き癖	頭蓋骨変形（多くの場合，発達に伴って3〜4歳までに復元される）
乳児の仰向け寝	頭蓋骨変形（後頭部の平坦化＝後頭部斜頭症），乳児仮性脱毛（枕などによる機械的刺激による生理的脱毛）
哺乳力低下，嘔吐，傾眠傾向，不機嫌	頭蓋内圧亢進
周産期歴：吸引分娩	頭血腫（縫合を越えない血腫），帽状腱膜下血腫（縫合を越える血腫）
周囲の流行状況	流行性耳下腺炎（ムンプス），水痘など

　欧米では外後頭隆起─前頭隆起を通るライン（occipito-frontal circumference：OFC）で測定することが多いため，海外のデータとの比較には注意が必要である。

　頭囲は1回の計測による絶対値だけではなく，その経時的な経過（増加率）も頭囲曲線上にプロットして評価する。

● 頭囲の計測法の確認（図1）

① 日本の基準：OGC
　前方は左右の眉の直上，後方は後頭部の一番突出しているところを通る周径を計測。前方は額の最突出部を通らないことに注意〔厚生労働省「乳幼児身体発育調査」（日本における頭囲標準曲線の元となる統計）の概要より〕

② 海外の基準：OFC
　後頭隆起と前頭部の最突出部（midway between the eyebrows and the hairline）を通る最大周径を計測〔英・National Health Service（NHS）の基準より〕

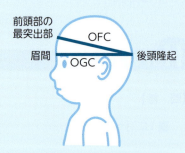

図1 | 日本と海外における頭位の計測法の違い
日本ではOGC，海外ではOFCで計測される。

② 大泉門の診察の仕方（図2）

大泉門は坐位（抱っこした状態）で診察する。正しい評価には泣いていない状態での観察が望ましいため，乳児の場合，診察室に入ってきたらまず母親が抱っこしている状態で優しく大泉門を触れる（筆者は「こんにちは，〇〇くん／ちゃん」と声をかけながら頭をなでるようにして，大泉門を触れている）。

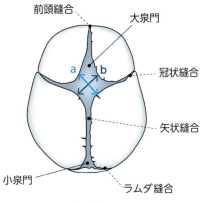

図2 | 大泉門の解剖

通常，大泉門は軽度陥没し，辺縁の全周を触知することができる。膨隆している場合には辺縁を触知できない。膨隆あるいは陥没しているか，緊満あるいは軟らかいか，拍動を触れるあるいは触れないかを確認する。

日本人乳幼児の基準値（東京都における調査，1964年）は，出生時の平均径は男児14.8mm，女児13.9mmで3カ月までしだいに大きくなり，その後小さくなっていく。大泉門の閉鎖は1歳で50％，1歳6カ月で80％，2歳で99％であり，2歳程度までは必ず大泉門の診察を行う（小泉門は3カ月までに90％が閉鎖する）。

③ 頭部の打診・聴診

視診・触診だけでなく，打診・聴診も時に行う（表2）。

表2 | 頭部の打診・聴診のポイント

	症状	鑑別疾患，ポイント
打診	Macewen徴候[*1]	大泉門閉鎖後の児において頭蓋内圧亢進を示唆する
聴診	収縮期血管雑音[*2]	頭蓋内圧亢進，脳動静脈奇形（時に髄膜炎でも生じる）など

[*1]：打診にて「割れた花瓶」のような破壺音を呈する。
[*2]：脳動静脈奇形以外の血管雑音の場合，頸動脈を圧迫することで雑音が消失する。4歳以下では生理的なものである場合が多い。

【身体所見・病歴聴取】(表3) 1)〜5)

頭部，顔の診察は診察室に入ってきたときの様子から始まる。

表3 | 頭部・顔の病歴聴取のポイント

部 位	症 状		鑑別疾患・ポイント
顔 貌			様々な染色体異常や先天代謝異常に特異的な顔貌については成書を参照されたい
頭の形	前後に長い		舟状頭蓋（矢状縫合早期癒合症），水頭症
	額が尖っている		三角頭蓋（前頭縫合早期癒合症）
	前後に短い		短頭症（両側冠状縫合早期癒合症）
	ロケットのように上に尖っている		尖頭症（矢状，冠状，人字縫合早期癒合症）
	側頭骨の一部が突出		側頭部くも膜嚢胞
	左右に張り出す（頭頂結節の突出）		慢性硬膜下血腫
頭 囲	大きい (≧2SD)	巨頭症	家族性巨頭症*1，神経皮膚症候群*2，Sotos症候群*3，軟骨無形成症*4，代謝性巨脳症（副腎白質ジストロフィー，リピドーシスなど）
		髄液増加	良性くも膜下腔拡大*5，水頭症
		血液増加	頭蓋内出血，脳動静脈奇形
		頭蓋内圧亢進	腫瘍，嚢胞，膿瘍
	小さい (≦−2SD) *6		家族性小頭症*7，奇形症候群*8，染色体異常*9，脳奇形（全前脳胞症など），先天代謝異常（フェニルケトン尿症，Menkes病など），胎内感染（トキソプラズマ，サイトメガロウイルス，風疹，ヘルペスウイルスなど），胎児アルコール症候群，重度の栄養失調（ネグレクトなど），全身疾患（多発性嚢胞腎，胆道閉鎖症など）
大泉門	膨 隆	中枢感染症	髄膜炎，脳炎・脳症
		脳血管障害・頭蓋内出血	分娩時脳損傷（低酸素性虚血性脳症など），こども虐待，ビタミンK欠乏症，静脈血栓症，血友病
		水頭症	先天奇形，胎内感染，中脳水道狭窄，脳腫瘍
		その他	代謝性脳浮腫（糖尿病性ケトアシドーシス，ガラクトース血症など），内分泌性脳浮腫（副腎皮質機能低下症など），中毒（鉛，ビタミンA，テトラサイクリン），特発性脳浮腫（偽性脳腫瘍）

次頁へつづく

大泉門	陥没	脱水，脳室腹腔シャント留置時の細隙脳室症候群*10
	小さな大泉門・早期閉鎖	早期癒合症，新生児期一過性甲状腺機能亢進症，副甲状腺機能亢進症，胎児アルコール症候群，その他小頭をきたす疾患群*11
	大きな大泉門・閉鎖遅延	軟骨無形成症，先天性甲状腺機能低下症*12，くる病*13，頭蓋内圧亢進症
髪の毛	白髪	白皮症*14，Waardenburg症候群*15，フォークト・小柳・原田病*16，結節性硬化症*17
	赤毛	フェニルケトン尿症
	もろい毛髪	ホモシスチン尿症
	縮れ毛(kinky-hair)	Menkes病
顔面	顔の麻痺*18*19（顔面神経麻痺）	Bell麻痺*20，中耳炎*21，先天性顔面神経麻痺（Moebius症候群），単純ヘルペスウイルス感染，Ramsay-Hunt症候群*22，サルコイドーシス*23
頬の腫れ	耳下腺腫脹*24	流行性耳下腺炎（両側性が多い）化膿性耳下腺炎（片側性が多い），反復性耳下腺炎（片側性が多い），血液腫瘍（硬く表面が粗で圧痛がない），川崎病（耳下腺内のリンパ節の腫大による）*24
	頬部腫脹	う歯，丹毒，副鼻腔炎（上顎洞）

*1：6カ月前後まで急速に頭囲が拡大し，その後は頭囲曲線に沿って成長する。
*2：神経線維腫症1型，結節性硬化症，Sturge-Weber症候群。
*3：小児期の過成長，特異顔貌，学習障害を中核とし，てんかんや心奇形，腎奇形などを呈する常染色体優性遺伝性疾患。
*4：内軟骨性骨化の障害により長管骨の成長障害をきたすほか，頭蓋底，顔面骨の低形成のため特徴的な顔貌を生じる。
*5：乳児の16％に起こり男児に多い。6カ月前後まで急速に頭囲が拡大し，その後は頭囲曲線に沿って成長する。硬膜下出血のリスク。
*6：小頭の基準は≦−2SDだが，神経学的に正常な満期産の児のほとんどは7歳の時点で正常知能。一方，≦−3SDの児は精神遅滞をきたすことが多い。
*7：出生時より小頭をきたす。
*8：OMIM (Online Mendelian Inheritance in Man) [www.ncbi.nlm.nih.gov/omim/] にて奇形の組み合わせから奇形症候群を検索できる。
*9：21-トリソミー，13-トリソミーなどほとんどの染色体異常で小頭症を認める。
*10：シャントが効き過ぎてしまった状態。
*11：頭囲が正常であれば問題ない場合が多い。
*12：ほとんどが新生児マススクリーニングで発見される。
*13：ビタミンD欠乏症。頭蓋癆（頭蓋骨の石灰化が不十分であるため，圧迫するとピンポン球のように容易に凹む）をきたすこともある。
*14：常染色体劣性遺伝のメラニン合成障害による。
*15：限局性白毛，部分的白皮症，難聴を主徴とする常染色体優性遺伝疾患。
*16：メラノサイトに対する自己免疫性疾患で，髄膜刺激症状，発熱，脳症状などを前駆症状とし，部分的白毛，白斑，ぶどう膜炎を生じる。
*17：限局性白斑を生じることがある。
*18：乳児の顔面神経麻痺は寝ているとあまり目立たないが，啼泣するとはっきりする。
*19：上顔面筋は両側性支配のため，中枢性片側顔面神経障害では麻痺しない。
*20：原因不明の急性末梢性顔面神経麻痺。
*21：小児顔面神経麻痺で最も頻度が高い。
*22：水痘−帯状疱疹ウイルスの再活性化による。顔面神経麻痺，耳介の帯状疱疹，第Ⅷ脳神経症状＝めまい，難聴，耳鳴を3主徴とする。
*23：両側のことが多い。
*24：耳下腺腫脹を診たら口腔内の耳下腺開口部を観察する！耳下腺を圧迫し，粘性や膿性であれば反復性耳下腺炎，透明であれば流行性耳下腺炎が強く疑われる。

（文献1〜5を元に作成）

文献

1) 西本　博：大頭（頭囲拡大）・小頭. 小児診療 75：807-813, 2012.
2) Lewis AB, et al：Handbook of Pediatric Physical and Clinical Diagnosis, 8th ed. Oxford University Press, 2008, p64-76.
3) 鳥取大学医学部脳神経小児科, 監訳：フェニチェル臨床小児神経学―徴候と症状からのアプローチ, 原著第7版, 日本語版. 診断と治療社, 2015, p388-405.
4) 内藤春子, 他：大泉門：早期閉鎖と閉鎖遅延. 小児診療 47：1633-1639, 1984.
5) Kiesler J, et al：The abnormal fontanel. Am Fam Physician 67：2547-2552, 2003.

（小橋孝介）

IV 臓器別アプローチ

4 眼

H&Pの3原則

- こどもを診察するときは眼も気にしよう！
- 「癖」に注意！
- 専門医へのコンサルトを躊躇しない！（例：白色瞳孔）

Must Rule Out

小児の眼の診察では，視力障害を起こしうる病気の早期発見が大事である。

① 斜　視
② 弱　視
③ 先天緑内障
④ 先天白内障
⑤ 網膜芽細胞腫
⑥ 頭蓋内病変

H&Pのツボ

視覚の異常を自分では語れないこどもの診察はH＆Pが命！
「癖」だと思っている行動が唯一のサインの場合もある（表1[1)2)]）！

● 眼所見の取り方のコツ

- 何らかの眼疾患を疑って診察を行う場合，まずはリラックスしている状態で全体の観察から始める。
- 頭位や外眼部を診ながら，おもちゃ（特にピカピカ光るものがおすすめ）などで追視，眼球運動を確認する。その後，ペンライトで固視，角膜反射光を見る。
- 泣いて観察できない場合は，携帯電話やデジタルカメラ（ビデオ）の動画を用いて，遊んでいる様子や眼の動きを撮ってきてもらうとよい。

表1 | 診察のポイント1（症状，行動）

症状，行動	鑑別疾患
眼を細める	弱視，屈折異常
眩しがる	先天緑内障，睫毛内反症，白子眼，無虹彩，角膜混濁，外斜視
片眼を隠すと嫌がる	弱視，片眼視力障害
どこを見ているのかわからないときがある	間欠性外斜視
明るい場所で片方の眼をつむる	間欠性外斜視
首を傾けて見る	眼性斜頸
段差でよく転ぶ	両眼視機能異常
眼脂，涙が出る	睫毛内反症，先天性鼻涙管閉塞，結膜炎
既往歴に先天性心疾患	感染性心内膜炎に伴う眼内感染症

（文献1，2を元に作成）

Examination

1．見た目の異常

①眼が飛び出ている

先天緑内障，眼窩内腫瘍，海綿静脈洞動静脈瘻（拍動性の眼球突出），眼窩蜂窩織炎*（眼球突出，眼球運動制限，結膜浮腫，眼瞼の炎症と腫脹），甲状腺機能亢進症（小児では眼球突出を認めないことが多い）

＊：眼窩周囲蜂窩織炎では眼窩病変の徴候（眼球突出，眼球運動制限）を伴わない！

②眼が陥凹している

小眼球，Horner症候群（交感神経障害），眼窩骨折（病歴があれば），飢餓，脱水

③泣いていないのに涙が流れている

- 産生過多：睫毛内反，結膜炎，異物，先天緑内障*など

    ＊：先天緑内障の頻度は1/10,000人．流涙や眩しがるなどの症状，角膜径拡大（牛眼）

- 排泄障害：先天性鼻涙管閉塞，涙点閉鎖，続発性鼻涙管閉塞〔流行性角結膜炎，ヘルペス角膜炎，伝染性単核球症，骨髄移植後の移植片対宿主病（graft versus host disease：GVHD），副鼻腔炎の手術などがリスクとなる〕

④眼脂が出る（多くの場合，流涙を伴う）

睫毛内反，結膜炎，異物，先天緑内障，続発性鼻涙管閉塞，涙嚢炎（涙嚢部の発赤，圧迫で多量の眼脂が流出）

2. 眼位と眼球運動（表2[1)2)]）

①角膜反射試験

ペンライトの光を正面から当て、角膜反射を観察する。瞳孔からずれている場合、斜視が疑われる。間欠性外斜視や周期内斜視（隔日内斜視）のように常に斜視を認めないこともあるので、1回の検査で診断しない。診察室で観察が困難な場合、自宅でフラッシュをたいて写真撮影をした際の角膜反射光を見てもよい。

● 斜視を診たときのMRO
- 頭蓋内腫瘍
- 眼窩内腫瘍
- 網膜芽細胞腫
- 重症筋無力症
- 甲状腺機能亢進症

表2 | 診察のポイント2（眼位と眼球運動）

症　状	鑑別疾患
眼が寄っている	内斜視
眼が外を向いている	外斜視
上転できない	頭蓋内圧亢進，松果体腫瘍[*1]
外転できない	Duane症候群[*2]，外転神経麻痺[*3]，Gradenigo症候群[*4]，外傷
内転，下転，上転できない	動眼神経麻痺[*5]
眼球運動ができない（全眼筋麻痺）	海綿静脈洞動静脈瘻[*6]，眼窩内腫瘍[*7]，Miller-Fisher症候群[*8]
眼　振	先天性眼振[*9]，垂直性眼振[*10]
異常眼球運動	オプソクローヌス[*11]，落陽現象[*12]，小児の発作性強直性眼球上転[*13]

*1：中脳上丘障害によりParinaud症候群（上転障害，散瞳，対光反射と輻輳調節反射の消失）を伴う。
*2：外転障害，先天的な外転神経核の欠如。
*3：脳腫瘍，頭蓋内圧亢進などにより起こる。
*4：中耳炎から錐体骨に炎症が波及し，外転神経麻痺，顔面神経麻痺，三叉神経痛を呈する。
*5：眼瞼下垂，散瞳，対光反射消失を伴う。
*6：海綿静脈洞での動眼・滑車・外転神経障害。
*7：上眼窩裂での動眼・滑車・外転神経障害。
*8：外眼筋麻痺，小脳失調症，腱反射消失を特徴とする急性脱髄性多発ニューロパチー。
*9：水平性の眼振で振子様眼振と衝動性眼振にわけられる。振子様眼振は家族歴が濃厚で視力障害が強い。
*10：脳幹・小脳障害で起こる。上向きは中脳障害，下向きはArnold-Chiari奇形．脊髄小脳変性症など小脳や延髄頸髄移行部の病変で認める。
*11：方向，振幅とも不規則な異常眼球運動で神経芽細胞腫などで合併する。
*12：眼球下転時に上眼瞼と虹彩の間に強膜が観察される。水頭症や核黄疸で認める。
*13：発作性眼球上転運動で発作時に下顎を引き眼球が上転する。70％で発達障害を合併する。

（文献1，2を元に作成）

3. 部位別の診察ポイント[3)～5)]

図1に留意して診察する。

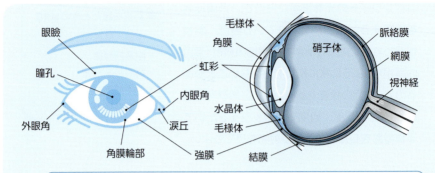

①眼瞼

眼瞼下垂[*1]
　(眼裂狭小の目安：幼児6mm，成人7mm)【筋原性】眼瞼挙筋の形成異常 (最も多い)，重症筋無力症，各種ミオパチー，ミトコンドリア病 (慢性進行性外眼筋麻痺，Leigh症候群)，【神経原性】Marcus Gunn現象[*2]，Horner症候群，動眼神経麻痺，Fisher症候群，【その他】眼裂狭小症候群，眼瞼腫瘤 (霰粒腫など)，眼瞼の炎症 (蜂窩織炎，麦粒腫など)，コンタクトレンズ下垂[*3]

眼を閉じない (兎眼)
　顔面神経麻痺，眼球突出 (前述「1. 見た目の異常」参照)，眼瞼外反症，外傷瘢痕

眼瞼後退 (びっくり眼)
　甲状腺機能亢進症 (Dalrymple徴候：眼瞼後退，Stellwag徴候：瞬目減少，von Graefe徴候：下方注視時の上眼瞼遅滞)，中脳水道症候群，水頭症，髄膜炎

*1：眼瞼下垂では視性遮断弱視を生じることがある。角膜反射がない，物を見る際に顎を上げる代償運動がない場合は弱視を生じている可能性がある。
*2：異常神経支配により翼突筋との連合運動が生じたもので，開口や嚥下により眼瞼が挙上する。
*3：原因は不明だが，長期装用による炎症や着脱の反復に伴う眼瞼挙筋の断裂などの機序が言われている。

②瞳孔

瞳孔の色が白い (白色瞳孔)
　網膜芽細胞腫，白内障，第一次硝子体過形成遺残，未熟児網膜症，網膜剥離
　※白色瞳孔を認めたら直ちに専門医へ！

瞳孔不同
　交感神経・副交感神経障害，癒着，先天性虹彩欠損，無虹彩症

散瞳している
　無虹彩症，薬剤性 (アトロピン)，頭蓋内腫瘍[*4]，頭蓋内圧上昇 (テント切痕ヘルニア)，瞳孔緊張 (Charcot-Marie-Tooth病，Adie症候群)

縮瞳している
　Horner症候群[*5]，先天小瞳孔

*4：動眼神経の圧迫による初発症状として眼瞼下垂や眼球運動障害に先行して出現する。
*5：同側の縮瞳，軽度の眼瞼下垂，下眼瞼のわずかな隆起を伴う眼球陥凹。

● Horner症候群（眼交感神経麻痺）
- 中脳，脳幹，上部脊椎，頸部，中頭蓋窩，眼窩の病変を疑う。
- 先天性眼交感神経麻痺ではKlumpke麻痺（下部腕神経叢麻痺）の一部として認められることが多い。
- そのほか先天性心疾患術後，縦隔腫瘍，頸部腫瘍（神経芽腫）などが原因として認められる場合があるが，精査を行っても原因を特定できないことがある。

③虹　彩
虹彩がない
　無虹彩症[*6]（2/3が優性遺伝，1/3が孤発）
部分欠損
　コロボーマ[*7]
色が左右で違う
　Waardenburg症候群（眼角離開，色素沈着異常，聴覚障害，虹彩異色症を伴う常染色体優性遺伝の症候群），単純型虹彩異色症，眼球内炎症（虹彩毛様体炎，ぶどう膜炎），網膜芽細胞腫，眼内異物，緑内障，Horner症候群
結節がある
　Lisch結節（メラニン細胞過誤腫で神経線維腫症1型に合併する）

[*6]：黄斑低形成や視神経形成不全などのほかの眼球異常，緑内障，Wilms腫瘍を合併することがある。
[*7]：眼球発生異常の症状であり，常に下方に虹彩の部分欠損として認められる。脈絡膜欠損，毛様体欠損，視神経欠損を伴うことがあるため，すぐに専門医へ紹介する！

④結　膜
眼が充血している
　結膜炎[*8]，強膜炎[*9]，川崎病[*10]
眼に出血斑がある
　結膜下出血
眼の内側に膜が張っている
　翼状片[*11]

[*8]：眼脂を伴い，眼瞼結膜にも炎症が及ぶ。
[*9]：強い痛みと暗赤色の充血。眼瞼結膜は正常。
[*10]：眼脂を伴わない。
[*11]：結膜組織が過剰に増殖し角膜浸潤する。

⑤角　膜
黒眼が大きい
　巨大角膜[*12]（角膜径＞12mm），緑内障
黒眼が濁っている（角膜混濁）
　先天緑内障，単純ヘルペス性角膜炎，角膜潰瘍[*13]，ムコ多糖症（Hurler症候群，Scheie症候群），ムコリピドーシスⅣ型，Fabry病，類皮腫
黒眼の周囲に褐色の輪が見える
　Wilson病（Kayser-Fleischer輪）
黒眼の周囲に黄色の隆起がある
　フリクテン（多様な抗原に対する遅発性過敏症）

[*12]：高度近視を伴うことが多く，成人してから水晶体混濁の進行がある。Marfan症候群，頭蓋骨縫合早期癒合症，Alport症候群に合併する。
[*13]：角膜混濁，充血，眼瞼浮腫，疼痛，羞明，流涙，眼瞼痙攣を伴い，前房蓄膿を認めることが多い。

図1｜部位別の診察ポイント

● 視力の発達

　小児の視力は出生後から徐々に発達し，8〜10歳で発達が終了する。出生後まもなくは0.01程度であり，その後，視覚的刺激を受けることにより大脳視覚野の分解能つまり視力が発達していく。おおよそ1歳で0.1，3歳で0.5，4〜5歳で1.0となる。この発達の時期に十分な視覚刺激を受けられないと弱視（amblyopia）となる。

4．眼の痛み（表3[6]）

　眼痛の原因疾患によっては，その後の視機能の発達に重大な影響をもたらす場合がある。特に，自ら痛みを訴えられないこどもの場合には，眼や眼球周囲の観察と併せて，いつもと違う様子やしぐさに注意する必要がある。

表3 | 眼痛の鑑別疾患

部位		鑑別疾患
眼	眼瞼および眼周囲	眼窩蜂窩織炎，眼窩内腫瘍，睫毛内反症（逆さ睫毛）[*1]，麦粒腫，霰粒腫，眼瞼虫刺症，アレルギー性眼瞼炎，急性涙囊炎
	結膜	結膜異物，急性結膜炎，アレルギー性結膜炎
	角膜	角膜潰瘍[*2]，角膜びらん
	眼球深部	ぶどう膜炎[*3]，先天緑内障

*1：逆さ睫毛があっても，幼少ほど睫毛が柔らかいため，睫毛が角膜に触れているからといって必ずしも自覚症状を伴うとは限らないことが多い。短絡的に原因を決めつけず，ほかの疾患がないか確認することが大切である。
*2：角膜潰瘍は穿孔を起こす危険性があるので，早急に治療を始める必要性がある。
*3：若年性特発性関節炎によく合併する。

（文献6を元に作成）

● 臨床経験からの一言

　視覚は生後2カ月〜2歳までは非常に感受性が高く，臨界期（critical period）とも言われており，この時期に眼帯などで視覚刺激を遮断すると非可逆性の弱視を生じる可能性がある。

文献

1) 近藤章子：眼瞼・眼球の診かたと異常. 小児診療 75：773-778, 2012.
2) 羅　錦營：小児の診察法 乳幼児の視力や視野はどのように判定するのですか. 小児内科 43 (suppl)：109-112, 2012.
3) Lewis AB, et al：Handbook of Pediatric Physical and Clinical Diagnosis, 8th ed. Oxford University Press, 2008, p349-367.
4) Robert MK, et al：Nelson Textbook of Pediatrics, 19th ed. Saunders, 2011, p2148-2187.
5) 松村香代子：小児の眼瞼, 結膜, 涙器および眼窩疾患. あたらしい眼科 15：1507-1516, 1998.
6) 平形恭子：子どもの眼が痛いとき. 小児看護 34：1010-1016, 2011.
7) Tzekov C, et al：Neuroophthalmological symptoms in children treated for internal hydrocephalus. Pediatr Neurosurg 17：317-320, 1991-1992.

（小橋孝介）

落陽現象 (setting-sun phenomenon) の機序

水頭症を有する児の40％, 脳室腹腔内シャント不全を発症した児の13％に認められるとの報告[7]がある. 一方, 生理的な落陽現象も生後2～3カ月頃まで認められる. 落陽現象は, 急な体位変換（Moro反射の診察と同様）や, 顔面に光を当てて急に取り去ることで誘発される.

病的な落陽現象は大脳基底核や脳幹の障害によると考えられているが, 生理的な落陽現象は眼球運動を制御する神経系の未熟性によると言われている.

生理的と思われても1カ月以上持続する場合や, 虹彩が下眼瞼に隠れ, 持続時間が数秒間と長い, 斜視や眼振などの眼球運動異常を伴う場合は, 神経学的異常所見として精査が必要である.

IV 臓器別アプローチ
5 耳, 鼻, 副鼻腔

H&Pの3原則

- こどもの診察は固定が命！
- 穴はすべて覗け！ 耳, 鼻も必ず診察！
- 難聴のサインを見逃すな！

Must Rule Out

① 難聴
② 中耳炎
③ 副鼻腔炎
④ アレルギー性鼻炎

H&Pのツボ

【病歴聴取】

　表1に「耳」の病歴聴取のポイントを，表3に「鼻，副鼻腔」の病歴聴取のポイントをまとめた。

　また，表2[1)]に，聴覚障害（難聴）をきたしうる薬剤を挙げた。

　これらに留意して病歴を取る。

①耳（表1）

表1 | 耳の病歴聴取のポイント

確認項目		症状	鑑別疾患・ポイント
病歴		耳いじりが目立つ	中耳炎，外耳炎，外耳道異物
		耳だれが出る	中耳炎（鼓膜の穿孔，粘液性・粘液膿性），外耳炎（緑色膿性）
		耳が立っている（耳介聳立）	乳様突起炎，蜂窩織炎，耳下腺炎，耳後部膿瘍，後耳介リンパ節腫脹
		耳の中でガサゴソ音がする	外耳道異物
		呼んでも返事をしない，聞き返す，テレビの音を大きくしないと聞こえていない様子，ジェスチャーを加えないと言葉が伝わらない	難聴
既往歴		中耳炎の既往	難聴
		流行性耳下腺炎の既往	ムンプス難聴[*1]
		耳毒性薬剤の使用歴	（表2参照）
		染色体異常（21-トリソミー，Turner症候群[*2]）	難聴
出生歴		周産期の異常（先天性感染症，新生児仮死，低出生体重，新生児黄疸）	難聴のリスク
家族歴		難聴	Alport症候群[*3]，Waardenburg症候群[*4]，Jervell-Lange Nielsen症候群[*5]（先天性QT延長症候群を伴う）
		喫煙	中耳炎のリスクファクター
社会歴		不登校，成績不良など	心因性難聴

[*1]：近年，従来の報告より罹患率は高く，1,000人に1人との報告がある[2]。
[*2]：耳管機能が悪いため中耳炎が難治化しやすい。10歳代後半より進行性の難聴を認める。
[*3]：感音難聴を伴う遺伝性進行性腎炎。
[*4]：虹彩異色などの虹彩，皮膚，毛髪の色素異常を伴う。
[*5]：先天性QT延長症候群を伴う。

表2 | 聴覚障害（難聴）をきたしうる薬剤

アミノグリコシド系抗菌薬[*1]	ストレプトマイシン，カナマイシン，ネオマイシン，ゲンタマイシンなど
ループ利尿薬[*2]	フロセミド，エタクリン酸
抗結核薬	エタンブトール
抗悪性腫瘍薬	シスプラチン，カルボプラチン
解熱・鎮痛薬	アスピリン[*2]
抗マラリア薬	キニーネ

[*1]：アミノグリコシド系抗菌薬は高音から低音の順に不可逆性の難聴をきたす。
[*2]：ループ利尿薬，アスピリンによるものは一過性で，薬剤中止により改善する。

（文献1より引用）

② 鼻，副鼻腔（表3）

表3 | 鼻，副鼻腔の病歴聴取のポイント

確認項目	症　状		鑑別疾患・ポイント
病　歴	鼻　汁	血　性	先天梅毒，ジフテリア
		膿　性	副鼻腔炎，急性・慢性鼻炎
		水様透明	アレルギー性鼻炎
	鼻　閉		急性・慢性鼻炎，アレルギー性鼻炎[*1]，副鼻腔炎[*2]，アデノイド（アデノイド顔貌，口呼吸），鼻中隔弯曲症[*3]，後鼻孔閉鎖症[*4]，腫瘍
	哺乳量の変化		幼若乳児は鼻呼吸であり，鼻閉が強いと哺乳量低下をきたす
	多呼吸，陥没呼吸，チアノーゼ		強い鼻閉の存在を疑う
	繰り返す（止まりにくい）鼻出血		凝固異常（ビタミンK欠乏症，血友病，その他凝固因子異常），血小板減少（特発性血小板減少性紫斑病，再生不良性貧血，白血病など），血管性〔ビタミンC欠乏症，IgA血管炎（HSP）〕，外傷（指性），鼻腔異物，腫瘍
既往歴			アレルギー性疾患[*5]，副鼻腔炎[*6]
家族歴			出血性疾患（鼻出血の原因として），アレルギー性疾患

[*1]：くしゃみ，水様鼻汁，鼻閉：2歳くらいから認められる。
[*2]：上顎洞，篩骨洞に多い。罹患部位の自発痛や圧痛を伴う。
[*3]：男児に多く，鼻閉，頭重感を症状とする。
[*4]：胎生7週〜2カ月までに起因する一次鼻腔の発育過程の異常で，女児に多い。20％は両側性で出生後早期に哺乳不全となり発見されるが，80％は片側性で，発見が遅れることが多い[3]。甲状腺機能亢進症に対する妊娠中のチアマゾール（メルカゾール®）服用による副作用が有名である。
[*5]：アレルギー性鼻炎は喘息，アトピー性皮膚炎などを伴うことが多い。
[*6]：反復する副鼻腔炎ではアデノイドの有無などを評価する。

③ その他の診察ポイント

a）咽　頭

- 扁桃肥大→アデノイド（咽頭扁桃の腫大は6歳頃がピークで，その後退縮する。鼻閉と口呼吸が生じ，アデノイド顔貌を呈する。副鼻腔炎を合併しやすい）
- 後鼻漏→副鼻腔炎，アレルギー性鼻炎

b）皮　膚

- アトピー性皮膚炎→アレルギー性鼻炎

Examination

1. 耳 [4)5)]

【診察の手順】

- 耳鏡を使用して外耳道から鼓膜の観察を行う。
- こどもの頭部をしっかりと固定（保護者や看護師に依頼する）し，外耳道の解剖学的な特徴に合わせて耳鏡を挿入する（3歳未満では耳介を下方に，3歳以上では上方に牽引する）。
- 骨部外耳道に先端が当たると痛いので，耳介牽引の方向を適宜調節しながらゆっくりと耳鏡を進める（耳鏡は10～15mm以上挿入しない！）。
- 膨隆，陥凹，発赤，中耳の液体貯留などがないか，光錐が見えるかどうか確認する。
- 耳垢の除去に自信がない場合は深追いせず，観察できなかった旨を記録する。

【診察のポイント】

以下に留意し，診察する（図1）。

① 見た目の異常

- 副耳：15/1,000人。美容的な問題
- 耳瘻孔：胎生期の耳介小丘の癒合不全によって形成。感染を繰り返す場合は摘出する。

② 外耳道

- 耳を引っ張ると痛がる→外耳炎
- 水疱→第Ⅴ神経1枝（V1），第Ⅴ神経2枝（V2）領域の帯状疱疹（感音難聴，顔面神経麻痺，平衡障害をきたすものをRamsay Hunt症候群と呼ぶ），インフルエンザ桿菌による急性中耳炎
- 閉塞→耳垢塞栓（完全に閉塞している場合，耳垢水を点耳してから耳垢鉗子などで除去する）
- 異物→石，豆，虫など（虫はオリーブオイルで殺してから除去する）
- びらん，腫瘤→外耳炎，外耳道真珠腫（外耳道下壁に耳垢が堆積して限局性骨膜炎を起こし，骨が露出して腐骨が形成される。外科処置が必要となる）

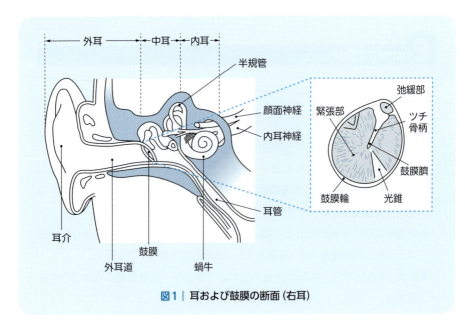

図1｜耳および鼓膜の断面（右耳）

③ 鼓　膜
- 破れている→鼓膜損傷（通常，難聴は伝音性で軽度。感染に注意が必要だが経過観察のみで自然治癒する。高度の場合，内耳障害を伴い感音難聴をきたすため手術が必要になる）
- 水疱→急性中耳炎，水疱性鼓膜炎〔激しい（しばしば拍動性の）片側性耳痛が突然出現する。中耳の滲出液を伴う場合は急性中耳炎による症状との区別は困難[6]〕
- 赤い（膨隆あり）→急性中耳炎（発熱を伴う）
- 陥凹→滲出性中耳炎（中耳の滲出液を透視できる）
- 腫瘤→真珠腫性中耳炎（中耳炎などによる慢性刺激により中耳内の円柱上皮が変性重層扁平上皮となり，真珠腫が形成されたもの。早期の手術療法が必要である）

2. 鼻　腔
【診察の手順】
- ペンライトのみでの観察でも十分である。

- まず下から上方を観察する（中鼻甲介，中鼻道が観察できる）。
- 次に鼻尖を左手で押し上げ（ブタの鼻のようにする！），水平方向を観察する（下鼻甲介，Kiesselbach部位が観察できる）。
- 粘膜の色，鼻汁の色，腫瘤の有無を確認する。鼻汁が多い場合は鼻汁を除去してから観察する。

【診察のポイント】

以下に留意し，診察する（図2）。

① 見た目の異常
- 扁平な鼻→口蓋裂を伴う22q11.2欠失症候群（心血管異常，特有の顔貌，

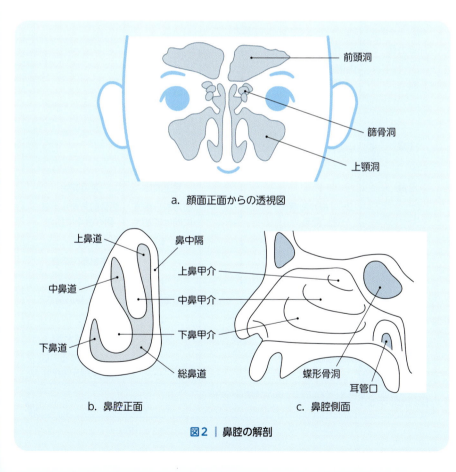

図2 | 鼻腔の解剖

● 副鼻腔の発達と副鼻腔炎（表4）

副鼻腔は出生後から20歳代にかけて発達する。小児においては，副鼻腔が未発達で，3～4歳までは篩骨洞，それ以降は上顎洞が発達するため上顎洞に病変を認めることが多い。また，未発達な副鼻腔は血流が豊富なため，容易に感染が周囲に波及し，骨髄炎，髄膜炎，眼窩蜂窩織炎，眼窩膿瘍などを起こす。

表4 | 副鼻腔の発達

月齢・年齢	上顎洞	篩骨洞	蝶形骨洞	前頭洞
1～2カ月	CTで出現 小さく含気なし	CTで出現 小さく含気を認める		
	↓	外側縁は鼻中隔と平行 外側へと徐々に拡大		
3カ月	含気出現 内側から外側へと徐々に拡大	↓		
1歳	外側は眼窩壁の半分まで 下壁は上顎骨まで	↓		
2歳	↓	↓	発達開始 前方から後方に向けて拡大	発達開始 篩骨前方から上外側へ徐々に拡大
	3～4歳から急速に発育	↓	↓	
4歳	↓	↓	↓	鼻根部の高さ
	↓	↓		↓
6歳	↓	↓	トルコ鞍前縁	眼窩上縁の高さ
	↓	↓	↓	↓
10～12歳	完成 外側は眼窩外壁まで	完成	完成	個体差が大きい 含気を認めるのは成人の45％程度

3～4歳までは篩骨洞，それ以降は上顎洞の副鼻腔炎が多い。

胸腺低形成，口蓋裂，低カルシウム血症を主徴とする）など
- 鞍鼻→先天梅毒，両眼角解離を伴う21-トリソミーなど

② 鼻翼呼吸
- 気道閉塞，呼吸不全

③ 鼻　腔
- 異物

④ 鼻粘膜
- 蒼白→通年性のアレルギー性鼻炎（くしゃみ，鼻汁，鼻閉が3大症状。気管支喘息，アトピー性皮膚炎を合併することが多い。花粉症では発赤していることも多い）
- 膿性鼻汁の付着→副鼻腔炎（中鼻道：上顎洞，前額洞，前蝶形骨洞，上鼻道：後蝶形骨洞，篩骨洞）
- 出血→Kiesselbach部位（血管の怒張，痂皮，出血）
  ※まずは鼻翼をしっかりつまんで止血を！

3. 耳，鼻の痛み
- 急性中耳炎，急性外耳道炎，急性副鼻腔炎を鑑別する。

文献
1) 須藤俊明：リスクマネージメント―医薬品の副作用 聴器毒性，ステロイド剤の副作用．日耳鼻会報 108：1004-1007, 2005.
2) Hashimoto H, et al：An office-based prospective study of deafness in mumps. Pediatr Infect Dis J 28：173-175, 2009.
3) Cedin AC, et al：Surgery for congenital choanal atresia. Cochrane Database Syst Rev 15：2, 2012.
4) 松崎全成：耳鏡，鼻鏡の使い方と所見のみかた．診断と治療 96：711-717, 2008.
5) Lewis AB, et al：Handbook of Pediatric Physical and Clinical Diagnosis, 8th ed. Oxford University Press, 2008, p76-85.
6) Marais J, et al：Bullous myringitis：a review. Clin Otolaryngol Allied Sci 22：497-499, 1997.

（小橋孝介）

IV 臓器別アプローチ

6 口，咽頭

H&Pの3原則

- 口腔内診察は「しっかり固定」，「明るく」しよう！
- 軟口蓋を診よう！
- 「のど」だけ診ない。皮疹など口腔以外の症状にも気をつけよう！

Must Rule Out

急性咽頭炎の診断の目的は溶連菌感染症を同定することである。

① 溶連菌感染症　▶Link Ⅲ-1 発熱，Ⅳ-2 リンパ節
② ヘルペス歯肉口内炎　▶Link Ⅲ-1 発熱
③ 扁桃周囲膿瘍　▶Link Ⅲ-7 嘔吐，下痢
④ 川崎病　▶Link Ⅲ-1 発熱，Ⅲ-2 発疹，Ⅳ-2 リンパ節
⑤ 好中球減少症

H&Pのツボ

- 6歳未満の「のどは痛くない」は，当てにならないことがある。必ず身体所見とセットで判断する。
- 哺乳瓶をくわえさせたまま寝させている→う歯 (bottle caries)，中耳炎
- 周囲の流行状況は非常に重要→家族の溶連菌・アデノウイルス・ヘルペスウイルス感染など。
- 睡眠中のいびき，中途覚醒→アデノイド肥大
- 薬剤歴：抗菌薬，経口・吸入ステロイド→鵞口瘡

所見の取り方

　こどもは舌圧子が大嫌い。1歳半以上なら，口を大きく開けてみるように言うとよい。口を大きく開けてできるだけ舌を前に突き出してもらう，あるいは「エー」と言ってもらう。大きく息を吸ってもらうようにできれば，舌圧子は不要であることが多い。舌圧子を使うときは，舌の中央ではなく片側ずつ押さえるようにして扁桃，咽頭後壁を診ると，咽頭反射が起こりにくい。

　乳児期は，泣いたときに診るのもよい。母親やきょうだいを先に診察してみる，こどもに診察の真似をさせてあげるなども有効である。

　咽頭後壁を診たいときは，咽頭反射を恐れず，舌圧子を奥まで入れる。咽頭反射は舌の奥1/3に触れるだけで誘発されることがある。

　ライトは適度な明るさが必要で，ペンライトのほか，耳鏡が使える。懐中電灯がよいという医師もいる。LEDライトは赤味がわかりにくくなることがあるので，筆者はハロゲンライトを使用している。

　動かないようにするには，保護者の足の間にこどもの足を挟み，片手でこどもの両手を，もう一方の手でこどものおでこを押さえるのがよい（図1）。

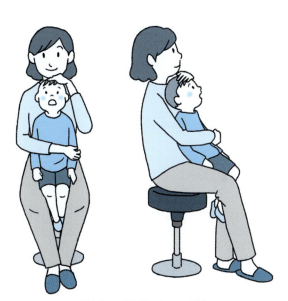

図1｜のどを診るときの固定

Examination

「見る・聴く・嗅ぐ」から始める。

1. 見た目の異常

- 口を開けっ放し→アデノイド顔貌，上気道閉塞
- 口が開かない（開口障害）→扁桃周囲膿瘍，破傷風
- 首が傾いている→炎症性斜頸
- 流涎→ヘルペス歯肉口内炎，ヘルパンギーナ，喉頭蓋炎，咽後膿瘍，扁桃周囲膿瘍，歯牙萌出，口内炎

2. 発語の異常

- 鼻声→口蓋帆咽頭不全（口蓋裂など）

3. 臭いの異常

- 口臭→鼻道異物，副鼻腔炎，口腔内不衛生，口呼吸

4. 部位別の診察ポイント

図2を参照。

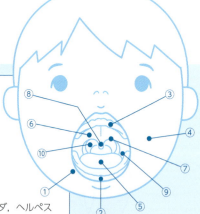

① 口唇
唇が白い→貧血，チアノーゼ
口の周りが白い（口囲蒼白）→猩紅熱，低血糖
乾燥→脱水
水疱→口唇ヘルペス
嚢胞→粘液嚢胞
発赤，ひび割れ→川崎病，接触皮膚炎
発赤，腫脹→血管浮腫
くぼみ→口唇裂
口角炎→接触皮膚炎（よだれ，食べ物），カンジダ，ヘルペス

② 歯肉：見落としがちなので必ずチェックする癖をつける
発赤，腫脹，口内炎→ヘルペス歯肉口内炎
発赤，腫脹（歯肉炎）→糖尿病，白血病，ランゲルハンス細胞組織球症，好中球減少症，思春期
歯肉増殖→フェニトイン，シクロスポリン，白血病
歯肉の縁にできる小白色の結節→Bohn結節（上皮真珠）
膿瘍形成→歯槽膿瘍

③ 歯
赤茶色→ポルフィリア
灰黄色～褐色→テトラサイクリンの副作用
上顎切歯から始まるう歯→bottle caries (寝ながら哺乳瓶で哺乳している場合．下顎歯はう歯になりにくいのが特徴)
萌出遅延→13カ月を超えて下顎中切歯が生えない．無歯症でなければ，経過をみることも多いが，以下の鑑別を念頭に置く→家族性(疾患が特定できないケースも多い)，甲状腺機能低下症，副腎機能低下症，くる病，下垂体機能低下症，Down症候群など
萌出が早すぎる(4カ月未満)→出生歯，新生歯，思春期早発症，甲状腺機能亢進症など

④ 頬粘膜
Koplik斑(歯の咬み合わせ部位，特に下顎臼歯の向かい側にみられる小白斑)→麻疹
舌圧子で剥がれない白苔，剥がすと粘膜の点状出血がみられる→鵞口瘡
口内炎→好中球減少症を鑑別すること
浮腫→アレルギー

⑤ 舌
いちご舌→溶連菌感染症，川崎病，TSS (toxic shock syndrome)
振戦→甲状腺機能亢進症，舞踏病
乾燥→脱水症
巨舌→甲状腺機能低下症，Down症，リンパ管腫，Beckwith-Wiedemann症候群，糖原病II型，ムコ多糖症

⑥ 硬口蓋
高口蓋(正常でもみられる．Pierre Robin症候群)，口蓋裂
口蓋正中縫合にできる小白色病変→Epstein真珠

⑦ 軟口蓋：溶連菌診断のカギは軟口蓋にあり！
点状出血(口蓋垂にも及ぶとき，診断価値が高い)，扁桃腺炎→溶連菌感染症 (a)
Forchheimer spot (口蓋の1～3mmの点状出血)
→風疹 (b) で有名だが，溶連菌などほかの感染源でも起こる
水疱，潰瘍→ヘルパンギーナ，単純ヘルペス，水痘
永山斑(口蓋垂両側にある栗粒大の紅色隆起)
→突発性発疹(熱が下がって発疹が出るまでは確定診断できない)

⑧ 口蓋垂
点状出血→溶連菌感染
二分口蓋垂→正常，粘膜下口蓋裂

⑨ 扁桃
扁桃は3歳頃から大きくなり始め，6歳頃に最大になる．その頃に扁桃がまったく見えないときは術後か，免疫不全を疑う．
白苔→アデノウイルス・溶連菌・EBウイルス感染，その他(どの疾患についても特異度は低い)
偏位→咽後膿瘍，扁桃周囲膿瘍

⑩ 咽頭後壁
小児ではリンパ濾胞が原因微生物に診断的意味を持つことは少ない
後鼻漏→長引く咳の原因となりうる

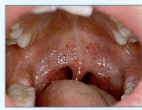

a. 溶連菌感染症の咽頭所見

軟口蓋の発赤と点状発赤に加えて口蓋垂の発赤→溶連菌感染症

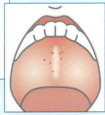

b. 風疹のForchheimer spot

図2 部位別の診察ポイント

Watch out！

口腔以外の症状に気をつけろ！ 合わせ技で診断しよう！

① 皮疹
- 体幹の紅色小丘疹，触るとサンドペーパー様→溶連菌感染症
- 体幹のいろいろな時相が混じった水疱。被髪部にもできる→水痘
- 手足（肘，膝，臀部）の水疱→手足口病
- アモキシシリンで薬疹→EBウイルス感染症
- 多形滲出性紅斑→マイコプラズマ感染症

② 結膜炎→アデノウイルス感染症，川崎病，Stevens-Johnson症候群

③ 腹痛，肝脾腫，強い全身倦怠感→EBウイルス感染症

④ 腹痛，頭痛→溶連菌感染症

⑤ 哺乳中，鼻にミルクが逆流してくる，中耳炎を繰り返す，口笛を吹けない→口蓋裂

⑥ 先行する咽頭痛，いったん改善するが，高熱とともに強い咽頭痛が再発。流涎，斜頸，muffled voice，開口制限→咽後膿瘍

【歯の痛み】（表1）[1]
- 歯の痛みは，こどもにとって耐えがたい痛みの1つである。

乳歯20本，永久歯32本

萌出開始は，6カ月頃，下顎中切歯から生える。この時期に機嫌不良や，よだれ，発熱がみられることがある（teething）。

2歳までは，「乳歯本数＝月齢－6」が成り立つ。3歳までには，乳歯が生えそろっている。

おしゃぶりは18カ月以上，指吸いは5歳以上まで続けると不可逆的な咬合異常が生じる。おしゃぶりや指吸いは，無理にやめさせるのは難しく，こどもの性質や咬合異常の強さを加味して個別に対応を決める。

表1 | 歯の痛みの鑑別疾患

部 位		鑑別疾患
顔（歯）	口腔内	
	歯と歯周組織（最も多い*）	・歯の痛み：歯牙う歯に続発する歯髄炎，根尖性歯周炎 ・歯肉の痛み：急性歯槽膿瘍 ・抜歯後の痛み：下顎智歯（親知らず）抜歯後に強いことが多い
	口腔粘膜（やや稀）	・小潰瘍：再発性アフタ，単純ヘルペス（ヘルペス歯肉口内炎） ・器質的異常なし：舌痛症
	その他（かなり稀）	・悪性腫瘍による痛み：接触痛，運動痛，癌の神経浸潤による自発痛 ・神経圧迫性の痛み：上小脳動脈の圧迫による三叉神経痛（間欠痛）
	顎顔面	・顎関節症：開口時の関節痛，咀嚼筋痛もある（高頻度） ・上顎洞感染症：歯性上顎洞炎 ・外傷：顎顔面骨の骨折 ・歯性炎症の顔面頸部への波及：蜂窩織炎，深頸膿瘍 ・顎下腺唾石症：特有の唾疝痛 ・顔面の帯状疱疹（三叉神経支配領域） ・三叉神経痛：口腔内痛と合併（三叉神経支配領域）

＊：過剰なブラッシング圧や歯磨剤によりエナメル質が削られて象牙質に近づいたり，歯茎が下がったりすると知覚過敏を惹起する．1週間程度の経過をみて，痛みの軽減が認められなければ，歯髄炎を疑う．

(文献1より改変引用)

- 口腔という部位的な位置関係から，頭痛など周辺諸器官にもその影響が波及することもある．
- 痛みのため，睡眠障害や食欲低下につながる場合もある．

文献

1) 宮沢裕夫：子どもの歯が痛いとき．小児看護 34：1021-1028, 2011.

〔参　考〕

- Barness LA, et al：Head and Neck. Handbook of Pediatric Physical and Clinical Diagnosis, 8th ed. Oxford University Press, 2008, p86.
- 佐久間孝久：アトラスさくま—小児咽頭所見，第2版．丸善プラネット，2008.

(児玉和彦)

IV 臓器別アプローチ

7 頸部

H&Pの3原則

- 発生学・解剖学的知識をベースにした視診・触診が診療の中心となる。
- 腫瘤は先天性・炎症性・腫瘍性の3つに分類，斜頸は骨性・炎症性・眼性の3つに分類し，鑑別する。
- 正中の視診・触診（特に甲状腺）を忘れない！

Must Rule Out

発熱・上気道狭窄症状・全身状態不良児では頸部診察が診断に直結することがあり，以下の疾患をまず念頭に置く。

① 深頸部膿瘍（扁桃周囲膿瘍，傍咽頭膿瘍，咽後膿瘍）
② 腫瘍性リンパ節腫脹
③ 川崎病

H&Pのツボ

一般的に，頸部診察は視診・触診を中心とした手短な診療となることが多い。先天奇形，発生学，解剖学の基礎知識が重要であり，その所見がそのまま確定診断に直結することが多い部位である。

【病歴聴取】

- 「首を動かさない」「首を痛がる」などの症状は，初期には保護者にしか気づかれないことがある。このような訴えがあるときには普段との違いに留意して問診する。

- 腫瘤や斜頸（図1）以外の随伴症状を聴取することで，病態・病変部位を想定する（表1）。
- 胸鎖乳突筋は反対側への回旋に作用するため，片方への回旋困難があれば反対側の胸鎖乳突筋の問題（炎症の波及など）が推測できる。咽頭の外側に位置する傍咽頭間隙に炎症が起これば（傍咽頭膿瘍など），そこに接する咀嚼筋のひとつである内側翼突筋に炎症が波及して開口障害をきたす。
- 頸部リンパ節腫脹で発症する川崎病があり，特に年長児では頸部リンパ節腫脹以外の主要症状が目立たない不全型川崎病があることに注意を要する。

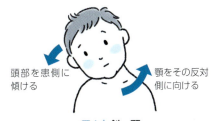

図1｜斜頸
可動域制限の一種で，頭部を患側に傾け，その反対側に顔面・顎を回旋させる状態。

表1｜頸部以外の随伴症状により疑われる疾患と，その病態・病変部位

随伴症状	疑われる疾患	病態・病変部位
長引く発熱（微熱），体重減少，盗汗，遷延する咳嗽	結核 悪性腫瘍	慢性炎症
緩徐に進行する他の神経学的異常（頭痛，嘔吐，ふらつき，眼位異常など）	脳腫瘍	頭蓋内圧亢進症状 巣症状
発熱，吸気性喘鳴	深頸部膿瘍	上気道狭窄症状
発熱，頸部可動域制限	回旋障害 頸部リンパ節炎 深頸部膿瘍	同側の深頸筋（回旋筋，半棘筋など）・対側の胸鎖乳突筋への炎症波及
	前屈障害 髄膜炎 頸部リンパ節炎 深頸部膿瘍	髄膜刺激徴候 深頸筋（前椎体筋など）・胸鎖乳突筋への炎症波及
	後屈障害 頸部リンパ節炎 深頸部膿瘍	後頭筋群（板状筋，後頭直筋など）・胸鎖乳突筋への炎症波及
発熱，開口障害	深頸部膿瘍	内側翼突筋への炎症波及
発熱，眼球結膜充血，口唇発赤，発疹，四肢末端変化	川崎病	全身性中血管炎

【身体所見】

①新生児～乳児期に問題となる先天奇形

新生児は仰臥位，乳児は仰臥位もしくは抱っこで診察を行う。この月齢は頸部がもともと短く，抱っこでは皮膚がたるんでしっかり視診できないことがあるので，その場合は臥位にし，図2のように片手で頸部を支えながらもう片方の手で皮膚を引っ張って視診を行う。

この時期にみられる頸部病変・腫瘤の大部分は先天性・良性である。頸部病変として，先天性筋性斜頸，側頸瘻，甲状舌管囊胞，翼状頸，短頸・後頭部毛髪線低位に留意する（表2）。追視が可能な月齢であれば，顔のついたぬいぐるみやおもちゃを上下左右に振って頸部可動域を視診する。

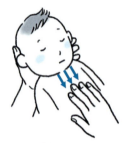

図2｜視診時のコツ
左手で乳児の首を支えながら右手で頸部の皮膚を引っ張る。

表2｜新生児・乳児期のおもな頸部病変の種類と特徴

随伴症状	病態・病変部位
先天性筋性斜頸	通常，胸鎖乳突筋下1/3周辺に線維性腫瘤を触知する。腫瘤は生後2～3週で最大となり，その後自然退縮する
側頸瘻	鰓裂が閉鎖せずに遺残することによって生じる。通常，胸鎖乳突筋前縁1/3の部位に開口する。瘻孔のない側頸囊胞の場合は徐々に液体が貯留し腫瘤を形成するため，学童～成人になって診断されることが多い
甲状舌管囊胞	甲状舌管が閉鎖せずに遺残することによって生じる。正中頸囊胞ともいい，頸部正中・気管甲状軟骨頭側に出現する。囊胞の感染・破裂により正中頸瘻となることがある
翼状頸	正面から見て頭蓋骨乳様突起部から肩峰にかけて観察できる襞状の皮膚のことを指し，Turner症候群・Noonan症候群・Down症候群などでみられる
短頸・後頭部毛髪線低位	先天性頸椎癒合により生じ，Klippel-Feil症候群に特徴的

②腫瘤の鑑別（表3）[1]

　触診は，両手の第2～第4指を用い，後頭結節・後頸部から側頸部，前頸部，鎖骨上窩の順に，皮膚に軽く密着させた手指を細かに動かして腫瘤がないかスクリーニングを行う（図3）。頸部正中の触診は範囲から漏れやすいため注意が必要である。スクリーニングで腫瘤がみつかった場合，詳しく触診を行い，部位・サイズ・硬さ・可動性・圧痛の有無・腫瘤上の皮膚色を評価する。頸部腫瘤で最も重要な頸部リンパ節の診察法については別項を参照されたい。▶Link Ⅳ-2 リンパ節

　学童以上で指示に従えれば嚥下させて腫瘤を診察する。甲状舌管嚢胞は舌骨の前に位置

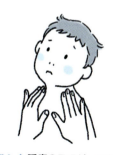

図3｜腫瘤のスクリーニング
左右それぞれ3本（示指，第3指，第4指）を用いて頸部腫瘤がないかスクリーニングする。

表3｜頸部腫瘤の鑑別診断

部　位	診　断		
	先天性	炎症性	腫瘍性
胸鎖乳突筋前縁	鰓裂嚢胞 血管奇形	反応性リンパ節腫脹 リンパ節炎 先天性筋性斜頸	リンパ腫
正　中	甲状舌管嚢胞 類皮嚢腫		甲状腺腫瘍
後頭部	血管奇形	反応性リンパ節腫脹 リンパ節炎	腫瘍リンパ節転移
耳介前部	血管腫 血管奇形 鰓裂嚢胞	反応性リンパ節腫脹 リンパ節炎 耳下腺炎 非定型抗酸菌症	石灰化上皮腫 唾液腺腫瘍
顎　下	鰓裂嚢胞 血管奇形	反応性リンパ節腫脹 リンパ節炎 非定型抗酸菌症	唾液腺腫瘍
オトガイ下	甲状舌管嚢胞 類皮嚢腫	反応性リンパ節腫脹 リンパ節炎	
鎖骨上窩	血管奇形		リンパ腫 腫瘍リンパ節転移

（文献1より改変引用）

し，提舌や嚥下で頭側に挙上する。類皮嚢腫は覆われている皮膚と一緒に動くのが特徴である（表在リンパ節は皮下に位置するので皮膚と一緒には動かない）。

③甲状腺の診察

触診は，患者の正面から拇指を使って行う方法と，患者の背方に立ち示指～第3指を使って行う方法があるが，視診と同時に行うことができるため，一般に前者がよく用いられる。頸部をやや伸展させ，拇指でまず甲状軟骨を同定し，徐々に指を下げて甲状軟骨下端，輪状軟骨，気管軟骨を確認する。甲状腺峡部は気管軟骨の前に張り付く形で存在するので，気管軟骨の上端を拇指で確認したら，拇指の位置をそのままにして嚥下させると気管軟骨のややデコボコした感触の上に耳朶の柔らかさの甲状腺を触知することができる。

甲状腺は腫大とともにまず厚みが増す（正常は3～5mm）ため，側方からの視診で胸鎖乳突筋前方までの飛び出しが確認できることもある。視診・触診にて腫脹の有無，腫脹している場合はサイズ（横径と縦径）・硬さ（バセドウ病では濾胞緊満により，橋本病ではリンパ球浸潤により硬くなる）・結節の有無を記録する。

④気管の診察

頸部が短く軟部組織が厚い新生児・乳児では，気管の正確な位置の把握は困難だが，年長児では臥位または坐位で，正中に可動性を有する構造物として触れる。気管の偏位や皮下気腫の存在は重篤な胸腔内病変（緊張性気胸，縦隔気腫など）を示唆する。

⑤斜頸（先天性筋性斜頸を除く）の鑑別（**表4**）

表4に挙げた点を意識して鑑別する。

表4 | 斜頸（先天性筋性斜頸を除く）の鑑別

分類	疾患	病態・症状
骨性	先天性骨性斜頸	先天的な頸椎・胸椎奇形による斜頸
	環軸椎回旋位固定（atlanto-axial rotatory fixation：AARF）	軽微な外傷・運動，深頸部膿瘍による頸部回旋などが誘因となり，環椎・軸椎（C1，C2）の関節面がずれた状態で固定されることにより生じる。関節面が固定されているため，頸部回旋運動ができない
炎症性（骨性斜頸と異なり，除痛することで頸部回旋運動は可能）	外傷	胸鎖乳突筋・僧帽筋の外傷
	ウイルス性筋炎	上気道ウイルス感染に伴う胸鎖乳突筋・僧帽筋などの筋炎
	頸部リンパ節炎 扁桃炎 深頸部膿瘍 川崎病	頸部の炎症が胸鎖乳突筋や深頸筋に波及することで生じる
眼性	麻痺性斜視（上下斜視）による代償的斜頸	外眼筋麻痺による複視を代償しようとして生じる斜頸で，頭痛・嘔吐・失調などの神経学的異常を伴う場合は脳腫瘍や多発性脳神経炎などの鑑別が必要。複視が誘因になる斜頸なので，片眼を遮蔽すると斜頸が消失または軽減する

文献

1) Meier JD, et al：Evaluation and Management of Neck Masses in Children. Am Fam Physician 89：353-358, 2014.

（高寺　侑，上村克徳）

8 乳房

H&Pの3原則

- 乳房に関する外来受診の多くは乳房腫大である！
- 問題のない早発乳房が多いが，治療の必要な思春期早発症との鑑別が必要！
- 器質的疾患や性ステロイドホルモン含有薬剤の摂取状況なども検討する！

Must Rule Out [1)〜5)]

問題のない早発乳房が多いが，器質的疾患を除外する。

① 女児の治療が必要な思春期早発症
② 女児の思春期早発症の原因となる病態（**表1**）[3)]
③ 男児の女性化乳房の原因となる病態：Klinefelter症候群，肝機能障害，腎不全，甲状腺機能障害，副腎腫瘍，精巣腫瘍，薬剤（スピロノラクトン，ジギタリス，シメチジン，イソニアジド，抗うつ薬など）

表1 | 女児の思春期早発症の原因分類

1. 中枢性思春期早発症（真性思春期早発症）：ゴナドトロピン依存性
   ① 特発性
   ② 脳腫瘍：視床下部過誤腫，視神経膠腫，視床下部毛様細胞性星細胞腫など
   ③ 中枢神経系障害：形成異常，水頭症，脳炎・髄膜炎，外傷，放射線照射など
   ④ その他の異常：先天性副腎過形成，原発性甲状腺機能低下症など
2. 末梢性思春期早発症（仮性思春期早発症）：ゴナドトロピン非依存性
   ① 女性化：自律性反復性卵胞嚢胞，MaCune-Albright症候群，卵巣腫瘍，副腎腫瘍，エストロゲン含有物質摂取
   ② 男性化：先天性副腎過形成，テストステロン産生腫瘍，アンドロゲン投与

（文献3を元に作成）

H&Pのツボ 1)〜6)

　小児科外来における，乳房に関する主訴の多くは乳房腫大であり，そのほとんどは治療を要さない（後述の「Evidence & Experience」参照）。治療や精査を必要としない早発乳房と思春期早発症の鑑別が重要である。

　表26)を参考に，性早熟徴候の発現時期や進行の速さを聴取し，成長曲線を作成する。

　思春期早発症の原因は多岐にわたるため（**表1**），それらの病態を念頭に，器質的疾患を疑う所見，性ステロイドホルモンを含有する薬剤や健康食品摂取の有無，各種既往歴の有無を確認する。

　身体所見では，二次性徴の評価，および神経学的所見，甲状腺，肝脾腫，精巣など全身を評価する。

表2 ｜ 女児の思春期早発症

Ⅰ．女児の主徴候 　①7歳6カ月未満での乳房発育 　②8歳未満での陰毛発生，小陰唇色素沈着などの外陰部早熟，腋毛発生 　③10歳6カ月未満での初経
Ⅱ．副徴候 　発育途上で次の所見をみる（発病初期には必ずしも認めるとは限らない） 　①身長促進現象：身長が標準身長の2.0 SD以上，または年間成長速度が2年以上にわたって標準偏差の1.5 SD以上 　②骨成熟の促進現象：骨年齢−暦年齢≧2歳6カ月を満たす場合，または暦年齢5歳未満は，骨年齢/暦年齢≧1.6を満たす場合 　③骨年齢/身長年齢≧1.5を満たす場合
Ⅲ．検査所見 　下垂体性ゴナドトロピン過剰分泌と性ステロイドホルモンの分泌亢進
Ⅳ．除外規定 　末梢性思春期早発症（仮性思春期早発症）などを否定する
【診断基準（確実例）】 　1．Ⅰの2項目以上とⅢ，Ⅳを満たすもの 　2．Ⅰの1項目以上およびⅡの1項目以上とⅢ，Ⅳを満たすもの

（文献6を元に作成）

【病歴聴取】

- 3〜5歳の女児で，進行が速い，色素沈着や乳輪の変化を伴う乳房発育→思春期早発症
- 帯下の増加，性器出血→思春期早発症
- 両親の，身長と二次性徴の発来時期
- 嘔吐・頭痛・視力障害などの神経学的異常所見
- 体重減少，動悸→甲状腺機能障害
- 内服薬，外用薬（湿疹用軟膏や養毛剤などの化粧品も含む），健康食品の定期摂取→ホルモン含有物質，関連薬物の摂取

【身体所見】（表3）

　乳房の評価は，児を臥位にして同側の手を頭の下に置いて診察する。腋窩と鎖骨から同心円状に乳輪に向かって触診する。

- 乳腺組織の不整，乳首の下からずれて存在する腫瘤，発赤を伴う腫脹→皮下腫瘤，感染
- カフェオレ斑→MaCune-Albright症候群
- 腹部腫瘤→副腎腫瘍
- 精巣の腫瘤，不整，サイズの変化→精巣腫瘍

Evidence & Experience [1]〜[6]

　小児科外来でみられる，乳房に関する病的ではない訴え・状態を以下に記す。

①新生児一過性乳房腫大・乳汁分泌（魔乳）

　母体からのエストロゲン移行による。2週間〜数カ月程度で消失する。

②早発乳房

　思春期前（7歳6カ月未満）の女児にみられる乳房・乳腺腫大のうち，ほかの早熟徴候を伴わないものを指す。好発年齢は2峰性を示し，2歳以下（60〜85％）と6〜8歳である。進行が緩徐であり，2〜3年で消失する場合が多い。

　早発乳房と中枢性思春期早発症は連続したスペクトラム上にあり，早発乳房の14〜20％が経過中に思春期早発症と診断されるため，3〜6カ月ごとの

表3 | Tanner分類（女子）

	乳房の発育		恥毛の発育	
第1期				**思春期前** • 未発達で乳頭のみ突出
第2期				**思春期の開始** • 乳房がやや膨らむ • 乳輪が大きくなる • 大陰唇にわずかに発毛
第3期				• 乳房はさらに大きく突出する • 恥丘にも発毛が広がる
第4期				• 乳房肥大 • 乳輪と乳頭は乳房からさらに盛り上がって見える • 恥毛はほぼ成人型だが範囲が狭い
第5期				• 成人型となる • 乳輪は後退するため乳頭のみ乳房から突出して見える

フォローアップが必要となる。

③思春期男児の生理的女性化乳房

正常な思春期男児の30〜65％に乳房腫大がみられる。左右差や疼痛を伴うことも多い。大半は数年で自然退縮するが，腫大の程度が強い場合は外科的処置が行われることもある。

なお，女児の二次性徴の乳房発育時に，左右差，過敏，疼痛を認めることはよくある。

④肥満による偽性乳房腫大

乳輪が小さく乳首が平坦で，乳房組織が軟らかい。

文献

1) Lewis AB, et al：The Chest, Breasts, and Respiratory System. Handbook of Pediatric Physical and Clinical Diagnosis, 8th ed. Oxford University Press, 2008, p101-131.
2) 濱島　崇：必ず遭遇する"内分泌疾患を疑わせる訴え"：絶対に確認すべきファーストライン―乳房腫大. 小児診療 75：405-408, 2012.
3) 桧作和子：よく遭遇する内分泌疾患診療のための基礎知識；症状・検査所見からの対応―思春期発達の異常. 小児診療 70：1645-1651, 2007.
4) Banikarim C, et al：Over view of breast masses in children and adolescents.［http://www.uptodate.com/contents/overview-of-breast-masses-in-children-and-adolescents］
5) Braunstein GD：Clinical features, diagnosis, and evaluation of gynecomastia.［http://www.uptodate.com/contents/clinical-features-diagnosis-and-evaluation-of-gynecomastia］
6) 厚生労働科学研究費補助金難治性疾患克服研究事業「間脳下垂体機能障害に関する調査研究」班（主任研究者・大磯ユタカ）：中枢性思春期早発症の診断の手引き（平成15年度版）.

〈内山健太郎〉

IV 臓器別アプローチ

9 肺，胸郭

1 肺

H&Pの3原則

- 呼吸窮迫や呼吸不全を早期に認識し，介入する！
- 呼吸器疾患以外による呼吸障害の可能性も忘れない！
- 呼吸音の用語には国際的に統一された定義や臨床的意義の解釈は存在しない．スタッフ間で用語の使い方に相違があったら，「お互いにどう教わり，どう学んだか」を確認しよう！

Must Rule Out

障害部位を迅速に判断して適切な介入を行う．

① 上気道閉塞→異物，急性喉頭蓋炎，咽後膿瘍，アナフィラキシー，先天性気道狭窄
② 下気道閉塞→気管支喘息，急性細気管支炎，異物，先天性気道狭窄
③ 肺組織 (実質) 病変→肺炎，肺水腫 (心原性，神経原性)
④ 呼吸調節の障害→けいれん，中枢神経系感染症，頭蓋内病変，代謝疾患
⑤ 緊張性気胸
⑥ ショック
⑦ こども虐待を含めた外傷

H&Pのツボ

- どのようなシチュエーションであれ，まず，PAT (pediatric assessment

triangle　▶Link I-4 トリアージ）を用いて緊急度の判断を行う。PATの異常を認めれば，ABCDEアプローチ（気道・呼吸・循環・神経学的評価・全身観察）に沿った一次評価と介入を開始する。

- 病歴聴取や詳細な身体所見は，安定を確認してから，もしくは一次評価で患児を安定させた後に行う。

1．病歴聴取

- 患児や養育者（保護者）に「気管支喘息と言われたことはありますか？」と質問をしても否定されることが多い。筆者は気管支喘息のスクリーニングとして，下記のような質問をしている。

　「今まで風邪を引いたときなど，息を吐く際に"ゼーゼー""ヒューヒュー"といった音を出したことはありませんか？」
　「今まで受診時に，『気管が弱いかもしれない』『喘息っぽいね』と言われたことは？」
　「気管支を拡げる吸入をしたことはありますか？」
　「抗ロイコトリエン薬（具体的商品名をいくつか挙げつつ）を定期的に飲んでいたことはありますか？」

- 呼吸窮迫がみられる場合は**表1**のポイントを意識しながら病歴を聴取する。

2．身体所見

- 多くの場合，身体所見だけで障害部位の特定が可能である。
- 持続する所見の場合，身長・体重，成長曲線の記録が先天性疾患や慢性疾患の発見につながる。

【視　診】

　PATでの評価に加えて，呼吸姿勢の異常，努力呼吸，呼吸数，呼吸リズム，ばち状指，胸郭の変形，流涎の有無などの評価を行う。
　① 呼吸姿勢の異常　▶Link I-4 トリアージ
　② 努力呼吸（**表2**）[1]
　③ 呼吸数（**表3**）[1]　▶Link I-5 バイタルサイン

表1 | 肺・胸郭の病歴聴取のポイント（呼吸窮迫がみられる場合）

確認項目		鑑別疾患・ポイント
発症様式, 経過	超急性, 突然発症	気道異物, アナフィラキシー, 気管支喘息発作, 心不全 ▶Link Ⅳ-10 心臓
	反復性	気管支喘息, 先天性気道狭窄
随伴症状	咳嗽, 喘鳴, 胸痛	▶Link Ⅱ-4 喘鳴, Ⅲ-4 胸痛, Ⅲ-6 咳
	発熱, 咳嗽, 喘鳴を伴わない呼吸窮迫	代謝疾患（糖尿病性ケトアシドーシスなど）
	腹痛	腹部外傷, 急性腹症, 糖尿病性ケトアシドーシス
	膨隆疹	アナフィラキシー 食後の運動中→食物依存性運動誘発アナフィラキシー
外傷の有無		緊張性気胸, 肺挫傷, 腹部外傷, こども虐待
異物誤飲の可能性		乳幼児の呼吸症状では必ず確認する 発達障害児では年齢にかかわらず確認する
既往歴	発達の遅れ, 体重増加不良	先天性疾患を考慮 ▶Link Ⅳ-10 心臓 （先天性気道狭窄, 先天性心疾患など）
	早産・低出生体重	RSウイルス細気管支炎の急性増悪
アレルギー歴		摂取の有無　アナフィラキシー
家族歴, 社会歴		周囲の流行状況（RSウイルス, H1N1インフルエンザなど）
ワクチン接種歴		母子健康手帳で百日咳, Hib, PCVの接種漏れの有無を確認
気管支喘息に関する確認項目		家族歴, アレルギー歴（アトピー性皮膚炎, アレルギー性鼻炎の有無も含む), 現在の治療内容（受診前の治療内容も含む), 治療歴（使用薬剤, 入院歴, ICU入室歴), 家庭内の喫煙やペットの有無

表2 | 努力呼吸の種類

種類	特徴
鼻翼呼吸	・吸気時に時にみられる鼻孔の拡大 ・新生児〜年少児 ・呼吸窮迫の徴候
陥没呼吸	吸気時における胸壁の内向きの動き ▶Link Ⅰ-4 トリアージ
シーソー呼吸	・吸気時に胸壁が陥凹し, 腹部が拡張 ・呼気時は逆に動く →上気道狭窄, 呼吸筋疲労, 神経筋疾患による筋力低下
上下の首振り	呼吸補助筋を用いることで, 吸気で頸部を伸展, 呼気で屈曲する →呼吸不全の徴候
胸壁運動の左右差	緊張性気胸, フレイルチェスト

（文献1を元に作成）

表3 | 呼吸数と鑑別診断

分類	症状		鑑別疾患・ポイント
頻呼吸	努力呼吸	あり	呼吸窮迫
		なし	侵襲に対する生理的反応(高熱,疼痛) 代謝性アシドーシス,敗血症
徐呼吸			疲労,中枢神経系感染症・障害,低体温,呼吸抑制作用のある薬剤
無呼吸*	呼吸筋活動	あり	気道の閉塞
		なし	中枢性(けいれん,中枢神経系感染症,頭部外傷,脳腫瘍,水頭症,神経筋疾患)
	混合性無呼吸		

*:20秒以上の吸気の停止,それ以下でも徐脈,チアノーゼ,蒼白などを伴うもの。

(文献1を元に作成)

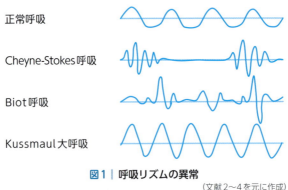

図1 | 呼吸リズムの異常

(文献2〜4を元に作成)

④ 呼吸リズムの異常 (図1)[2〜4]

- 呼気延長→wheezeがなくても胸郭内気道の狭窄を示唆する
- Cheyne-Stokes呼吸:無呼吸もしくは著明な徐呼吸と,漸増・漸減型呼吸が周期的に反復する→脳灌流異常,頭蓋内圧亢進,中枢神経障害
- Biot呼吸 (失調性呼吸):不規則な休止期のある呼吸
  →中枢神経系感染症・障害,呼吸抑制のある薬剤
- Kussmaul大呼吸:深く,周期的なため息のような呼吸。呼吸回数は多いことも少ないこともある
  →代謝性アシドーシス (特に糖尿病ケトアシドーシス)

- あえぎ呼吸（下顎呼吸）：けいれん性吸気努力で急速に最大吸気位に達し，その弛緩による受動的な呼気が起こる。著明な徐呼吸を伴う
  →心肺停止の徴候
⑤ばち状指→慢性呼吸障害，チアノーゼ性心疾患，慢性消化器疾患など
⑥流涎→急性喉頭蓋炎，異物，口腔内外傷

【聴　診】(表4[1)～10)], 図2)

- 聴診器を使わなくても聴こえる，嗄声，咳嗽の様子（犬吠性咳嗽など），喘鳴をまず評価する。▶Link Ⅰ-4 トリアージ，Ⅱ-4 喘鳴
- 基本的に，上気道狭窄は吸気性喘鳴（stridor）を呈し，下気道狭窄は呼気性喘鳴を呈する。二相性喘鳴は両者の中間部分の狭窄を示唆する。狭窄の程度が高度になるほど喘鳴は大きく高調になるが，閉塞すれば聴こえなくなる。
- 呼吸音の聴診は，膜型とベル型いずれの聴診器を用いてもかまわない。高音を聴くために膜型が使われることが多いが，新生児や乳児などでは比較的密着しやすく冷たくないベル型が有用な場合も多い。
- 聴診器は聴診前に手で温め，しっかりと密着させて，左右交互に聴診を行う。同じ部位において，安静呼吸と深呼吸と2呼吸以上聴取するのが望ましい。
- こどもの手や服が聴診器に触れると副雑音に似た音が聴こえる場合があるので，聴診器に何も触れていないことを確認する。
- 聴診器による聴診では，air entryの減弱・左右差，呼気延長の有無，呼吸音と気道音異常の評価を行う。
- 正常呼吸音の聴き分けや，気管支呼吸音化は，胸壁の薄い小児については臨床的意義が多くないため，詳細は成人の成書や文献[10)]を参照されたい。
- 泣いている乳幼児は泣き声を出す直前に深く息を吸うため，吸気終末のcrackleは泣いていないときに比べて聴きやすくなることもある。
- 3歳以上であれば，風ぐるまなどのおもちゃやティッシュを吹き飛ばさせるなどを利用した深呼気をさせることで，呼気のwheezesが聴こえる場合がある。吸気も大きくなるのでcrackleも聴こえやすくなる。
- 咳嗽や鼻汁吸引でrhonchusやcrackleが消えることもよくある。
- stridorが肺野に放散して，rhonchusやcrackleのように聴こえることがよ

くある．口元・鼻先にベル型を当てる聴診や，頸部での聴診により閉塞部位の特定に役立つ．

【触　診】2)～4) 6)

鎖骨骨折や肋骨骨折などの外傷，握雪感の有無を評価する．啼泣や声を出させながら手を当てて声音振盪を確認する．

- 握雪感→気胸，縦隔気腫
- tactile rhonchi（邦訳なし）→大気道でrhonchiが聴こえる場合，気道への液体貯留を疑う．
- 声音振盪
  減弱→胸水貯留，胸膜肥厚，気胸
  亢進→肺炎や無気肺など，肺が硬くなる病変

【打　診】2)～4) 6)

濁音と鼓音の局在性，横隔膜の位置の評価を行う．

- 清音→正常肺の打診音
- 鼓音→喘息，細気管支炎，気胸
- 濁音→肺炎や無気肺など，肺が硬くなる病変
- 深呼気における横隔膜の低下→air trapping，喘息，細気管支炎
- 吸気時における横隔膜の上昇→腹部膨満，腹腔内臓器腫大

表4 | 広義の呼吸音および気道音の異常

表現		特徴	発生部位,臨床的意義
英語	日本語		
grunt/grunting	呻吟	・呼気終末に聴取 ・低音 ・新生児～乳児で聴取	肺を虚脱させないように声門を狭めてPEEPをかけている
stridor(狭義)	ストライダー 吸気性喘鳴	・基本的に吸気に聴取 ・吸気優位で粗い(harsh) ・比較的高調な連続音	・基本的に胸郭外気道の狭窄を示唆する ・呼気または二相性に聴取 →胸郭内の気道狭窄
wheeze[*1]	・高音性連続性ラ音 ・笛声音 ・呼気性喘鳴	・100ms以上持続する,高調な連続音 ・基本的に呼気に聴取	基本的に胸郭内気道の狭窄 →気管支喘息,細気管支炎 単音性(monophonic)で局在性がある場合 →気管・主気管支の狭窄もしくは危機的な気道狭窄(気道の位置は問わない)
rhonchus[*2] (複数形:rhonchi)	・低音性連続性ラ音 ・類音	・100ms以上持続する,低調な(150Hz以下)連続音 ・多音性(polyphonic) ・基本的に呼気に聴取	基本的にwheezeと同じ機序であるが,胸腔内気道の分泌物の存在も示唆する →細気管支炎,乳幼児の気管支喘息
fine crackle[*3, 4]	・細かい断続性ラ音 ・捻髪音	・細かな周波数の高い断続音 ・持続は短い(5ms以下) ・吸気(特に終末)に聴取	・間質性肺炎,細気管支炎,気管支肺炎,肺水腫,無気肺 ・呼気の場合は胸郭内下気道の狭窄を示唆 →細気管支炎,気管支喘息発作,下気道異物
coarse crackle[*4]	・粗い断続性ラ音 ・水泡音	・ブツブツと粗い感じの,周波数の低い断続音 ・持続は長い(10ms以上)	

次頁へつづく

pleural friction rub	胸膜摩擦音	・吸気・呼気に聴取 ・断続的な異常音 ・ギューギューという雪を踏むような音やバリバリと表現される	炎症を起こした壁側と肺側の胸膜が触れ合うことにより起こる →胸膜炎，肺炎，結核，肺膿瘍，膿胸
Hamman's sign		・胸骨左縁下部〜心尖部で聴取 ・心収縮中期のクリック音	縦隔気腫，軽度の左気胸

*1：歴史的に，連続性雑音のうち高音がwheeze，低音がrhonchusと分類されてきた（本項末尾のコラム参照）。近年，周波数で両者を分類する意義は少ないとしてhigh-pitch wheeze，low-pitch wheezeとすべき，という意見も存在する。しかし今回は従来の表記を踏襲した。

*2：欧米のテキストでもrhonchusの定義や臨床的意義のばらつきが大きい。American Thoracic Society (ATS) の分類から離れて連続性/断続性にかかわらず気道の分泌物に由来すると定義するテキスト[2)6)]や，rhonchusという用語はなくすべきだとする意見も存在する。しかし「気道の分泌物の関与」という共通認識はあるようである。

*3：成人領域ではfine crackleは間質性肺炎を示唆するが，欧米の小児のテキストではfineとcoarseをわけて記載することは少ない。筆者も小児においては両者を区別する臨床的意義は少ないと考えている。

*4：以前使用されていたmoist raleやdry raleは正確性に欠けるとして，現在はraleではなくcrackleが用いられるようになってきている。「ラ音」「ラーレ」など日本独自の用語もより適切な用語に統一されていくべきと筆者は考えている。

（文献1〜10を元に作成）

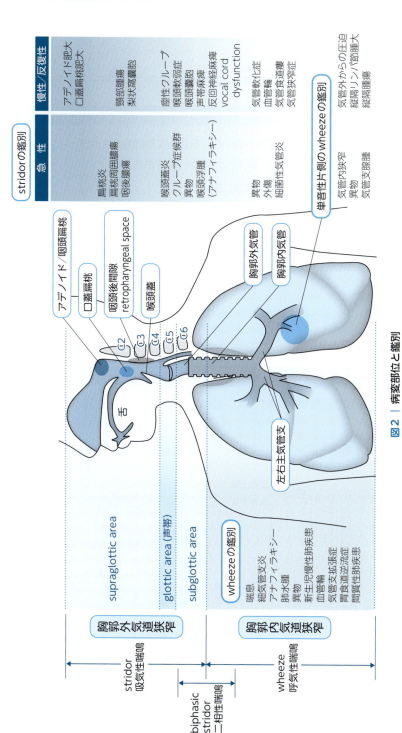

図2 | 病変部位と鑑別

(文献2、3、5、6、11を参考に作成)

2 胸郭

H&Pの3原則

- 漏斗胸は，自然に軽快するものでも，放置して問題ないものでもない！
- 基礎疾患の除外と心理的・身体的合併症も評価する！
- 外傷を診たらこども虐待も念頭に置く！

Must Rule Out [2)〜4) 12)]

① 漏斗胸の原因となる上気道狭窄病変，Marfan症候群
② 側弯症
③ こども虐待を含めた外傷

診察のポイント [4)]

胸部所見を記載するにあたって，位置は図3 [4)] のように特定する。

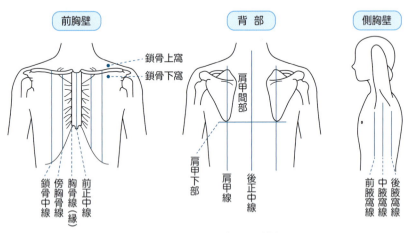

図3 | 胸郭における位置の記載法

側胸壁における腋窩線の決定の際は上腕を正しく外転させて行う。記載の都合上図には上腕を90°以上挙上させてあるが，実際には90°を超えてはならない。
(工藤翔二：肺・胸郭の診かたと所見の解釈. 診察診断学 (高久史麿，監). 医学書院，1998, p106より改変引用)

H&Pのツボ [2)〜4) 12)]

- 新生児期に呼吸障害がある場合，胸郭の陥凹はよくみられるが，呼吸障害の改善に伴い改善する。
- 幼児期までの漏斗胸患者で上気道狭窄病変(アデノイド，扁桃肥大)がある場合，治療により胸郭の変形が改善することも多い。
- 漏斗胸は，呼吸器・循環器の異常，胸部の圧迫感や疼痛といった呼吸症状，精神的負担などの合併も知られており，治療により改善が期待できるものもある。手術時期としては学童期が適しているという報告もあり[12)]，専門家へのコンサルテーションのタイミングを逸しない配慮が必要な疾患である。

1．病歴聴取

【漏斗胸の症状と鑑別疾患】

- 中耳炎の反復，入眠時のいびきや呼吸障害→扁桃腺肥大，アデノイド肥大
- 咳嗽が長引く，喘息→呼吸器系の異常の合併
- 胸部圧迫感，胸痛→胸部症状の合併
- 家族歴→Marfan症候群
- 漏斗胸による精神的影響がないかどうかを確認する。

2．身体所見(表5)

胸郭の診察にあたっては，肩，鎖骨，肋骨，背部の視診，触診も行う。

▶Link Ⅳ-14 四肢(骨，筋，関節，脊椎)

- 鎖骨骨折→分娩外傷，こども虐待を含めた外傷
- 脊柱の側弯→側弯症

表5 | 身体所見のポイント

漏斗胸	樽状胸郭	鳩胸	その他（扁平胸など）
・心雑音，異常心音→僧帽弁逸脱症，僧帽弁閉鎖不全症，三尖弁閉鎖不全症などの合併 ・高身長，長四肢・指趾，側弯症，心雑音，眼症状の確認→Marfan症候群	・胸郭の前後方向への拡大→慢性的なair trapping（喘息，慢性肺疾患など），横隔膜の平坦化が示唆される（下部肋骨〜肋骨下の陥凹を伴う場合が多い）	（整容上の問題であり，医学的には問題ないことが多い）	（整容上の問題であり，医学的には問題ないことが多い）

- 胸囲は頭囲と同じか，やや小さい（2歳頃まで）→この比率の異常は頭囲拡大の場合が多い．
- 正常胸郭は左右対称で，幼児期までは円形であるが，年齢とともに横径が拡大する．
- 胸郭の左右差→側弯症，先天性心疾患の合併．

文献

1) American Heart Association：Pediatric Advanced Life Support：Provider Manual. American Heart Association, 2012.
2) Lewis AB, et al：The Chest, Breast, and Respiratory System. Handbook of Pediatric Physical and Clinical Diagnosis, 8th ed. Oxford University Press, 2008, p101-131.
3) Daniel M：Evaluating the Respiratory System. Pediatric clinical skills, 4th ed (Richard BG, ed). Elsevier Saunders, 2011, p122-136.
4) 工藤翔二：肺・胸郭の診かたと所見の解釈．診察診断学（高久史麿，監）．医学書院，1998, p102-121.
5) Gabriel GH, et al：Part XIX-Respiratory pathophysiology and regulation. chapter 366-Diagnostic approach to respiratory disease. Nelson Textbook of Pediatrics, 19th ed (Robert MK, et al, ed). Saunders, 2011.
6) Finder JD：Pulmonary Disorders. Zitelli and Davis' Atlas of Pediatric Physical Diagnosis, 6th ed. Saunders, 2012, p597-611.
7) 川城丈夫，他：CDによる聴診トレーニング 呼吸音編，改訂第2版．南江堂，2011.

8) Weiner DL, et al：Emergent evaluation of acute respiratory compromise in children. UpToDate®．［www.uptodate.com］(参照 2013年2月15日)
9) 三上理一郎：各国における音分類の現状と将来．日医師会誌 94：2051-2055, 1985.
10) Bohadana A, et al：Fundamentals of Lung Auscultation. N Engl J Med 370：744-751, 2014.
11) Quintero DR, et al：Assessment of stridor in children, In：UpToDate®, Redding G, ed.（Accessed on June 1, 2016）
12) 山本真弓，他：乳幼児健診において外から見てわかる疾患　漏斗胸．小児診療 75：213-218, 2012.

（内山健太郎）

呼吸音の分類に関する混乱について

　1819年にLaennecが発表した呼吸音の分類が各国語に翻訳され伝播する中で，様々な定義の相違が生じた。1977年にATS（American Thoracic Society）が国際的統一を図るために「断続音をcrackleとして，fine crackleとcoarse crackleに分ける。250ms以上持続するものを連続音として，400Hz以上をwheeze，200Hz以下をrhonchusとする」という提案を行った。1985年に第10回International Lung Sound Conferenceが日本で開催された際に，ATSの定義に基づいた呼吸音の分類の三上案が提案された（本文文献4参照）。

　それ以降は長い間まとまった形での提案がされることはなかったが，2014年にThe New England Journal of Medicineにおいて，三上案をベースとした呼吸音に関するReview Articleとして「Fundamentals of Lung Auscultation」が発表された（本文文献10参照）。これをきっかけに呼吸音の分類の国際的統一が進むことが期待されるが，現時点では日本国内はもとより欧米でも呼吸音に関する用語の定義や臨床的意義の解釈は統一されていないことを知っておく必要がある。

IV 臓器別アプローチ
10 心臓

H&Pの3原則

- 心不全をきたす心疾患では非特異的な主訴が多いため，特異的な主訴に変換する工夫が必要！
- 心不全の症状は，低心拍出症状と静脈うっ血症状にわけて考える！
- 日常診療から常に心臓を意識した診察（心音の聴診，肝臓の触診など）を行う！

Must Rule Out

ショックをきたしうる心疾患を見逃さない！
① 新生児・乳幼児期に重篤な症状を呈する先天性心疾患
② 心筋炎，心筋症，乳児特発性僧帽弁腱索断裂
③ 不整脈（発作性上室性頻拍など）

Next Rule Out

心不全を見逃さない！ 心不全徴候は，①低心拍出症状と②肺うっ血症状，③体うっ血症状にわけて考え，それぞれの症状がどのような機序で出現しているかを想起する[1]。

①低心拍出症状では，交感神経の緊張が亢進するので，頻脈，ギャロップリズム，多汗・冷汗（いわゆるcold & wet）などの症状が出現する。また交感神経緊張亢進により局所的血管収縮が起こり，血液が皮膚，臓器の血管床から心臓と脳に移動し，四肢冷感やうつ熱（中枢温は高く，末梢温は低い状態）が生じる。腸管血流が低下することにより，嘔吐や腹痛が生じ，腎血流が低

下することにより乏尿が生じる。

　②肺うっ血症状である多呼吸は，肺間質浮腫によるJ型受容体の刺激により生じるとされる。努力呼吸や陥没呼吸は肺コンプライアンスの低下により生じる。気道粘膜の浮腫により咳嗽や喘鳴が，肺胞浮腫により湿性ラ音，血痰，胸水，起坐呼吸が生じる。ただし，心臓が原因の肺うっ血症状は，細気管支炎など下気道感染症のそれと区別がつきにくく注意が必要である[2]。

　③体うっ血症状では，体内水分貯留により，浮腫，胸・腹水などが生じる。肝腫大は肝うっ血により生じるとされる。中心静脈圧上昇により頸静脈の怒張が生じる。ただし，浮腫や肝腫大などの体うっ血症状は心不全に特異的であるが，症状の出現が遅かったり認めなかったりする場合があり，注意が必要である。なお，浮腫の出現部位は，成人や年長児に比べ，乳児では下肢よりも眼瞼や仙骨に認めやすい[2]。しかし，そもそも乳児では末梢性浮腫を認めることは稀である。

　心不全における嘔吐などの消化器症状は，左心不全（低心拍出）による腸管虚血や右心不全（体うっ血）による腸管浮腫が挙げられる。また，ウイルス性心筋炎ではウイルス性腸炎と原因ウイルスが重複するので，下痢などの消化器症状がある理由とされる。

H&Pのツボ

　循環器疾患は病歴のみ，もしくは身体診察のみで診断にたどりつくのは困難であり，病歴と身体診察の結束と，それぞれの追加・反復で診断に迫る必要がある。

　ある程度当たりをつけてから胸部X線，心電図，心エコー図などの実施を検討する。　▶Link Ⅳ-9肺，胸郭

【病歴聴取】

　乳幼児の心不全症状は非特異的なものが多いため，その中から心不全徴候に気づくことができるよう，非特異的な主訴を特異的な主訴に変換する工夫が必要である。具体的には，哺乳不良であれば「哺乳量低下を伴う20分以上の哺乳時間の延長」，「哺乳中の易刺激性や末梢冷感」を聞き出す[3]。また，交

感神経刺激症状により頭部に多量の冷たい汗をかくことがあり，枕の湿り具合などを聴取すると有効な場合もある(表1)。

乳幼児期発症の心疾患の場合，乳児期特有の生理的な変化を理解することで症状の発現時期から病態を推察しやすくなる(表2)。

出生直後から心不全徴候を示す場合，新生児仮死や低酸素に関連する心筋障害，新生児遷延性肺高血圧症，房室ブロックなどの頻度が高く，先天性心疾患の頻度は低い。

乳幼児期に心不全をきたす心疾患は，その95％が出生3カ月以内(多くは2カ月以内)に心不全徴候を認める[4]。3カ月以降に心不全徴候を呈する場合，発

表1 乳幼児期の病歴聴取のポイント

確認項目	症 状	鑑別疾患・ポイント
周産期歴	妊娠糖尿病，催奇形性薬剤の使用，母体全身性エリテマトーデス，薬物乱用	先天性心疾患
家族歴	若年(50歳以下)の急性冠動脈病変	遺伝性家族性脂質異常症，遺伝性血栓性素因
	乳幼児突然死	心筋症，家族性不整脈疾患
	神経筋疾患	筋ジストロフィー，家族性代謝性心筋症
新生児，乳幼児期の心不全徴候	哺乳量の低下，多呼吸，鼻翼呼吸，チアノーゼ，陥没呼吸，哺乳中の呼吸窮迫や発汗	
幼児期以降の心不全徴候	同級生に運動でついていけないなどの運動不耐性，帰宅後の昼寝が多い，成長障害，慢性的な腹部症状，起坐呼吸，睡眠時呼吸障害	
チアノーゼ	しばしば気がつかれていない	
	啼泣や泣き入りひきつけによる変化	誘発因子や持続時間，舌や粘膜の変化の有無により鑑別を試みる
	寒さによる末梢性チアノーゼ	粘膜のチアノーゼの有無で鑑別する
その他	胸 痛	小児の場合，心疾患と関連することは少ない。心疾患の術後，川崎病の既往，Marfan症候群には注意が必要である

表2 | 出現時期別の心機能異常の鑑別

生理学的変化	動脈管閉鎖 → / 卵円孔閉鎖 → / 肺血管抵抗低下 →				
月齢・年齢	出生時	1カ月	3カ月	6カ月	1歳
先天性心疾患	肺血流を動脈管に依存 **肺動脈閉鎖症** 体動や哺乳に伴う体血管抵抗の低下，肺動脈弁下部狭窄の進行→右左短絡の増加→anoxic spell **Fallot四徴症** 体血流を動脈管に依存 =ductal shock **大動脈縮窄複合，大動脈弓離断症／重度の大動脈弁狭窄症／左心低形成症候群** 肺血流の増加に伴う肺うっ血の進行＋病態の進行 **中等度以上の心室中隔欠損症／房室中隔欠損症／動脈管開存症** 体循環と肺循環のmixing不良 **総肺静脈還流異常症** 肺血流の増加に伴う肺うっ血の進行 **完全大血管転移** 肺血管抵抗低下に伴う冠動脈灌流圧の低下→心筋虚血 **左(右)冠動脈肺動脈起始症**				
後天性心疾患	全身疾患に伴う病態(感染，先天代謝異常，神経筋疾患，膠原病) **心筋炎，心筋症，心外膜炎** **乳児特発性僧帽弁腱索断裂** **川崎病** ※遺伝性家族性脂質異常症や遺伝性血栓性素因がある場合は，若年性冠動脈病変をきたしうる				
	不整脈				
周産期から症状を呈する疾患	①胎児期から心不全をきたしうるもの 　1. 高度の房室弁逆流のあるEbstein奇形，重症大動脈弁狭窄による高度後負荷による右心収縮力低下 　2. 徐脈性および頻脈性不整脈による心不全 　3. 高度の体動静脈短絡(高拍出性の心不全を呈する)→ガレン大静脈瘤，巨大な肝血管腫など ②出生直後から症状を呈する病態 　1. 新生児仮死や低酸素に関連する心筋障害 　2. 新生児遷延性肺高血圧症 　3. 母体子宮収縮抑制薬投与による心筋障害[5]				

作性頻脈，心筋症，心筋炎，乳児特発性僧帽弁腱索断裂，左冠動脈肺動脈起始症（Anomalous Left Coronary Artery from the Pulmonary Artery：ALCAPA）の検討が必要となる。

【身体所見】（図1）

右胸心の可能性を念頭に置いて，心臓の位置が正常かどうか，常に左右をチェックする！

① 視　診

a) 来室時

目線，体動，啼泣の強さや嗄声の有無，幼児以降であれば独歩や抱っこなど来室方法を確認する。

b) 近くで

呻吟，努力呼吸（頻呼吸，鼻翼呼吸，陥没呼吸，肩呼吸），冷汗，顔色，爪床・舌・口唇のチアノーゼと四肢の網状チアノーゼの有無を確認する。チアノーゼを下肢のみに認める場合は大動脈弓離断症，大動脈縮窄症を疑う。

c) 診察時

頸静脈怒張（乳児では頸が短く観察困難），眼瞼・下肢の浮腫，肝腫大の有無，心疾患を伴う先天奇形症候群（**表3**）[6)～9)] を疑う所見がないか，胸部の心尖拍動，ばち状指を評価する。また，成長障害や体重増加不良を認める場合は先天性心疾患など慢性疾患を疑う。

② 触　診

a) 脈の触診

脈拍数，調律，脈拍の大きさの評価を行う。大動脈縮窄症も考慮して脈圧の上下肢差（上肢＞下肢），大腿動脈＊，足背動脈の触診も行う。

＊：大腿動脈の触診は，鼠径靱帯の少し下に沿って指を置き，大腿動脈の拍動を探す。

b) 胸部の触診

心尖拍動，胸骨剣状突起の拍動，振戦の評価を行う。

c) 肝腫大の評価

別項「腹部」の**図1**を参照。▶Link Ⅳ-11 腹部

d) 末梢の触診

冷感，冷汗，毛細血管再充満時間（capillary refill time：CRT）の延長

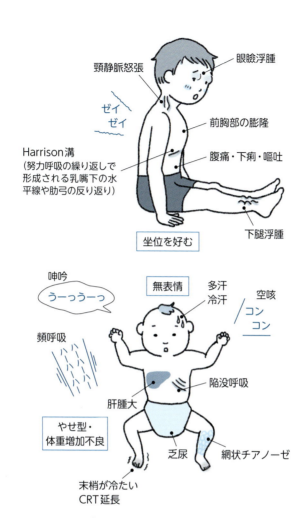

図1｜身体所見のポイントとなる症状

③聴　診

a) 聴診のチェックポイント

心臓の聴診では心拍数とリズムのほか，次の3点の評価を行う．

- 心音の評価：Ⅰ音とⅡ音の心音を区別．亢進，減弱，分裂の有無
- 過剰心音の評価：Ⅲ音，Ⅳ音，房室弁開放音の有無
- 心雑音，心膜摩擦音の評価（図2）：心雑音の有無，大きさ，音色，音の形態，タイミング，最強点，放散方向

表3 | 心疾患を伴う先天奇形症候群

症候群	身体的特徴	心疾患
Down	眼裂斜上，鞍鼻	心室中隔欠損症，房室中隔欠損症
Marfan	高身長，細く長い四肢，くも状指	解離性大動脈瘤，大動脈弁閉鎖不全症
Turner	眼間開離，翼状頸	大動脈縮窄症，大動脈弁狭窄症
Noonan	翼状頸，外反肘，停留精巣，低身長	肺動脈異形成弁狭窄，心房中隔欠損症，肥大型心筋症
Williams	広い前額，前後に長い頭，短い眼瞼裂，腫れぼったい眼瞼，鞍鼻，上向き鼻孔，長い人中，厚い口唇，歯牙低形成・欠損	大動脈弁上狭窄症，末梢肺動脈狭窄症，肺動脈弁狭窄症，心室中隔欠損症，心房中隔欠損症
22q11.2欠失	眼間開離，小口，小顎，鼻根部扁平，鼻翼と鼻屋の接合不全（鼻が上下に分かれてみえる），口蓋裂	Fallot四徴症，大動脈離断症（B型），心室中隔欠損症，大動脈弓の異常，動脈の走行異常（MAPCA），血管輪
CHARGE	虹彩欠損，後鼻腔閉鎖，性器低形成，耳介低形成・難聴	Fallot四徴症，動脈管開存症，心室中隔欠損症
VACTERL	椎骨異常，鎖肛，食道閉鎖，腎異形成，橈骨異形成	心室中隔欠損症，Fallot四徴症，心房中隔欠損症，動脈管開存症，単一臍帯動脈

MAPCA：主要大動脈肺動脈側副血行路 （文献6～9を元に作成）

b) 聴診のコツ

聴診の順序として，図3の順に少しずつ進める方法と，逆からの方法があるが，自分なりに一定の手順が定まっていればどちらでもよい。

乳児健診などの初診においては右胸心の可能性を考慮し，それぞれ反対の聴診も行う。

大動脈縮窄症や末梢肺動脈狭窄症，肺動脈弁狭窄症も考慮して側胸部，両側肩甲骨内側も聴診する。

周囲が静かな状況で，安静呼吸で，臥位・坐位の両方で聴診することが望ましい。

c) Ⅰ音，Ⅱ音の聴診

<u>正しい位置で正しい音の大きさのバランスで聞こえるかを意識する！</u>

Ⅰ音は僧帽弁と三尖弁の閉鎖音で，心尖部で最大に聴こえ，Ⅱ音は大動脈弁と肺動脈弁の閉鎖音で，胸骨両縁の第2肋間で最大に聴こえる。そのため，心

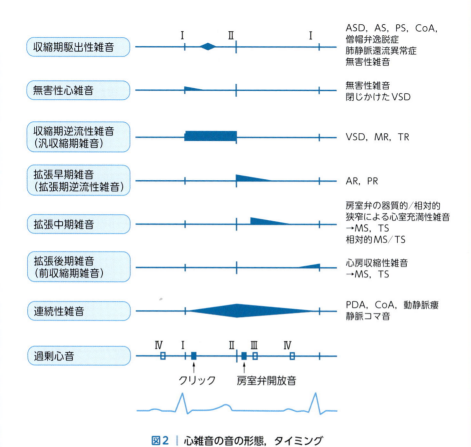

図2 | 心雑音の音の形態，タイミング

AR：大動脈弁閉鎖不全症，AS：大動脈弁狭窄症，PR：肺動脈弁閉鎖不全症，PS：肺動脈弁狭窄症，MR：僧帽弁閉鎖不全症，MS：僧帽弁狭窄症，TR：三尖弁閉鎖不全症，TS：三尖弁狭窄症，VSD：心室中隔欠損症，ASD：心房中隔欠損症，CoA：大動脈縮窄症，PDA：動脈管開存症

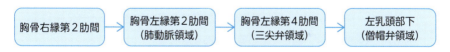

図3 | 聴診の順序

大動脈弁領域：先天性心疾患によっては当てはまらないこともあり，〜弁領域という表現はなるべく避ける。

尖部ではⅠ音がⅡ音より大きく聴こえ，胸骨両縁第2肋間ではⅡ音がⅠ音より大きく聴こえるのが正常である。

　心音は高圧であるほど大きく聴こえるため，心尖部でⅡ音が大きく聴こえる場合は肺高血圧や高肺血流の病態を考慮する必要がある。また，Ⅰ音，Ⅱ音がともに弱く聴こえる場合は心筋炎や心タンポナーデなど心収縮力が低下している病態を想起する必要がある。

- Ⅰ音が相対的に大きくなる→高心拍出，僧帽弁狭窄症
- Ⅱ音が相対的に大きくなる→肺高血圧症や高肺血流の病態
- Ⅰ音，Ⅱ音がともに小さくなる→心筋炎，心タンポナーデなど

　また，肺動脈弁は吸気により閉鎖が遅れるため，正常でもⅡ音は分裂が聴取される。分裂は胸骨左縁第2肋間で聴取しやすく，下記のような異常分裂がないことを確認する。

- 病的な呼吸性分裂（呼気時にも分裂）→右脚ブロック，僧帽弁閉鎖不全症，肺動脈弁狭窄症
- 固定性分裂（呼吸で分裂に変化がない）→心房中隔欠損症
- 奇異性分裂（呼気時に分裂し，吸気時に分裂しない）→左脚ブロック，動脈管開存症，大動脈弁狭窄症

　小児では脈拍が速いため，Ⅰ音とⅡ音の鑑別，雑音が収縮期なのか拡張期なのかの鑑別が難しくなるが，心基部（胸骨両縁の第2肋間）でⅠ音が弱くⅡ音が強いこと，Ⅰ音の直後に脈が触れることにより鑑別する。

d) 過剰心音（図4）

　Ⅲ音，Ⅳ音はベル型聴診器を心尖部にそーっと当てる！

　Ⅲ音は，拡張期早期に左房から左室に血液が急速に流入するときに生じる。左室容量過剰の際に聴取するが，健常若年者でも聴取することがある。

　Ⅳ音は，前収縮期に左房収縮に伴い左室の充満が加速するときに生じる。健常人では聴取せず，聴こえたら異常である。

　双方とも低調で小さい音であるため，ベル型聴診器をそーっと当てることが大切。ともに心尖部で聴取する。

- 房室弁開放音（opening snap）→僧帽弁狭窄症
- 収縮期クリック（ejection click）→大動脈弁狭窄症，肺動脈弁狭窄症，僧帽弁逸脱症など

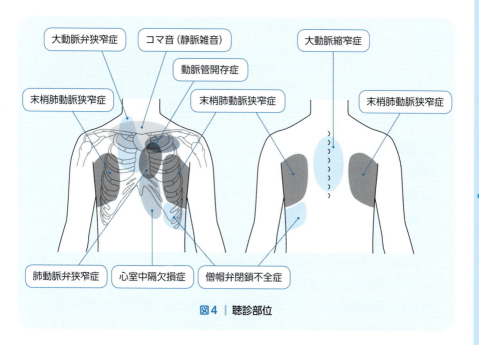

図4 | 聴診部位

Examination

1. 心疾患と体重増加不良[10]

　通常の心筋のエネルギー需要は基礎代謝の1/10だが，うっ血性心不全になると努力呼吸，心筋酸素需要増加，自律神経亢進により1/3まで上昇するとされる。また，哺乳は乳児が最もエネルギーを消費する日常動作であり，心不全であれば哺乳量は減少し効果的にエネルギーを摂取できないという悪循環に陥る。また，静脈うっ滞によって腸管壁の粘膜浮腫が起こり吸収不良をきたしたり，肝腫大による腹部臓器圧迫から胃容量減少やクリアランスの低下をきたすことが体重増加不良につながる。

　さらにチアノーゼ型先天性心疾患では，長期にチアノーゼが続くとインスリン様成長因子Ⅰ(IGF-Ⅰ)の分泌が低下することが知られており，成長障害につながる。

> ● 聴診器の使い分け
> - 膜型：低音がカットされるため高音聴取に適している。
> - ベル型：低音を聴取するのに適しているが，強く押し当てると低音がカットされるため，そーっと当てる。

2. 触診の異常

【脈の触診の異常】

- 頻脈→心不全，不整脈，呼吸窮迫/不全，易刺激性，不安
  ▶Link Ⅰ-5 バイタルサイン
- 速脈〔脈拍が急速に立ち上がり，急速に消失するもの。反跳脈（bounding pulse），水槌脈（water-hammer pulse），Corrigan脈とも呼ばれる〕→大動脈弁閉鎖不全症，動脈管開存症，総動脈幹症，脳動静脈奇形
- 奇脈（通常血圧は吸気時に低下するが，強調され，吸気時に収縮期血圧が10mmHg以上低下するもの。Kussmaul脈とも呼ばれる）→心タンポナーデ，収縮性心膜炎
- 交互脈：著しい心機能低下の所見
- 脈圧の上下肢差，大腿動脈の触知困難，大腿動脈の拍動遅延（橈骨動脈と比較して）→大動脈縮窄症

【胸部の触診の異常】

①心尖拍動

乳幼児では第4肋間，胸骨中線よりやや外側，学童や成人では左第5肋間，鎖骨中線上かやや外側に触れる。

- 心尖拍動の下，外側への移動→左心拡大，心囊液貯留
- 心尖拍動の触れの低下（もともと2歳以下では触れにくい）→心囊液貯留，心不全，気腫

②剣状突起の拍動

右室の拍動を示す。正常でも軽度の拍動を触れることはあるが，明らかな拍動があるときは心拡大（特に右心系の拡大）を表す（呼吸窮迫の乳児でこの所見がある場合は心疾患による呼吸障害の可能性が高い）。

- 持続的な隆起性拍動→肺高血圧症などの右心系の圧負荷
- 力強い拍動→左右シャントなどによる容量負荷

③ thrill

GradeⅣ以上の，手で触れることのできる心雑音と定義されている。
- 胸骨上窩と頸部のthrill→大動脈弁狭窄症，肺動脈弁狭窄症

3. 無害性心雑音（表4）

　器質的な心疾患や雑音を生じる病態がない患児において聴取される心雑音で，いくつか種類がある。小児の30％が一生に一度は無害性心雑音を指摘されると言われている[11]。病歴，聴診以外の身体所見で心疾患を疑わせる所見がなく，聴診上からも無害性心雑音と判断した場合，必ずしも検査は必要ないが，保護者への根拠のある丁寧な説明は必要となる。

　自信を持って「検査しない」ことを選択するためには，循環器疾患の知識や診察手技の習熟が必要である。

　一方，拡張期雑音，連続性雑音，GradeⅢ以上，放散する，クリックやⅡ音の異常を伴うなどがあれば心疾患の可能性が高く，精査が必要となる。

表4 ｜ 無害性心雑音

種類	解説
Still雑音	・胸骨下部の左縁から心尖部に最強点がある中等度の大きさの収縮期駆出性雑音 ・収縮期の早期もしくは中期に，楽音様（ブーンブーン）で，持続時間は比較的短い ・3～7歳の間で最もよく聴取し，呼吸や姿勢で音が変動する。放散はしない
肺動脈弁領域の収縮期駆出性雑音（pulmonic ejection murmur）	・胸骨左縁第2肋間あたりに最強点があるGradeⅠ～Ⅱ程度の収縮期駆出性雑音 ・収縮期の早期に高調で吹くような音で，Still雑音より長い ・学童～思春期で聴かれ，仰臥位でよく聴こえる
大動脈肺動脈血流の増加による収縮期駆出性雑音	発熱，貧血，妊娠，甲状腺機能亢進などの心拍出量増加により駆出性雑音を聴取することがある
静脈コマ音（venous hum）	右鎖骨付近で聴取する低調な連続性の静脈性雑音。頸静脈の圧迫により消失する

文献

1) 中澤　誠：心不全の診断．臨床発達心臓病学（高尾篤良，他編），改訂3版．中外医学社，2001，p252-253．
2) Bernstein D：心不全．ネルソン小児科学（衞藤義勝，監），原著第19版．エルゼビア・ジャパン，2015，p1900．
3) Kantor PF, et al：Presentation, diagnosis, and medical management of heart failure in children：Canadian Cardiovascular Society guidelines. Can J Cardiol 29：1535-1552, 2013.
4) Douglas LR：Cardiovascular Assessment of Infants and Children. Pediatric clinical skills（Richard BG, et al, ed）, 4th ed. Saunders, 2011, p137-159.
5) 大山牧子，他：母体へのritodrine hydrochloride, magnesium sulfate長期大量投与により心機能障害を来した新生児例．周産期医学 37：397-400, 2007.
6) 百々秀心：心疾患—一次医療を担う一般小児科医のための心疾患の取り扱い．小児臨 63：1378-1382, 2010.
7) 梶井　正：第Ⅰ章先天性奇形症候群アトラス．新　先天性奇形症候群アトラス（梶井正，他編）．南江堂，1998．
8) 山本俊至：ウイリアムズ症候群とは．ウイリアムズ症候群ガイドブック（大澤真木子，他監），中山書店，2010，p6-9．
9) 原田百合子：22q11.2欠失症候群であることを確認するには．22q11.2欠失症候群ガイドブック（大澤真木子，他監），中山書店，2010，p10-14．
10) 宮田大輝：心疾患．チームで実践‼小児臨床栄養マニュアル（高増哲也，他編）．文光堂，2012，p118-121．
11) Bernstein D：心臓血管系の評価　病歴と身体診察法．ネルソン小児科学（衞藤義勝，監）・原著第19版，エルゼビア・ジャパン，2015，p1789．

　　　　　　　　　　　　　　　　　　　　　　　　　　（木村　学，山下由理子）

Ⅳ 臓器別アプローチ

11 腹部

H&Pの3原則

- 腹部実質臓器それぞれの触診のコツをつかむ！
- 腹部腫瘍を触診で見分ける！
- 腹部腫瘤の原因疾患を知る！

Must Rule Out

① Wilms腫瘍
② 神経芽腫
③ 肝芽腫
④ 肝腫大
⑤ 脾　腫

H&Pのツボ

　こどもを寛がせることが肝要である．忍耐と，腕と，こどもの気をそらせる技術が必要である．両手を温め，こどもを泣かせないようにする．年少幼児では，立っているときは腹部の触診をさせてくれるが，ひとたび横臥させると拒否されることがある[1]．

　具体的には図1に則って触診を行う．

①脾　臓
- 脾臓は左上腹部にあり，乳児では左肋骨縁下に1〜2cm触れるのが正常である
- 大きさは肋骨縁の下に何cm触れるかで記録する

【触診のポイント】
- 臍の下からゆっくりと左上方に移るように行う。上方から先に触診すると巨大な脾腫を見逃すことがある
- 手で突いてはならない
- 片手を腹部に置き，もう一方の手で背側から脾臓を押して腹部に置いた手で脾臓を触れるとよい

【脾臓の腫大】
- 呼吸で動き，打診すると濁音が聴かれる。切痕があり上方の境界はわかりにくい
- 脾臓は通常軟らかいが，慢性の腫大があると硬くなる場合が多い
- 圧痛を認めることは稀である

②肝　臓
- 生後2〜3歳までは右肋骨縁下1〜2cmの大きさは正常である
- 大きさはcmで記載する。肝濁音界を打診して肝臓全体の大きさをcmで記載すると有用であるが，上縁を決めるのは容易でない（6〜12歳の小児の肝臓の長径は6〜12cmである）
- 正常な大きさの肝臓であっても，細気管支炎などでは横隔膜で押し下げられることがあり，注意を要する
- 肝臓の大きさを評価するには触診と打診で十分である
- 小児は腹壁が薄いため肝臓は容易に触診できる
- 肝臓の辺縁は軟らかく，呼吸性移動を認める

【触診のポイント】
- 手で突いてはならない。手で突くと腹筋が緊張して触診がしづらくなる
- 右腸骨窩から手指をそっと腹部に置き，呼吸性移動によって肝臓が手指に当たるようにするとよい

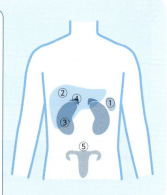

③腎　臓
- 腎臓は呼吸とともに動く
- 滑らかな外形をしており，触診で全体を確認できる場合がある
- 新生児の腎臓腫大は一側性のこともあれば両側性のこともある
- 一側性→先天性中胚葉性腎腫，腎芽腫（Wilms腫瘍），多発性囊胞腎，水腎症，腎静脈血栓症など
- 両側性→多発性囊胞腎，両側性閉塞性尿路障害（尿道弁など），先天性ネフローゼ症候群など

【触診のポイント】
- 腎臓は両手で挟むように触診するとよい

④副　腎
- 正常な副腎は触れない

【副腎の腫大】
- 副腎の腫大は腫瘍で認められ，通常は褐色細胞腫か神経芽腫である

⑤卵　巣
- 通常は触れない
- 卵巣を触知した場合は卵巣囊腫，卵巣奇形腫，卵巣腫瘍を疑う

図1 | 臓器別の触診法

（文献1を元に作成）

Examination

1. 腫瘍の鑑別ポイント[2]

腹部腫瘍は神経芽腫，Wilms腫瘍，肝芽腫，奇形腫が多く，次いで卵巣嚢腫，腸間膜嚢腫，大網嚢腫，白血病によるリンパ節腫大などがある（**表1**）。

表1 | 腹部腫瘍の鑑別疾患

鑑別疾患	ポイント
神経芽腫	硬くてゴツゴツしている
Wilms腫瘍	比較的軟らかくて丸い，可動性良好な側腹部の腫瘍として触知する
肝芽腫	肝そのものの腫瘍であり，肝と腫瘍を別々に触れることはできない
奇形腫	原発臓器により触診所見は異なるが，急激に増大する場合は悪性のことがある

2. 腹部腫瘤の原因疾患[2]

①腹部腫瘤：水腎症，肝腫大，脾腫，イレウスの腸管，膀胱，胆嚢，総胆管嚢腫など

②肝腫大：新生児肝炎，ウイルス性肝炎，胆道閉鎖症，糖原病，リピドーシス，脂肪肝，白血病，心不全など

③脾腫：白血病，溶血性貧血，敗血症，門脈圧亢進症，肝炎，粟粒結核，梅毒，トキソプラズマ症，Gaucher病，Niemann-Pick病，悪性リンパ腫など

文献

1) Denis G, et al, 早川　浩, 訳：たのしい小児科診察, 第3版. メディカル・サイエンス・インターナショナル, 2008, p124-128.
2) 加藤英夫：小児消化器疾患の症候診断学. 新小児医学大系（小林　登, 他編）11巻A. 中山書店, 1979, p54-56.

（土肥直樹）

IV 臓器別アプローチ
12 直腸・肛門

H&Pの3原則

- 肛門の診察は，新生児，乳幼児は胸膝位またはあぐら砕石位，年長児は左側臥位で行う！
- よく視診した後，6時方向から愛護的に指診する！[1]
- 新生児，乳児の直腸・肛門指診には小指を使う！

Must Rule Out

① 鎖　肛
② Hirschsprung病
③ 肛門周囲膿瘍，痔瘻
④ 裂　肛
⑤ 直腸肛門脱

Next Rule Out

① 直腸ポリープ
② 機能性便秘症
③ 下部脊髄病変

> 肛門が硬く，指に抵抗を感じる場合は，肛門狭窄の可能性がある。
> ゆるく，開いている場合は，髄膜脊髄瘤や脊髄正中離開など下部脊髄病変の徴候である[2]。

H&Pのツボ

1. 鎖肛

- 鎖肛の存在の可能性を考えて，盲目的かつ不用意に直腸に指を挿入しない。
- 鎖肛は見逃されやすい。特に，胎便が腟瘻から出ている女児で見逃されやすいので注意する[2]。

2. Hirschsprung病

- 新生児の腸管閉塞を起こす疾患のひとつであり，大量のガス放出が特徴的である[2]。
- 直腸膨大部に便を触知しない。

3. 肛門周囲膿瘍，痔瘻[3]

- 小児の痔瘻はほとんどが乳児期に発生するため，一般に乳児痔瘻と呼ばれる。
- 大半が6カ月未満の乳児に生じ，3カ月未満が60％を占める。
- ほとんどの症例はまず肛門周囲膿瘍を形成し，これが皮膚に自潰，排膿したのちに痔瘻が形成されるため，肛門周囲膿瘍と痔瘻は原因が同じ同一疾患である。
- 乳児痔瘻のほとんどが男児の側方に生じ，皮下痔瘻の形をとる（その病因には諸説があるが，いまだ定説はない）。
- 肛門陰窩を一次口，皮膚の自潰部を二次口と呼ぶ。

【治療】

- 膿瘍に対しては切開排膿を行い，痔瘻を形成した場合は瘻孔を全長にわたり切開，掻爬するのが原則であるが，保存療法で治癒するものもある。
- 2歳以降に初発する症例，高位症例，難治症例はCrohn病，糖尿病，白血病，好中球減少症などの基礎疾患の存在を念頭に置いて小児外科へコンサルトする。

4. 裂　肛[3)]

- 小児の肛門疾患の中で最も頻度が高く，1：1.5で女児に多い。
- 新生児・乳児には少なく，幼児期以降に多い。
- 乳児〜3歳くらいまでは肛門の全周のどこにでも生じるが側方に多く，3歳以降では肛門の前後方向に単発性に生じる。これは年齢によって直腸・肛門の走行角度が異なるためとされている。
- 硬い便や激しい下痢，肛門の異常な清潔癖，瘙痒や湿疹による掻き傷などで肛門の粘膜皮膚に損傷が生じて発症する。いったん発症すると排便時肛門痛のため便秘が増悪して悪循環に至る。

【病歴聴取のポイント】

- 裂肛の3大症状は排便時肛門痛，出血，便秘である。
- 乳幼児では排便時に号泣，全身硬直がみられることがある。
- 初診時に便秘を認めることが多く，便秘は本症の原因であると同時に結果でもある。

【身体所見のポイント】（図1）

- 砕石位または胸膝位にして肛門周囲皮膚を外方に進展すると，裂肛を容易に観察できる。
- 裂肛の観察に肛門鏡は不要であるが，見張り疣や肛門潰瘍がある場合にはまず便秘症のマネジメントを行い，直腸・肛門の器質疾患が疑われる場合には肛門鏡を使用して直腸まで観察する。
- 指診あるいは肛門鏡使用の際には必ず潤滑剤あるいはワセリンを使用する。

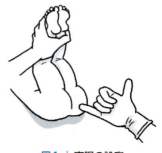

図1 ｜ 直腸の診察

【治　療】

- 保存療法が原則で，大半は1カ月程度の保存療法で治癒する。

5. 直腸肛門脱[3]

- 2〜3歳に好発し，2歳代に最も多い。5〜6歳以降は稀である。
- 性差はほとんどない。
- 仙尾骨屈曲形成が乏しく，直腸と肛門が垂直の管を形成しており，直腸はほかの骨盤内臓器より低い位置にある。肛門挙筋群など骨盤底筋群の筋力が弱く，直腸周囲支持結合組織が未熟で直腸粘膜下層は弛緩しているため，排便時に腹圧がかかると直腸肛門脱が発生する。
- 低栄養，脊髄髄膜瘤の肛門括約筋麻痺，嚢胞性線維症に合併しやすく，便秘や下痢，ポリープなどが発病の原因になる。

【病歴聴取のポイント】

- 通常は，保護者が「排便時に肛門に赤い肉様のものが見える」と訴えて来院する。
- 病初期は排便時のみ脱出し，排便後に自然還納する。
- 長時間脱出するようになると自然還納しなくなり，用手還納が必要になる。さらに進行すると用手還納してもすぐに脱出する。進行例でも用手還納は容易である。
- 脱出が持続する症例はきわめて少なく，ほとんどの症例は排便時のみに脱出する。

【身体所見のポイント】

- 幼児の直腸脱はほとんどが粘膜脱で，直腸全層が翻転・脱出する完全直腸脱は稀である。
- 脱出した粘膜皺は，粘膜脱では放射状を，完全直腸脱では同心円状を示す。
- 一般に，脱出腸管は1〜2cmくらいが多く，3〜4cm以内の脱出では用手還納がしやすい。

【治　療】

- 外科手術を要する症例はほとんどなく，大半は保存療法で治癒する。

文献

1) 間 浩明, 他:直腸・肛門部の理学的所見. 新小児医学大系(小林 登, 他編)第5巻. 中山書店, 1985, p412-419.
2) Denis G, et al, 早川 浩, 訳:たのしい小児科診察, 第3版. メディカル・サイエンス・インターナショナル, 2008, p124-128.
3) 北村享俊:直腸・肛門の後天性異常. 新小児医学大系(小林 登, 他編)第11巻B. 中山書店, 1980, p327-332.

(土肥直樹)

IV 臓器別アプローチ

13 生殖器

H&Pの3原則

- 性交渉歴を聴取する際には，親を退室させるなどの配慮を！
- 診察時にも児の羞恥心に配慮した診察を心がけること！
- 専門医（小児内分泌科医，小児泌尿器科医）へのコンサルトを躊躇しない！

Must Rule Out

① 急性陰嚢症
② 性的虐待（下着に隠れるため最も目立たない）
③ 停留精巣（特に腹腔内精巣）
④ 性分化疾患（特に先天性副腎過形成）

H&Pのツボ

- 位置異常や形成異常の有無を評価する。ここでも全身も併せて診る姿勢を忘れない（高身長や女性化乳房など）。
  男児：陰茎長，精巣の評価のみではなく，尿道口の位置（尿道下裂）の評価を行う。
  女児：陰唇を開き，陰核の大きさ，尿道・腟それぞれの開口部を確認し，はっきりしない場合には，カテーテルを挿入して確認する（それでもはっきりしないこともある）。
- 性分化疾患を診察する際には「性分化疾患初期対応の手引き」[1] を参考にして，性腺の触知，陰茎・陰核の大きさ，尿道口の開口部位，陰嚢あるいは陰唇の状態，腟の状態，色素沈着の有無を評価する。

Examination

1．男性外性器の異常（図1）

【大きさの異常】

①陰茎が小さい[2]

真性の陰茎短小症（陰茎の皮膚と尿道以外はほとんど触れない。Kallmann症候群や，黄疸・低血糖を伴う先天性下垂体機能低下症など）は稀であり，実際は腹壁の皮膚面の下に埋もれて見えなくなった埋没陰茎であることが多い。外見ではなく伸展陰茎長（陰茎の付け根から包皮を含まない先端までの長さ）で評価する。

新生児・小児の陰茎長には「正常値」が存在する。満期産児では，恥骨結合から亀頭先端部までの伸展長20～35mmが正常な範囲とされている[2]。また，亀頭が患児の小指頭大以下であれば小陰茎としてよいとする報告もある。

埋没陰茎のうち，厚い皮下脂肪が原因のもの（concealed penis）は手術の必要もなく経過観察可能である。一方，肥満と関係なく先天性に形成不全があるもの（buried penis）は真性包茎を伴うことも多く，その場合は手術適応となる場合（後述の【包茎】を参照）もあり，正確な鑑別が重要となるが，両者の鑑別は難しいことも多い。判断に悩む場合は小児泌尿器科への相談を躊躇しない。経過観察可能な埋没陰茎であれば，健診などで指摘されて受診した場合は家族の不安を解消すべく，初診医の場合であれば不必要な心配をあおらないよう，慎重な対応が求められる。

②陰嚢が大きい（表1）[3][4]

陰嚢腫大を認めた場合

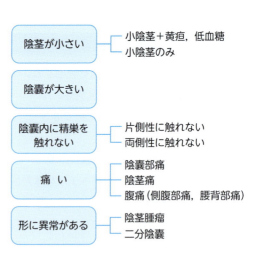

図1｜外性器の異常（男児）

には，痛みや炎症所見の有無，精巣・精巣上体の腫大の有無，手触り（硬結を認めたり，軟らかい内容物を触れるなど），陰嚢の皮膚の様子などを意識して診察を行う。なお，精巣の大きさについては，「日本人精巣パーセンタイル成長曲線」[5]が存在する。特に痛みを伴う場合には，精索捻転，精巣上体炎，精巣炎など陰嚢内付属器の捻転によることもある。golden timeは6～8時間とされ，診断／処置の遅れが壊死に結びつく精索捻転のrule outが必須である。鑑別には表1に挙げた特徴のほか，停留精巣患児では10倍のリスクがあるとされている。カラードプラ超音波検査が有用である。精索捻転は「腹痛」を主訴として来院する場合もある。▶Link Ⅱ-5 腹痛，Ⅲ-5 腹痛

③陰嚢が小さい

　後に述べる性分化疾患（disorders of sex development：DSD）の可能性があるため，性腺を触知するか（停留精巣がないか），矮小陰茎でないか，尿道下裂がないか，色素沈着はないかなど，DSDを示唆する変化がみられないかを慎重に評価する。

【包　茎】

　包茎はそれ単独では経過観察可能な病態である。ただし，バルーニング（ballooning：排尿時に尿が亀頭と包皮の間に貯留し陰茎の先端が膨らむ）と呼ばれる状態を認める場合は，包皮輪がきつく狭いために包茎が排尿の妨げとなっている可能性がある。特に，尿線の異常（細い・上下左右に曲がる・飛散するなど）を認める場合や，亀頭包皮炎や尿路感染症を反復する場合，嵌頓包茎をきたす場合，埋没陰茎に合併している場合，保存的治療（ステロイド軟膏塗布治療）で改善しないなどの場合には，小児泌尿器科医へのコンサルトを躊躇しない。

> ● 触診時のポイント
> 　触診時には，室内だけでなく診察する手も温かくし，できるだけこどもの緊張を解いて触診する。緊張を取るためには，優しく話しかけたり，母親やおもちゃに注意を向けさせたりするなどの工夫が必要である。

表1 | 陰嚢腫大の鑑別診断

外陰部の所見	その他の所見	診断
痛み・炎症所見:なし 精巣または精巣上体が均一に腫大		精巣腫瘍 (稀に精索捻転)
痛み・炎症所見:あり 精巣および精巣上体が一塊として腫大		精索(精巣)捻転 (稀に精巣炎)
痛み・炎症所見:あり 精巣上部に硬結を触れる		精巣付属器(精巣垂・精巣上体垂)の捻転
痛み・炎症所見:あり 精巣上体の腫大を触れる		精巣上体炎
痛み・炎症所見:あり	耳下腺腫脹のエピソードあり	ムンプスウイルス感染による急性精巣炎
内容物が軟らかく腫大し,透光性あり,精巣・精巣上体は正常	陰嚢内に限局	精巣水瘤(稀に精索水瘤=陰嚢水腫)
	鼠径部に及ぶ	鼠径ヘルニア
立位で陰嚢上部が不規則に腫大し,触れるとグニャグニャしている,臥位で消失する	精巣・精巣上体は正常	精索静脈瘤
精巣・精巣上体は正常,陰嚢皮膚のみが両側同時に腫大	皮膚の紫斑,腹痛	IgA血管炎(HSP)
	随伴症状なし	特発性陰嚢浮腫

ポイント
・頻度は低いが要注意 ・1～2歳頃に発症のピークがあり，非常に大きくなってから発見されることも多い ・白血病の浸潤による転移性のものもある
・夜間安静時に突然発症することが多い ・患側は左側が多く，透光性はない ・陰嚢内にとどまらず，鼠径部や下腹部にも痛みが及ぶこともある ・緊急性のある疾患なので注意を要する 　①Prehn signの消失（挙睾筋反射が消失し，陰嚢内容を持ち上げても痛みが変わらない）が特徴と言われているが，信頼性は乏しく局所症状だけでは診断が難しい 　②精索捻転は腹痛・嘔吐を伴い突然発症するのに対し，精巣上体炎は発熱・排尿痛を伴うことが多く，緩徐に発症し疼痛も比較的軽度であることが多い．なお，精巣垂捻転も突然発症するが，疼痛は比較的軽度であることが多い 　③好発年齢：精索捻転は，全年齢で生じうるが，2歳以下（特に新生児期）と思春期以降（10歳代）に多い．精巣上体炎は思春期以降に，精巣垂捻転は思春期前に多い 　④外傷が機転となることも多く，外傷の有無を確認する 　⑤発症から24時間以上経過すると精索捻転も精巣上体炎も著明な陰嚢腫大と発赤を呈するため，身体所見からの鑑別は困難である
・急性陰嚢症の20～25％を占めるとされ，思春期早期（7～14歳頃）に好発する ・精索捻転に比べて症状が軽く，経過観察可能なこともある ・発症初期にblue dot sign（捻転部をつまんで皮下浅くに位置させると透見できる）を認める ・触診では精巣上部に限局した硬結を触れる皮下浮腫を伴うこともある ・精巣上体炎との鑑別では，精巣上体部の圧痛や熱感なども含め総合的に判断する必要がある
・尿路感染や性行為感染に伴うことが多い ・陰嚢腫大，疼痛，発熱，精巣上体部の圧痛を認め，膿尿を認めることも多い
・思春期以降に多くみられ，発熱，激しい痛み，陰嚢部の発赤腫脹で発症する．尿所見は正常
・透光性だけでは鑑別できない！　確定診断には超音波検査が必要 ・「精巣水瘤の場合は，腫大の上縁が触診で確認できる（くびれがある）が，鼠径ヘルニアの場合は，くびれがはっきりせず，鼠径部から連続している」と言われるが，触診での診察は難しく，「腫瘤が還納されればヘルニアである」とも言える ・乳児・小児の鼠径ヘルニアは大部分が先天性の外鼠径ヘルニアであり，右側に多く，停留精巣との合併も多い．したがって，鼠径ヘルニアを疑った場合には陰嚢内精巣を確認することが重要である ・硬く可動性の乏しい腫瘤を鼠径部に触れ，著明な浮腫や発赤を認め，腹膜刺激症状や胆汁性嘔吐があり，全身状態が不良な場合は鼠径ヘルニアの嵌頓を疑う．症状が進行すると血便を認めることもある
・解剖学的にほぼ全例で左側に認められる ・10歳以降の男性で認められる ・立位で鈍痛を伴うこともある

（文献3，4を元に作成）

【陰嚢内に精巣を触れない＝停留精巣？ 移動精巣？ 精巣欠損？】

　停留精巣は，新生児の3〜5％，男児の1％にみられる。前述の「陰嚢が小さい」でも述べたように，DSDの一症状の可能性もあり，外陰部の強い色素沈着を伴う場合は先天性副腎過形成（従来「女性仮性半陰陽」と呼ばれていた病態）を考慮する。特に両側性に触れない場合は，腹腔内精巣の可能性が高く，染色体異常も疑われる。腹腔内精巣は，放置した場合に胚細胞腫のリスクが増加するため摘出術の適応となる。精巣固定術の至適時期には一定の見解がないのが実情[6]だが，「停留精巣診療ガイドライン」[7]では，遅くとも2歳までには行うとされている。実際には，生後6カ月以降の停留精巣は自然下降が期待できないとされており，経過観察期間を不必要に長くすることは適切ではない。以下に診察時のポイントを述べる。

- 停留精巣の8割は，精巣が触診可能な鼠径部に存在するとも報告されている。患側鼠径部の触診を数回にわたり経時的に腹圧加圧後も含めて丹念に行う。健側鼠径部および陰嚢内容の触診も同時に行い，健側精巣の代償性肥大の有無（後述）なども評価する。
- 陰嚢をつまむと，かえって腹腔内に押し上げてしまうことがあるため，両手指の腹を軽く鼠径部に押し当てながら，上から下へ滑らせるようにして精巣を探していく。最初から陰嚢をつまもうとしないことが重要である。
- 触診しにくい場合，挙睾筋反射を避けるべく姿勢を工夫する（患児に蹲踞の姿勢をとってもらったり，椅子に浅く座ってもらうなど）ことも有用である。
- 複数回の診察でもまったく触れない場合は，腹腔内精巣，精巣欠損，異所性精巣（変位精巣）のいずれかを疑う。
- 遊走精巣（移動精巣）：押し下げると陰嚢内まで下ろすことができ，引き下ろした後に指を離してもすぐには挙上しない点で停留精巣と異なる。また，普段は鼠径部にあるが，入浴などで温まったときに下りてくることもあり家族に協力を依頼することで診断可能なこともある。過去の乳児健診では指摘されていないにもかかわらず，診察時に陰嚢内に触知しない場合も本症の可能性が高い。
- 片側性に精巣を触知せず，対側の陰嚢内精巣が正常よりも大きい（幼児であれば長径が20mm以上）場合には，精巣欠損の可能性が高く，左側が欠損することが多い。

【その他】

①陰茎痛

ほとんどが亀頭包皮炎による。勃起時に痛みを訴える場合もある。一部，外傷性（こども虐待を含むが，ズボンのファスナーに挟んだり，滑り台などでの摩擦によるものなど軽微なものが多い）のこともある。

②陰茎腫瘤

恥垢，傍尿道口嚢腫（尿道口付近の亀頭にみられる嚢腫。自然治癒は稀である）の可能性を考慮する。

③二分陰嚢

左右にわかれた陰嚢の間に陰茎がある状態。尿道下裂や鎖肛症例の合併が多く，先天性副腎過形成，ovotesticular DSD（従来「真性半陰陽」と呼ばれていた病態）などDSDの可能性を考慮する。

④陰嚢の色素沈着

正常でも認めることがあるが，ACTHの過剰分泌，すなわち原発性副腎皮質機能低下症（先天性副腎皮質酵素欠損症および副腎低形成をきたす疾患）の可能性を考慮する。陰嚢以外にも乳輪や腋窩，口唇や口腔粘膜などにも色素沈着を有し，外性器の発育不全を有する（アンドロゲンの分泌異常）。体重増加不良や血圧異常（鉱質コルチコイドの分泌異常），哺乳不良や低血糖（糖質コルチコイドの分泌異常）などを伴っていないか確認する。

2．女性外性器の異常（図2）

【診察にあたっての注意点】

- 鎖肛，総排泄腔症などと併存している場合，その多くは幼児期以前に外科的治療が行われるため，何らかの自覚症状を認めることは少ない。
- 腟内異物や性的虐待の疑い，腟分泌物の異常など臨床的適応がある主訴の場合を除いては，腟の診察は控える。必要があり診察を行う場合も女性看護師や母親同席のもとで行う。 ▶Link Ⅰ-11 虐待の身体所見
- 初潮を迎える前の女児においては，形態的異常があっても自覚症状に乏しい。このため，初経が発来する時期になってから，月経異常（月経困難や月経不順など），見かけ上の無月経〔偽性無月経，潜伏月経（腟閉鎖症や処女膜閉鎖症など）など〕を主訴として受診することが多い。

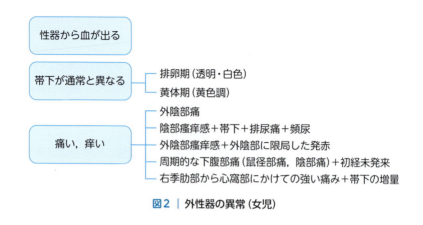

図2 | 外性器の異常(女児)

> ● 触診時のポイント
> 診察時は露出ができるだけ少なくなるよう，診察しない部分(膝など)にバスタオルをかけるなど配慮する。

【性器出血】

　月経以外の性器出血が主訴の場合，まずは出血部位を確認する。尿道口や肛門など性器以外からの出血を性器出血と誤認している場合もあり，性器以外からの出血か性器出血か，性器出血であれば外陰からなのか腟口からなのかを視診で大まかに確認する。出血が腟口からであれば腟鏡診(耳鏡や鼻鏡で代用してもよい)を行い，子宮からの出血か腟壁からの出血かを確認することが望ましい。

　出血部位による背景疾患の推定(一例)としては，次のようなものが挙げられる。

- 腟口：外陰炎，性交後出血(性的虐待も含む)など
- 腟壁：腟炎，腟壁裂傷など
- 子宮口：子宮腟部びらん，頸管ポリープなど
- 子宮内：子宮筋腫など

　また，小児であっても流産や子宮外妊娠，胞状奇胎など妊娠に関連するも

のも否定できず，妊娠反応の確認が必要な場合もある。反復例や異常出血例では血液疾患や悪性腫瘍の可能性も否定はできない。その他，初経発来後しばらくの時期にみられる機能性の出血として，無排卵性の破綻出血がある。これは，この時期には内分泌系の調節機能が十分でない（エストロゲンのみ分泌され，プロゲステロンが分泌されない）ことによる。増殖期か黄体期かの判断が有用だが，基礎体温表をつけていない場合もあり，月経周期（手帳などに記録していれば）から推測する。周期性に乏しい，月経時に比べて量や出方・性状が異なる，月経痛がないなどの場合には不正性器出血の可能性があり，精査を要する。思春期早発症が疑われる場合には，母子健康手帳や学校での身体計測記録などを持参してもらおう。

　その他，新生児期の1～4日頃にみられる性器出血として，新生児月経（様出血）が知られている。この時期は入院中のことも多く，外来で遭遇するものではないが，新生児メレナによる消化管出血を性器出血と誤診されている場合もある。外陰部の損傷（骨盤位分娩で多いとされる）による出血のこともある。

【帯下の異常】

　排卵周期が確立する前は，生理的帯下の量は少ない。多くは生理的なものであり，病的なものはその多くが炎症性である。生理的帯下は，排卵期と黄体期でそれぞれ透明・白色～黄色調である。

　正常では乳酸桿菌の働きにより甘酸っぱいような臭いがするが，出血が混じると血液の臭いとなり，膿性になると悪臭を放つようになる。ただし，局所で炎症を認めるにもかかわらず培養で原因菌を特定できないことも多い。

　思春期前の帯下としては，非特異的外陰腟炎のことが多い。普段の衛生状態（下着の交換頻度や入浴の間隔，排便・排尿後の保清のしかたなど）を聴取する。多くの場合は衛生指導を行うことで短期間で軽快するが，難治性であったり再発性である場合，異物混入（トイレットペーパーのことが多いが，小さい文具や玩具であったり，性的虐待を疑うべき場合もある ▶Link Ⅰ-11虐待の身体所見）や尿管の異所性開口，Gartner管嚢胞（Wolff管の残余組織による）などの先天性尿路異常，思春期早発症などの可能性もある。

　性感染症と帯下の性状を**表2**に示す。

表2｜性感染症と帯下の性状

性感染症	帯下の性状
外陰・腟カンジダ症	白色，瘙痒感が強く，カッテージチーズ様
腟トリコモナス症	白色〜黄色，瘙痒感が強く，泡沫状の帯下
クラミジア頸管炎	透明，時に血が混じる。瘙痒感は軽度〜なし。症状が軽い
細菌性腟症	白色〜黄色，緑色，薄茶色など様々。軽度の瘙痒感
淋菌感染症	膿状，黄色〜薄茶色，瘙痒感は軽度〜なし。臭いが強い

【その他】

①陰部瘙痒感

- 腟前庭炎：排尿痛や頻尿，帯下を伴う（帯下を伴う場合は腟炎も併発している可能性が高い）。
- 性感染症：主に思春期以降だが，幼児でも虐待による性感染症の可能性は否定できない。
- 接触皮膚炎：外陰部に限局した発赤を認める。

②周期的な下腹部痛（鼠径部痛，陰部痛）

　初経未発来の女児に上記を認めた場合，処女膜閉鎖，腟横中隔，頸管閉鎖症などの可能性がある。経血の排出が障害されるため，見かけ上は月経発来していないにもかかわらず周期性（本来の生理周期と一致）の下腹部痛を呈することとなる。これを，月経モリミナ症状という。経血はしだいに貯留していくため，やがて下腹部腫瘤（経血が腟内に貯留した腟留血腫など）を形成する。放置すると尿道や膀胱を圧迫し尿閉をきたすこともあり，また，子宮や卵管へ逆流して子宮留血腫や卵管留血腫となり将来の不妊の原因となることもある。

③右季肋部から心窩部にかけての強い痛み＋帯下の増量

　Fitz-Hugh-Curtis症候群（クラミジア感染）の可能性を考える。痛みが増強するために深呼吸ができないこともある。発熱は伴うことも伴わないこともあるため，発熱がなくても否定できない。帯下の増量が目立たないこともあり，腹痛の原因疾患としても鑑別に挙がる。

④陰唇の色素沈着

　正常でも認めることがあるが，ACTHの過剰分泌の可能性を考慮する。陰

唇以外の部位の色素沈着や外性器の発育不全，体重増加不良，哺乳不良などを伴っていないか確認する（前述の「陰嚢の色素沈着」と同様）。

3. 性分化疾患

　これまでにも性分化疾患（disorders of sex development：DSD）を疑う症状・訴えのいくつかについて述べてきたが，外性器の診察を行う場合（乳児健診を含む）には，以下の9点を必ず確認するようにする。
①外性器の色素沈着の有無
②陰茎の形，長さ，太さ
③亀頭の露出の有無（露出していれば外性器異常を疑う）
④陰嚢の状態（二分陰嚢，低形成など）
⑤精巣の触知，左右差の有無
⑥陰核肥大の有無
⑦大陰唇部の膨隆皮膚にしわがないか
⑧大陰唇の触診（腫瘤の有無）
⑨腟，尿道口の状態，尿道口の開口部位

　詳細については，「性分化疾患の新たな知見と臨床現場での対応」[8]を参照されたい。出生時には，外性器の注意深い視診と触診が重要であり，外性器の形状に少しでも違和感があれば，まずは一人で判断せずに，小児内分泌科・小児泌尿器科の経験豊かな医師に相談する。少なくとも，安易に性別を伝えないことが大切である。またこの際，「性別がわからない」であるとか「外性器が不完全・異常」といったその場しのぎの対応をとらないよう説明のしかたに注意する。「外性器の発育が少し遅れているようなので，性別を決める前に詳しい検査をしましょう」などの表現がよいとされているが，DSDはその取り扱いについての経験が豊富な施設で扱うべき疾患である。DSDが疑われる症例は，速やかに専門機関へ紹介することも大切である。

　DSDの中でも頻度が高い先天性副腎過形成では鉱質コルチコイドと糖質コルチコイドが不足する。このため，出生後数日ないし2〜3週以内に急性／慢性の副腎不全や重度の脱水状態（塩類喪失，腎前性腎不全）などをきたす危険性がある。したがって，DSDを疑った場合には，急性副腎不全・腎不全を示唆する徴候が合併していないかどうかを早急に確認する必要がある。

【性に関連する症状:病歴+身体所見からのアプローチ】(表3, 4)

- 二次性徴の遅れ(無月経)+浅い腟(数cmで盲端となることが多い),全身症状(高身長)
  → 完全型アンドロゲン不応症の可能性がある(鼠径ヘルニア手術時に精巣が発見されることもある)
- 不十分な男性化症候+女性化乳房
  → 部分型アンドロゲン不応症,ovotesticular DSD
- 性染色体異常(Turner症候群やKlinefelter症候群など)に伴うものとして,性に関連する症状をきたしている場合も多く,これらの症候群を示唆する全身症状・変化がないかにも注目する。

表3 | 生殖器の病歴聴取のポイント

症 状	鑑別疾患
・新生児期に原因不明の嘔吐,哺乳力低下,体重増加不良がある ・感染症や手術などのストレスにより原因不明のショック症状を起こした ・陰嚢,鼠径,口唇,乳頭,腋窩に色素沈着を認める	先天性副腎過形成 ・常染色体劣性遺伝のためきょうだいに同じ疾患を認めることが多い ・副腎皮質の腫瘍でも,後天的に男性化症候(多毛,髭,陰核の肥大など)をきたす
・近親者に不妊症の女性がいる	精巣女性化症候群

表4 | 生殖器の身体所見のポイント

症 状	鑑別疾患
非対称性に性腺を触れる	混合型性腺形成不全,ovotesticular DSD
重度の尿道下裂+小陰茎+二分陰嚢+停留精巣	精巣の発生異常,5αレダクターゼ欠損症,部分型アンドロゲン不応症
腟口や尿道口がよく見えない	陰唇癒合:乳幼児に多い。両側の小陰唇が,正中で薄く膜状に癒着しており,癒着の程度によっては一見腟が欠損しているように見えることもある。多くは感染(胎内感染も含む)や外傷,非感染性の炎症性変化などが原因となる →小児泌尿器科へのコンサルトが望ましい

文献

1) 日本小児内分泌学会性分化委員会：性分化疾患初期対応の手引き（平成23年1月）. [http://jspe.umin.jp/pdf/seibunkamanual_2011.1.pdf]
2) 高木志寿子, 他：おちんちんが小さいとき（埋没陰茎, ミクロペニス）. 泌ケア 14：601-605, 2009.
3) 佐々木悟郎：精巣・陰嚢の異常. 小児科 53：1595-1600, 2012.
4) 伊藤秀明, 他：思春期男子の泌尿器科的諸問題―精巣捻転症. 思春期学 20：471-474, 2002.
5) Matsuo N, et al：Testicular volume in Japanese boys up to the age of 15 years. Eur J Pediatr 159：843-845, 2000.
6) 林祐太郎, 他：小児泌尿器科診療の焦点―停留精巣診療における諸問題. Urol View 7：12-21, 2009.
7) 林祐太郎, 他：停留精巣診療ガイドライン. 日小児泌会誌 14：117-152, 2006.
8) 大山建司：性分化疾患の新たな知見と臨床現場での対応. 日児誌 117：1722-1727, 2013.

〔参　考〕
- 道端伸明, 他：骨盤部・鼠径部の症候―骨盤部の痛み. 小児診療 70：469-471, 2007.
- Barness LA, et al：Genitalia. Handbook of Pediatric Physical and Clinical Diagnosis (Lewis AB, et al, ed), 8th ed. Oxford University Press, 2008, p329-341.

（上田宗胤）

IV 臓器別アプローチ

14 四肢（骨，筋，関節，脊椎）

H&Pの3原則

- 診察室に入った瞬間から診察は始まっている！
- まずは手足の診察から始めよう！
- 不自然な傷を見たらこども虐待を疑い，全身を確認するようにしよう！

Must Rule Out

①化膿性関節炎

②骨髄炎

③骨折

④こども虐待

表1に鑑別疾患を挙げる。

表1 | 四肢の痛みや動作異常の鑑別疾患

症　状	鑑別疾患
①外傷	骨折，捻挫
②感染	化膿性関節炎，骨髄炎
③慢性炎症性疾患	若年性特発性関節炎（juvenile idiopathic arthritis：JIA）
④骨・軟部腫瘍，血液疾患（白血病など）	
⑤小児特有の整形外科的疾患	ペルテス病，大腿骨頭すべり症，発育性股関節形成不全（DDH）*
⑥成長痛	

＊：developmental dysplasia of the hip：DDH。以前は先天性股関節脱臼と呼ばれていた。

H&Pのツボ

- 発熱を伴う→化膿性関節炎，骨髄炎
- 局所の腫脹・疼痛→化膿性関節炎，骨折，骨髄炎
- 不自然な傷→こども虐待
- 片腕を何かの拍子に動かさなくなった→肘内障
- 突然，痛がって歩かなくなった→単純性股関節炎，成長痛，ペルテス病
- 足の長さ・しわに左右差がある→発育性股関節形成不全 (developmental dysplasia of the hip：DDH)
- 複数の関節の痛みを訴える→若年性特発性関節炎
- 病的骨折→骨腫瘍
- BCG接種後の骨や関節の腫脹→BCG骨炎，骨髄炎

Examination

　診察室への入り方はとても参考になる。歩ける年齢なのに抱っこされている，歩き方，姿勢，表情などをさりげなく観察することから始める。待合室で走っている，椅子の上でぐったりしているなどの様子も参考になる。

　新生児，乳児では四肢の変形があれば骨折が疑われるが，この時期のこどもはあまり歩行することもないため，何らかの外力が働かない限り大きな骨折はありえない。

　乳幼児の診察では，とにかく恐怖感を与えないようにできるだけ優しく接する。おもちゃを用いてコミュニケーションを取ることも有効である。また，おもちゃに手を伸ばしたときに，どちらの手を伸ばすかなども重要な情報となる。

　2～6歳のこどもでは，まずは手足の診察から始めるほうがよい。この年齢のこどもは　手や足なら喜んで見せてくれ　ることが多い。診察器具はこどもの目に触れないように隠しておこう。

● 診察のポイント

　"痛いところの診察は最後に行う"ことが大切である。筋骨格系の診察に限らず小児診察の大原則である。特に運動器である四肢の場合，恐怖心が強いと逃避行動が起こりやすいので，焦らずにゆっくりと診察を行っていくことが重要である。

1. 見た目の異常

- 跛行→股関節，膝関節，足関節の関節炎，骨折，捻挫
- 正面から姿勢を診る→肩鎖関節脱臼，漏斗胸
- 背面から姿勢を診る→肩の高さの左右差，肩甲骨の突出，側弯症
- 外傷の有無

> 訴えのある側だけを診るのではなく，反対側と比較することが重要！

2. 動きの異常

神経学的な診療とも関連するため，「神経」の項を参照。 ▶Link Ⅳ-15 神経

3. 部位別の診察ポイント[1]

各部位の診察ポイントを図1〜5[2]および表2[3]〜[6]に挙げる。

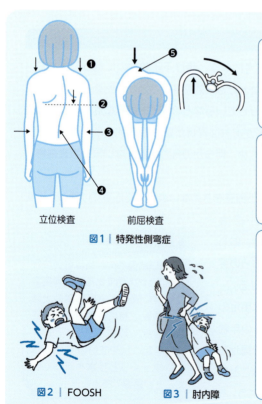

立位検査　前屈検査
図1 | 特発性側弯症

図2 | FOOSH　　図3 | 肘内障

① 脊　椎（図1）
❶ 立位や前屈で肩の高さの左右差
❷ 肩甲骨の突出
❸ ウエストラインの左右非対称
❹ 棘突起の弯曲
❺ 肋骨および腰部の隆起

② 肩周辺
- 肩関節の屈曲動作が制限されている。片手しか動かしていない→鎖骨骨折
- 上腕骨頸部の圧痛→リトルリーグ肩

③ 上　肢
- 肘をやや曲げた状態で下げたままにして，痛がって動かそうとしない→肘内障
- 肘の内側が痛い。肘がまっすぐに伸びない→野球肘
- 受傷機転をはっきりさせる→上腕骨顆上骨折，肘内障
  FOOSH (fall on out stretched hand)→上腕骨顆上骨折（図2）
  手を引っ張られた後に痛がる→肘内障（図3）

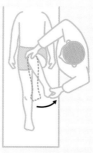

図4 flexion-adduction test

④ 股関節（図4，5）
- 開排制限がある。クリックサイン
- 大腿部のしわに左右差がみられる。Allisサイン→発育性股関節形成不全
- おむつを替えるときに股関節を痛がる→化膿性関節炎

⑤ 下　肢
- 膝関節や周囲の圧痛→Osgood-Schlatter病，半月板損傷
- 夜中に突然膝を痛がる→成長痛（翌朝には痛みは消失），類骨骨腫
- 膝の腫脹，関節水腫→若年性特発性関節炎，半月板損傷
- 膝の可動域とアライメント→X脚，O脚

- 向き癖の反対側に発育性股関節形成不全が起こっていることが多い
- 下記5項目のうち，①があれば紹介。もしくは②～⑤のうち2項目があれば紹介（診察医の判断での紹介や，保護者の精査希望も考慮する）

① 股関節開排制限

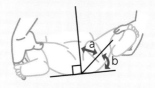

股関節を90°屈曲した状態で開排させる
aの角度が70°未満
bの角度が20°以上
を陽性と判定する

② 大腿皮膚溝または鼠径皮膚溝の左右差

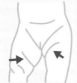

大腿部や鼠径部の皮膚溝に大きく左右差がある場合。特に皮膚溝が大腿後面まで伸びているようなもので判定し，小さなしわは判定に使わない

開排時に患側の鼠径皮膚溝が深く長いものを陽性と判定する

③ 家族歴
特に母親や近親者

④ 女児
男：女＝1：5～9とされている

⑤ 骨盤位分娩
（帝王切開時の肢位も含む）

- その他，参考になる所見として以下のようなものがある

① 股関節開排時のクリック（整復感）：大腿骨大転子部に指を当てながら開排するときに，大腿骨頭が脱臼位から整復される感覚を感じる

図5 発育性股関節形成不全
（文献2を元に作成）

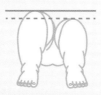

② Allisサイン：臥位で両側の膝を立てたときに，左右の高低差がある。低いほうが患側

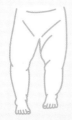

③ 下肢長の左右差：両側下肢を伸展したときに，下肢長に左右差がある

表2 | 部位別の診察ポイント

部位	想定疾患	好発年齢	ポイント
脊椎	特発性側弯症（図1）	思春期	・脊柱側弯症のうち80％前後を占める ・家族歴がある ・思春期側弯症は圧倒的に女子に多い ・側弯症の原因として，筋ジストロフィーやMarfan症候群，von Recklinghausen病がある
肩周辺	鎖骨骨折	出生時	・分娩骨折の90％以上を占める
	リトルリーグ肩（上腕骨近位骨端線損傷）	学童期	・投球動作に耐えきれず成長軟骨で離開し，痛みを訴える
上肢	上腕骨顆上骨折（図2）		・肘関節周囲の骨折は小児骨折の8〜12％を占め，その中でも上腕骨顆上骨折は70％を占めている！ ・Volkmann拘縮を起こす可能性もあり軽視できない
	肘内障（図3）	2〜6歳	・1歳未満では，寝返り動作で腕が捻れた際に発症することもあり，受傷機転は様々
	野球肘	学童期	・内側型（上腕骨内側上顆炎：最多20％，骨端線離開） ・外側型（上腕骨外側上顆炎：離断性骨軟骨炎） ・内側型のほうが圧倒的に多い
股関節	発育性股関節形成不全（図5）	0〜1歳	・発症率0.3％ ・家族歴がある ・ほとんどが片側性である ・女児に多い
	化膿性関節炎	新生児，乳幼児	・38.5℃以上の発熱を伴うことが多い ・仮性麻痺：あたかも神経麻痺のように足を動かさない
	単純性股関節炎	5歳前後	・急激に発症し，痛みが持続する ・「足が痛い」と訴えることがあるため，股関節痛かどうかをflexion-adduction test（図4）によって確認する
下肢	膝靱帯，半月板損傷		・スポーツ障害のひとつ ・ジャンプ着地などに際して膝関節が屈曲しつつ回旋が加わると生じる。水泳の平泳ぎでも生じる ・膝を伸ばすときに一瞬引っかかるような違和感（キャッチング）がある ・膝が伸展できない状態（ロッキング）も損傷が大きいと生じる ・靱帯損傷は膝関節靱帯に応じて外内側ストレス，前方後方引き出しで動揺性がある

次頁へつづく

部 位	想定疾患	好発年齢	ポイント
下 肢	Osgood-Schlatter病	10〜15歳	・スポーツ障害のひとつ ・スポーツ選手に多く，男子に多い ・約30％が両側性 ・初期はあまり自発痛はみられず，脛骨粗面の腫脹のみ ・遊離骨片 (ossicle) が形成されると持続的な痛みが出現する
	若年性特発性関節炎 (JIA)	2歳前後	・関節型：複数の関節炎を認めるため鑑別しやすい ・全身型：関節痛ではなく不明熱として発症することもあり，注意が必要である
	成長痛	3〜12歳 (4〜6歳がピーク)	・原則として器質的疾患を除外したもの ・2/3のこどもで脛骨，腓腹部，大腿部，膝窩部に疼痛が出現しており，通常は両側性である ・通常は関節炎の所見は認めない ・夜間に激しく疼痛を訴えるが，翌朝には自然に治まり日中はほとんど症状がない。夜間以外にも痛みがある場合は，まず器質的疾患から疑う！
	X脚，O脚		・O脚は1歳半〜2歳，X脚は3〜4歳に生理的にみられる (6〜7歳頃には成人と同じになる) ・2歳以降でもO脚であったり，立位で両膝の隙間が5cm以上離れている，低身長などがある場合には鑑別疾患として，くる病を考えておく ・食物アレルギーによる食事制限や母乳のみの栄養など，様々な要因でビタミンD欠乏性くる病を起こすことが報告されている
	良性骨・軟部腫瘍		・膝周囲に発生するものが多く，整形外科的腫瘍の中で頻度は著しく高い ・悪性腫瘍はすべて骨幹端部に発症し，学童期や思春期に発症する ・稀に白血病の初発症状としての膝痛もあるので注意する

(文献3〜6を元に作成)

患部の触診は最後に行う。健常部位の温度や太さ，肉づき，可動性，可動域などを感覚として覚えておけば，患部を診察したときあまり力を入れずに，時間をかけずに，わずかな異常にも気づきやすくなる！(例：熱感，腫脹など)

文献

1) 特集 母親からときに聞かれること―整形外科疾患. 小児外科 44：2012.
2) 日本整形外科学会, 日本小児整形外科学会：公開資料 乳児股関節健診の推奨項目と二次健診への紹介.
3) 若生政憲：子どもの上肢・下肢が痛いとき. 小児看護 34：1017-1020, 2011.
4) 伊藤保彦：身体所見の取り方：筋・骨格系 四肢, 肩関節, 股関節. 小児科 52：573-576, 2011.
5) 太田 凡, 他編：ERの骨折―まちがいのない軽症外傷の評価と処置. シービーアール, 2010, p78-83.
6) 特集 小児の痛み 部位からみた痛み. 小児科 49：1555-1581, 2008.

（一ノ瀬英史）

IV 臓器別アプローチ

15 神経

H&Pの3原則

- 発達の病歴を正しく聴取できるように！
- 神経を診るための「3つの軸」を常に考えながら診察を！
- 神経診察は正常をたくさん診ることが大切！ 苦手意識を持たず，積極的に！

H&Pのツボ

1．病歴聴取

【周産期歴】

　通常の出生週数や出生時体重のほかに，妊娠中の母体異常の有無，妊娠中の胎動の様子，出生時仮死の有無（Apgarスコア），低血糖や遷延性黄疸の有無なども確認する。可能であれば，不妊生殖医療の有無〔行っているならば，人工授精（AIH），体外受精（IVF）など具体的な方法も〕を確認する。

　学童などの場合，母子健康手帳を持参しておらず，はっきりと記憶がないこともある。この場合，出生後何日くらいで退院したかを確認し，7日で退院していれば大きな異常はなかったとしてよいことが多い。

【発達歴】

　現在に至るまでの発達歴について，病歴聴取の中で確認する。発達のマイルストーンを知っていても，聞く側と聞かれる側が同じ基準を持っている必要がある。間違われやすい発達歴の聴取について表1にまとめた。発達歴の聴取の中で，「できていたことができなくなった」は退行を示唆する重要な病歴である。

表1 | 間違われやすい発達歴の聴取

マイルストーン	獲得の目安*	聴取の仕方と留意点
笑い始め	2カ月	あやすと笑うようになったのはいつですか？ →睡眠中の反射による微笑みを「笑い始め」と間違えることが多い
寝返り	5カ月	うつ伏せから仰向け，仰向けからうつ伏せへと1回転できたのはいつですか？ →うつ伏せから仰向けを獲得してから4週間ほどで，仰向けからうつ伏せを獲得する（どちらかだけで「寝返り」と考えている人もいる）
坐位	6カ月	床の上に，支えずに座れるようになったのはいつですか？ →支えてやればもっと小さくても坐位を維持できる。ベビーカーの中では支えなくても坐位を保持できる
独歩	1歳	支えなしで初めて数歩歩けたのはいつですか？ →つかまり立ちの開始を確認した後に独歩の時期を聞くと間違えることがある。9カ月の児は手を引いてやれば歩行が可能
コップで飲む	1歳1カ月	コップを自分で持ち上げて飲んで，自分で置けるようになったのはいつですか？ →「コップから飲む」ことは4カ月でも可能である。自分でコップを扱えるようになった時期を確認する
有意語	1歳	意味のある単語を言い始めたのはいつですか？ →「話し始め」を聞くと，音節（6カ月）や2音節の組み合わせ（7カ月）の時期を答えることがある。発音されている音が，単語かどうか疑わしいことがあるが，明らかに単語を言おうとしている場合は多少疑わしくても有意語と取ってよい

＊：およそ50％の児が通過する年齢

【家族歴】

①家族構成

社会的な環境因子の評価の一環として，家族構成を確認することは重要である。同居の家族，可能であれば叔父・叔母，祖父母までは確認したい。

②疾患

けいれん／ひきつけ，筋肉の病気，眼が悪い／耳が悪い，糖尿病など，具体的に，鍵となりそうな疾患の家族歴については言葉を変えて繰り返し確認する。

③母親の妊娠出産歴

死産や流産の有無は先天性疾患の病歴として重要である。

④近親婚の有無

日本では少ないが，鑑別疾患が大きく変化する（常染色体劣性遺伝の疾患の可能性がぐんと上がる）。

一通り家族歴を聞いた後，最後に「開いた質問（open question）」で確認する。たとえば，「その他，何か病気などで病院に通院されている血縁の方はいませんか？」など。

【現病歴】

神経を診る際には，以下の「3つの軸」を念頭に現病歴を聴取する。

① etiology

症状がどのような原因で起こったか？（感染，腫瘍，血管障害など）

② focality

症状がどこ（局所・局在）の異常で起こったか？〔解剖・生理学的な意味の層性（level），対称性（symmetry）〕

③ chronology

症状の時間的経過は（図1）？

2. 身体所見

【一般身体所見】

神経学的診察に先立ち，どのような場合も一般身体診察を行う。様々な神

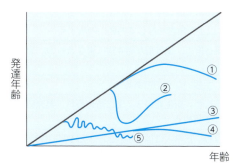

図1 | 発達の時間的経過と症状の発現

①正常発達の途中から退行：代謝異常，慢性中毒，慢性感染，腫瘍など
②正常な発達の途中で急速な精神運動機能低下があり，その後徐々に発達：急性炎症，外傷，急性脳症，中毒など
③発達の初期から遅滞があり，少しずつ発達：胎生期脳障害，乳児期早期の脳障害，染色体異常，脳発達異常，低酸素症，胎生期感染，核黄疸など，代謝疾患の一部
④③に途中から退行が加わる：遺伝性変性疾患など
⑤増悪・寛解を繰り返しながら徐々に退行：血管障害，代謝異常，多発性硬化症などの自己免疫疾患

経系の病変が一般身体診察で発見されることも多い．また，顔貌をはじめとした小奇形は，神経症候群の診断のヒントとなる（表2）．

【神経学的身体所見】

神経学的身体所見は，主にfocalityを診るものである．病歴から，まずは大まかに，中枢神経（大脳，小脳，脳幹，脊髄），末梢神経，臓器（筋など）のどこに病変の局在があるのかを考え，その上で所見を取っていく．そのためには，「今，自分が取っている神経学的身体所見は，どこの局在を診ているのか」を知っておく必要がある．また，focalityを意識せず，ただ漫然と神経学的身体所見を取っていると，わずかな所見を見落とすことにつながる．

表2 | 主要な小奇形のみかた

内眼角贅皮	鼻背方向から伸びて，内眼角を半月状に覆う皮膚のひだ．日本人乳幼児には一般に認められる．10歳以後，ひだが睫毛の邪魔をする場合は明らかな異常と判断される
眼裂斜走	内眼角と外眼角を結んだ軸が水平から＋10°以上（眼裂斜上），－5°以下（眼裂斜下）
両眼開離	眼窩間距離（内眼角間距離／外眼角間距離）が0.38以上
耳介低位	耳介の頭蓋付着部が外眼角を通る水平線より下に位置する
耳瘻孔	耳の前方，耳介付着部にみられる瘻孔
副耳	耳介前方，主に対耳輪部にできる軟らかい小突起．軟骨を有することがある
袋耳	耳介上部が折りたたまれたように頭皮中に埋もれているもの
高口蓋	口蓋を水平から30°以上の角度からライトを照らしたとき，一部が陰となるもの
第5指短小	第5指が第4指の遠位屈曲線に達しない
第5指内弯	第5指が中央で8〜20°以上の角度をなして内側に内弯する
折り重なり指	最も多いのは第2指が第3指に，第5指が第4指に重なるもの．染色体異常を疑う
くも指症	指が異常に細長い状態．主観的なものである
手掌単一屈曲線（猿線）	手掌に1本だけ横断するしわ．新生児の3.7％に認められ，男児に多い．21-トリソミーなどで認める
Sydney線	手掌に横断する2本のしわ．正常人にはない．21-トリソミーの7％に認める．先天奇形がほかにない場合でも，母体内で何らかの異常（母体の薬物中毒や妊娠障害）に曝露された率が高いとされる

基本的な神経学的身体所見の取り方に関しては，日本小児神経学会ウェブサイトの「小児神経学的検査チャート作成の手引き」[1]を参考にするとよい。また神経学的身体所見に関しては多くの参考書[2,3]があることから，その詳細は割愛し，脳神経所見のポイントを**表3**に，手引きに記載のない「筋のみかた」「反射のみかた」「失調のみかた」のポイントを以下にまとめた。

表3 | 脳神経所見のポイント

- 日本小児神経学会の「小児神経学的検査チャート作成の手引き」に記載のある系統的な神経学的所見を取ることが可能なのは，正常知能で協力的な児で6歳以降
- 脳神経には両側支配のものと片側支配のものがあり，中枢性（核上性）と末梢性（核性，核下性）の判断に有用なことがある

脳神経	ポイント
第Ⅰ脳神経（嗅神経）	・小児においては神経学的所見としての診断的価値は限られる
第Ⅱ脳神経（視神経）	・「眼」の項も参照 ▶Link Ⅳ-4 眼 ・視力 | 診察方法 | 検査可能年齢 | |---|---| | 視性瞬目の有無 | ～2歳 | | ペンライトの光に対する閉眼反応 | ～2歳 | | 固視，追視 | ～2歳 | | 絵指標 | 2歳～ | | 単独視力表 | 3歳～ | | 成人と同様の視力検査 | 6歳～ | 片側の視神経障害がある場合，健側の光刺激で患側の縮瞳を認める（間接対光反射）が，患側の光刺激では縮瞳を認めない ・視野 | 診察方法 | 検査可能年齢 | |---|---| | 側方からペンライトや人形などを出して反応（固視するか）を評価 | ～4歳 | | 対座法（左右上下の4方向） | 4歳～ | | 標準視野計 | 7歳～ | | 接線板 | 10歳～ |

次頁へつづく

脳神経	ポイント
第Ⅲ・Ⅳ・Ⅵ脳神経（眼筋支配神経）	・「眼」の項も参照 ▶Link Ⅳ-4 眼（各眼球運動異常の局在については成書を参照） ・眼瞼下垂：眼瞼下垂＝動眼神経麻痺ではない ＜局在＞ 動眼神経（Ⅲ）麻痺による上眼瞼挙筋の麻痺：瞳孔散大を伴うことが多い Horner症候群など交感神経障害に伴う上瞼板麻痺：縮瞳を伴う 筋疾患に伴う上眼瞼挙筋の筋力低下：眼瞼の攣縮を伴うことが多い 器械的障害（浮腫など） ・眼球運動：生後1週間までは「人形の目徴候」を利用できる（麻痺側で「人形の目徴候」が起こらない）。眼球運動に関わる中枢支配は両側性で，片側の眼球運動障害は末梢性と考える ・瞳孔：2mm以下を縮瞳，5mm以上を散瞳とする。正常でも±0.5mm程度は左右差を認める ・眼位：新生児期は正常でも半数以上で15～35°の開散位を取る
第Ⅴ脳神経（三叉神経）	・知覚枝：末梢性の神経支配は顔面の上部から下部に向けて第1～3枝にわかれている。中枢性の神経支配は顔面を口周囲からドーナツ状に支配している →知覚障害の分布で核上性か核下性かを鑑別できる。末梢性の神経障害（小脳橋角部腫瘍など）で角膜反射は顔面の知覚障害の出現に先行することが多い ・運動枝：中枢性の神経支配は両側性であり，片側の障害は末梢性を考える

次頁へつづく

脳神経	ポイント
第Ⅶ脳神経（顔面神経）	・上部顔面筋：中枢性の神経支配は両側性であり，片側の障害は末梢性を考える | 筋	診察法
前頭筋	眉を上げる
皺眉筋	眉を寄せる
眼輪筋	眼を閉じる | Bell徴候：意図的閉眼時，麻痺側の上眼瞼は閉じず眼球は上転し，白い強膜が見える。中枢性障害で，顔面神経核と動眼神経核を結ぶ線維束が障害されるとBell徴候が消失する ・下部顔面筋：神経支配は中枢，末梢とも片側支配 | 筋	診察法
頬筋，口輪筋	頬を膨らませる
口輪筋，おとがい筋	口をとがらせる
上・下唇方形筋	歯を見せる（イー）
頬骨筋，笑筋	笑う
広頚筋	口をへの字にする | 頬を膨らませることは幼児でも可能。第Ⅸ，Ⅹ脳神経障害による軟口蓋の麻痺がある場合も頬を膨らませることはできないが，この場合は鼻をつまめば膨らませることができる 先天性口角下制筋欠損：6〜8／1,000人に認められる。啼泣時に患側の口角が下がらず非対称になる →他の顔面筋は正常であり，哺乳時に口角からミルクがこぼれたりもしない。顔面神経麻痺との鑑別を要する。心奇形などの合併の報告もあり，ほかの身体所見にも注意する
第Ⅷ脳神経（聴神経）	・聴覚反応 | 反応	出現年齢
聴性瞬目	新生児期
音源定位	6カ月 | 喃語を話したとしても聴覚障害がないとは言えない。聴力障害の特徴的病歴：「初めはよく声を出していて，笑ったりしていたのに，徐々に静かになり，発声がなくなってきた」

次頁へつづく

脳神経	ポイント
第IX・X脳神経 (舌咽神経・迷走神経)	• 運動神経は特に嚥下機能に関わり，感覚神経は主として味覚や内臓知覚に関わる。自律神経としても各種臓器に分布する • 嚥下：軟口蓋の麻痺（X）では液体の飲み込みが悪くなる（カーテン徴候がみられる）。上咽頭筋の麻痺（IX）では固形物の飲み込みが悪くなる • 咽頭反射：障害側で消失。反射求心路はIX，遠心路はX。知覚の正確な評価は小児では困難であり，咽頭反射で代用することが多い
第XI脳神経 (副神経)	• 純粋な運動神経で，僧帽筋と胸鎖乳突筋を支配する | 筋 | 診察法 | |---|---| | 僧帽筋 | 肩をすくめる | | 胸鎖乳突筋 | 頭を回転させる |
第XII脳神経 (舌下神経)	• 純粋な運動神経で，舌筋に分布する • 挺舌 | 障害部位 | 所見 | |---|---| | 両側性障害 →咀嚼・嚥下障害を伴い，流涎が多い | 歯列を超えて挺舌できない | | 片側障害 →障害の局在は末梢性の障害では同側，中枢性の障害では対側にある | 麻痺側に偏位する | 末梢性障害では舌筋の萎縮や線維束攣縮がみられることで，中枢性と鑑別ができる。肉眼的に確認困難な乳幼児の場合，顎下部にコンベックス型のエコープローベを当てて舌を観察すると確認できる

● 左右差のあるけいれん発作症状と大脳内のfocality

神経学的身体所見とは異なるが，左右差のあるけいれん発作症状では，大脳内のfocalityを予想することができる〔発作症候学（ictal semiology）と言う〕（表4）。

このfocalityを意識して頭部画像や脳波を読むことで，重要な所見の見落としを防ぐことができる。一見全身性の左右差のない発作であっても，発作の初期には左右差のあることも少なくないため，けいれん発作時には丁寧な病歴聴取が重要である。

表4 | 特徴的な発作型と大脳局在

発作型	大脳局在
非対称性強直肢位（フェンシング肢位：一側上肢伸展，一側上肢屈曲）	伸展側の対側の補足運動野
力が入らず倒れる	前頭極，陰性運動野
顔面の強直・こわばり，般若様の顔	補足運動野
激しい，暴れるような体動	帯状回
眼球上転	補足運動野，後頭葉
眼球側方偏位＋四肢に力が入る	対側の背外側野，後頭葉
眼球側方偏位（力が入らない）	前頭極，後頭葉
横を向く＋四肢に力が入る	対側の補足運動野，背外側野，頭頂葉，後頭葉
横を向く（力が入らない）	対側前頭極
走り出す，急に歩き回る	帯状回，眼窩前頭部
発声，うなり声	眼窩前頭部，補足運動野
のどを鳴らす	弁蓋部（シルビウス発作）

① 筋のみかた

筋緊張（筋トーヌス）は以下の要素にわけて評価する。

a) 伸展性

- 原則，左右を比べる（成人では利き手のほうが伸展性低下）。
- 過伸展性について，新生児期，乳児期初期（～6カ月）では正常でも認められる。

  例 スカーフ徴候（上腕が首に接する）は，新生児期には90％で陽性となり，その後数週間にわたり陽性となる。

- 乳児においては，手を顎の下を通して手掌が肩峰を超えれば伸展性の増大と判断する。

b) 被動性
- 検者が筋肉をある一定の速度で動かし，その抵抗で診る。
- 3〜4カ月までは，被動性は生理的に低下する。

  伸展性と被動性のパターンで考える障害部位を表5に示す。

c) 筋の硬さ
- 筋の硬さは指で筋肉を圧迫して診る。

表5 | 筋のみかた

筋トーヌス	低　下			増　大
伸展性	増大	増大	正常	正常/低下
被動性	増大	正常	増大	低下
主な障害部位	・末梢神経 ・脊髄 ・筋（ミオパチーなど）	・錐体路（軽度）	・小脳	・錐体路 ・錐体外路

筋力低下を伴う筋トーヌスの低下→神経筋疾患（脊髄前角より末梢）
筋力低下を伴わない筋トーヌスの低下→中枢障害，染色体異常など

● 筋疾患の病歴聴取，これを聞け！

3歳以上の児で筋力低下を疑ったら聞いてみよう。
①ジャンプはできる？
②立ち上がりの様子は（Gowers徴候があるか）？
③階段の昇降は？（筋力低下は上りが苦手，失調は下りが苦手）
④走れる？（速い？　遅い？）
⑤ソファーや低い階段から飛び降りられる？

● 乳児の顔面筋罹患を疑ったら，これを聞け！

①表情は？　泣く？（「おとなしい，いい子なんです」は要注意）
②哺乳力（1回の哺乳にかかる時間）は？
③睡眠中，まぶたが開いている？
④口は開いていることが多い？　よだれは多い？

- 筋疾患を疑ったときに，特に鑑別に役立つことがある。
  - **例** 腓腹筋が硬い→Duchenne型筋ジストロフィーで有名（肢帯型筋ジストロフィーや脊髄性筋萎縮症3型でも初期にはみられる）。

②**反射のみかた**

小児における神経学的診察の中では，腱反射，表在反射，病的反射のほかに，原始反射も確認する必要がある。

a) 腱反射

Babinskiの5主要腱反射を一部改変したものが一般的である。正しい解釈のためには各筋の反射弓を知っておく必要がある（表6）。反射の亢進，減弱の判断は主観的であるが，重要なのは左右差と反射域の亢進（腱ではなく，筋腹を叩打しても誘発されるなど）である。

- Babinskiは，膝蓋腱反射が「両側で強くかつ一側が他方より強い場合」は「むしろ活発なほうに亢進があると考えるべきである」としている[4]。
- クローヌスは極度の反射亢進所見である。足関節で診る足クローヌスが一番診察しやすい。生下時より生後2カ月くらいまでは生理的に足クローヌスを認めるが，それ以降では上位運動ニューロン異常を示唆する。正常でも2～3回程度は認めることがある。

b) 表在反射

脊髄の反射弓を介して筋収縮が起こる腱反射と異なり，表在反射は多神経反射で大脳を経由して錐体路を通って下降し筋収縮を引き起こす。減弱することに意味があるが，「新生児では発現困難で，2カ月頃からしだいに出現し，

表6 | 腱反射

腱	反射弓	備　考
上腕二頭筋腱	C5-6	新生児期より存在する
腕橈骨筋腱	C6-7	
上腕三頭筋腱	C7-8	腱が短いため誘発が難しい
大腿四頭筋腱（膝蓋腱）	L2-4	出生時より常在
下腿三頭筋腱（アキレス腱）	L1-2	新生児期より存在するが，乳児期早期には5～10％の児で消失していることがある

5カ月でほぼ出現」とする報告もあり，乳児期末期(9〜10カ月)以降に陰性なら有意と考える[5]。左右差と減弱側の腱反射亢進があれば錐体路障害を強く疑う根拠となる。

c) 病的反射

Babinski反射は，様々な誘発変法(Chaddock反射など)があるが，原法が最も信頼できる方法であるとされる。Babinski反射は変動性を認め，時間や環境を変えると陽性であったり，陰性であったりすることがある。そのため，繰り返し確認し，一度でも反応を認めれば陽性とする。生理的Babinski反射として，1歳(遅い報告では2歳)までは正常でも認めるとされる。

- Babinski反射は，足が冷えているときには誘発されにくいため，必ず足を温めてから行う。また，Babinski反射は足底の侵害刺激によるC線維を経由して誘発されるとされており，鈍い痛みの，ある程度持続的な刺激が必要である[6]。
- 錐体路の障害を示唆する足底筋反射として，前述の「小児神経学的検査チャート作成の手引き」には記載がないが，Mendel-Bechterew反射(足背外側の中部を叩打すると足趾が足底に屈曲)，Rossolimo反射(足底面で足趾の付け根を叩打すると足趾が足底に屈曲)も簡便に誘発でき，実臨床では有用である[5]。

③ 失調のみかた ▶Link Ⅲ-9 運動の異常

運動失調(ataxia)＝小脳失調とするのは誤りであり，失調＝小脳障害ではない。運動失調は大きく，後索型と小脳型にわけられる(表7)。

表7 | 運動失調

後索型	主に脊髄後索障害	深部感覚障害を視覚性代償によって補う	Romberg試験で閉眼すると視覚代償を失うため，転倒することも多い
小脳型	虫部障害	体幹動揺，wide baseの失調性歩行を認める。筋緊張低下や四肢の失調は明らかでない	Romberg試験は陰性
	小脳半球障害	四肢の失調，協働運動障害，企図振戦，筋緊張低下を認める	

小脳症候として小脳型運動失調に筋緊張低下を合併することは重要である。また，前庭障害でもRomberg試験陽性となるが，後索型失調と異なり閉眼後徐々に動揺が激しくなる。

乳児期の運動失調は筋緊張低下だけのことも多く，坐位未獲得，立位未獲得など運動発達の遅れが主症状で受診する。明らかな失調症状は1歳を超えないと明らかにならない。

文献

1) 日本小児神経学会：小児神経学的検査チャート作成の手引き［http:// child-neuro-jp.org/chart/charttebiki.html］
2) 鴨下重彦，監：ベッドサイドの小児神経・発達の診かた，第3版．南山堂，2009．
3) 小坂　仁，編：手軽にとれる小児神経所見．文光堂，2014．
4) 安芸基雄，他：バビンスキー"腱および骨反射"に関する連続講義― 3．内科 6：565-572, 1960．
 →古典であるが，その鋭い臨床へのまなざしは一読に値する。
5) 坂本吉正：小児神経診断学．金原出版，1978．
 →絶版になっているが，臨床の視点から書かれた名著。
6) 平山惠造：神経症候学，改訂第2版Ⅰ．文光堂，2006．

（小橋孝介）

身体表現性障害と神経学的身体所見

　身体表現性障害*とは，①器質的身体疾患では説明不能な症状を呈する，②疾病利得がある，ことを特徴とする障害である。身体表現性障害でみられる症状は様々であるが，非てんかん性けいれん，筋力低下や麻痺，不随意運動，言語障害，感覚異常，視覚障害など，神経学的な訴えがそのほとんどを占める。厳密な鑑別には，生理学的な検査（脳波や筋電図）などの客観的な評価を行う必要があるが，神経学的身体所見によって説明できない所見を確認することで強く疑うことができる。

　注意すべきは，実際の器質的疾患と併存することがあることである。たとえば，非てんかん性けいれんを呈する患者の10％はてんかんを持っているとされる。次頁の表に身体表現性障害を疑う身体所見を挙げる。

＊：DSM-IV-TRでは「身体表現性障害」のカテゴリーに身体化障害，転換性障害，疼痛性障害，心気症，身体醜形障害，特定不能の身体表現性障害などが含まれていたが，DSM-5では「身体症状症および関連症候群」というカテゴリーとなり，身体症状症，病気不安症，転換性障害，虚偽性障害，特定不能の身体症状症などが含まれるようになり，身体表現性障害という用語はなくなっている。

次頁へつづく

筋症状	下肢筋力低下/麻痺	患者を仰臥位にさせ，両側の踵部を包み込むように持ち，片側ずつ下肢を挙上するよう指示する。通常一方の下肢を挙上する際には，対側の下肢は下がる方向に力が入る。身体表現性障害では，筋力低下/麻痺側を挙上させる際，健側の踵に圧を感じない（Hoover徴候）
	上肢筋力低下	Barré徴候を診る際，通常は筋力低下を認める患側は回内しながら落ちる。身体表現性障害では，患側で回内せず，ゆっくりとまっすぐ落ちていく
	上肢麻痺	身体表現性障害では，麻痺肢を顔面の上で落下させると，上肢は滑るように顔面を避ける（真の麻痺である場合，顔面を打つため注意する）（drop test）
	胸鎖乳突筋力低下	頬に抵抗をかけ，左右に向く力（胸鎖乳突筋の筋力）を評価する。通常胸鎖乳突筋は，患側が右なら対側の左に向く力が弱くなる。身体表現性障害では，筋力低下/麻痺側と同側を向く際に筋力低下/麻痺を呈する
感覚症状	障害の分布	通常の神経支配領域とは異なる分布を示す。たとえば通常では，正中部は左右の神経がオーバーラップして支配するが，身体表現性障害では，体幹の感覚障害がきれいに正中で左右にわかれる（midline splitting）
	振動覚の変動	通常，同一の骨で行う振動覚の試験結果はおおむね一致するはずであるが，身体表現性障害では，前額部や胸骨などの大きな骨を用いて検査すると，同一の骨の中で大きくその結果が変動する
視覚症状	全盲	通常は全盲でも施行可能な以下の項目が施行不能となる ・両手の示指の先端を合わせる（fingertip test） ・名前を書く（signature test）
	視野障害	通常，視野は網膜から離れるにつれて広くなっていくが，身体表現性障害では，距離が離れても視野が広がらない筒状視野を認める（tubular visual field）
		視野がらせん状に変化する（spiraling visual field）
	複視	通常，単眼視では複視は起こらないが，身体表現性障害では片眼を遮蔽しても複視を訴える

コラム こどもと仲良くなるために

> **こどもと仲良くなるヒント**
> - 自己紹介を忘れずに。声のトーンを少し上げて，穏やかな口調で話しかけることもお勧めである。
> - 五感をフル活用。「何が起こるか」，こどもが知りたい情報を具体的に伝える。
> - 「痛いのはどこかな？」と，こどもの意見も聞いてみる。

「あなたはだあれ」

あなたの目の前にいるこどもは，あなたが誰だか知っているだろうか？「何されるのかしら…」とドキドキしながら待っている子にあなたは何と声をかけるだろうか？

まず自己紹介。あなたの目の前の患者さんに，あなたが誰で，何をする人か伝えること。あなたの名前，そして「今日は元気になれるように，どこの具合が悪いか診せてもらうね」と。そのとき，しっかりとこどもたちの眼をとらえて，アイコンタクトを取ることを忘れないこと。ユーモアたっぷりの口調でこどもを笑わせられなくても，世間話をする時間がなくても，こどもの好きなアニメやキャラクターの名前を知らなくても大丈夫。こどもたちと信頼関係を築く第一歩として，あなたが誰であるかを伝えるのはとても重要なことである。

医療が身近にないこどもたちからすると医師，看護師，検査技師，そして大勢の病院スタッフは，何をする人なのかわからない。「見知らぬ人」の中で状況がよくわからないまま診察が始まり，不安になり混乱し，不信感を持ってしまうのである。実際，慣れない環境や見知らぬ人，予測しなかった体験に起因する不安は，こどもに心理的混乱を生じさせる要因と言われている。そのため，外来での診察時だけでなく，たとえば毎日顔を合わせ

る病棟でも,「先生,診察に来たよ。お腹の音聴いてみようね」というように声をかけてあげてほしい。きっとこどもたちはあなたに対する警戒心をゆるめ,あなたの言葉に少しずつ耳を傾けてくれるようになるだろう。

こどもたちが知りたいこと

「知らない場所,知らない大人たちの話す聞きなれない言葉。変な形,大きな音のする機械のある病院って怖い！」。あなた（お医者さん）に対する警戒心が解け始めたこどもたちが次に興味を持ち,同時に恐怖を感じるのは「自分の身に起こること」である。

たとえば診察室で聴診器を手に取り,「胸の音を聴かせてね」と伝えるとき,「ちょっとひんやりするよ。痛くないよ」とその子が五感を通して体験すると思われる感覚刺激をこどものわかる言葉や表現で付け加えてみてほしい。これはプレパレーションと言われ,こどもが知りたい情報や,こどもが不安がっており印象深く残ると思われる感覚や体験の概要について前もって伝えることにより,相手にこころの準備をしてもらう方法である。

プレパレーションとは,未知の療養体験にこどもが前向きに向き合えるように「これから起こること」をこどもの発達や個性に合った方法やタイミングで説明することであり,リハーサルなどの過程を通して理解を深め,心理的混乱を軽減するための方法である。こどもにとってストレスのかかる出来事や状況（治療の副作用や患児の苦手な処置,治療による身体変化など）において,できる限り見通しを持ち主体的に医療を受けるという意識を持って処置や検査や治療にのぞめるように支援する必要性がある。

病気を抱えるこどもたちへ説明することは,療養体験によるストレスを軽減する上で重要なプロセスだと言われている。同時に,理解力や認知発達,説明に対する反応も発達年齢や個性によって異なるため,こどもの年齢や気質・性格に配慮した方法で行うことが大切である（表1）。

ぬいぐるみや絵本を使って説明をすることも,こどもの緊張を和らげるのに効果的である。

1人でこれだけこなすことは難しいため,看護師,心理社会的支援を提

表1｜こどもに伝える技術と工夫

- 情報は多すぎず，少なすぎず
  相手はどのくらい知っていて，何を知りたがっているだろうか
- 感覚情報を盛り込む
- 処置にかかる時間や治療の流れを伝える
  見通しを立てることや，予測することでその子のがんばる力を引き出していく
- シンプルにわかりやすく，そして正確な表現で伝える
  視覚教材を使うのも◎

供する専門職として医療に携わっているチャイルド・ライフ・スペシャリスト（CLS）などの職種と協働するのも1つの選択ではないだろうか。

痛いところはどこ？

こどもたちが病院に来る理由として多いのは，痛みの訴えであろうと思う。

両親や付き添いの保護者から，こどもが感じている痛みや「いつもとは違う様子」を聞くことは重要な情報収集手段である。誰よりもこどもに寄り添っている親はその子のプロフェッショナルであり，親の言葉に耳を傾けることはとても大切である。

そしてもう1つ，同様に大切な情報として，「その子にとってどこが痛いのか？」がある。これは，こども自身に聞いてみる必要があるが，実はカルテへ加えておきたい情報ではないだろうか。

痛み経験の言語化はとても難しく，特に言語取得において発達途上にあるこどもは，気持ちや考えを言葉で表現することに長けていない。そのため赤ちゃんや幼児，学童期以上だったとしても，こどものこころの中を明確に把握することは難しい。しかし，痛みの訴えは母親を含む他者へ何らかの援助を求める行動であり，こどもが痛みを訴える相手との信頼関係がすでに構築されているほど，的確な痛みの訴えをする傾向があると言われている。

「どこが痛いのかな？」と尋ねて，こどもに痛みを感じるところを指差してもらうのもよい。幼い子はその痛みを「言葉」として伝えることができなかったり，学童期や思春期のこどもたちは自分の症状を言いたくなかったり，恥ずかしがったりする。時に小さなこどもはその質問に答えず，「ママ，お腹なでなでして」と痛みや苦痛を感じる場所を指定して，母親に助けを求めることもあるだろう。そんなときは，こどもが助けを求める保護者（多くの場合，母親）を巻き込み，仲介者として，こどもとコミュニケーションを取ることも1つの手段である。

「どういうふうに痛いの？」という質問に対して，痛みの性状を説明するのは大人でも難しい。シクシク，ズキズキ，ヒリヒリ，ピリピリ。「つねられてるみたい」「熱い」「あのときはドラゴンがいたんだ」とユニークな表現で痛みを表現するこどもたちもいる。痛みの表現はこんなにもたくさんあり，こどもの感じている痛みをこどもに教えてもらうことは的確な医療に結びつくのではないだろうか。

まとめ

上記のヒントは，こどもたちが診察室で泣かないことだけ（泣くとバイタルが変動する）が目標ではない。

医療体験での多くの不安やストレスは避けることができないが，事前に配慮しこどもの不安や疑問に寄り添い，こども目線に立ったアプローチをすることで，こどもたちにとってより優しい療養環境がつくれるかもしれない。そのような予防的なキーワードとして「こどもと仲良くなるヒント」を思い出してほしい。

〔参　考〕

- American Academy of Pediatrics Committee on Bioethics：Informed Consent, Parental Permission, and Assent in Pediatric Practice. Pediatrics 95：315-316, 1995.
- Thompson RH, et al：Child Life in Hospitals：Theory and Practice. Charles C Thomas Pub Ltd，1981.

- Thompson RH, ed：The Handbook of Child Life：A guide for pediatric psychological care. Charles C Thomas Pub Ltd, 2009, p160-186.
- Gaynard L, et al：Psychological Care of Children in Hospitals：A clinical practice manual from the ACCH child life research project. Child Life Council, 1990, p93-99.
- 蝦名美智子：子どもから信頼される医療とプレパレーション．小児保健研究 64：238-243, 2005.
- 馬戸史子：小児がんの子どもに対するチャイルド・ライフ・スペシャリストによる心理的プレパレーション．がん看護 18：324-330, 2013.
- 湧水理恵, 他：日本の小児医療におけるプレパレーションの効果に関する文献的考察．日本小児看護学会誌 15：82-89, 2006.

（塩崎暁子）

コラム

保護者との良い関係の築き方

> **H&Pの3原則**
> - こどもと保護者に関心を寄せる。「どんなニーズを持っているのだろうか?」
> - 自分の価値観で相手を判断しない! 保護者の思いや事情を教えてもらう。
> - 心を込めて。「愛情こそが最高の技術」(佐久総合病院名誉総長 故・若月俊一の言葉より)

保護者の思いを知る

　時間外の受付窓口で,お母さんや保護者が「今すぐ診て下さい!」と訴えることはたびたびある。また,診察室では「仕事が忙しいから,学校行事があるから,平日の予約は無理」「入院はできません」と強い口調で断言している。このような場合,どのような印象を持つだろうか。「勝手な親だ」「本気で治す気持ちがない」と思うかもしれない。しかし,ここで発想の転換が必要である。

　大切なわが子がぐったりとして(見える),元気がない,発熱して震えている…。「死んでしまうかもしれない! 重大な病気かもしれない」と極限まで不安になっている保護者にしてみれば,1分1秒でも早く,自分の目ではなく「医学的知識のある専門家」の目で診てもらい,その不安を何とか安心させてほしいものである。また,仕事や学校を優先させている場合は,一家の生計を必死で担っているかもしれない。医療費を支払う余裕がないのかもしれない。「学校」や「仕事」を一度でも休めば,こどもや保護者の社会的立場が危ぶまれるのかもしれない。

保護者との関係づくり

　しかしながら，保護者の訴えを何でも受け入れることは，現実的に困難である。そこで私たちにできることは，"困った保護者"というレッテルを貼る前に，まず「話を聴くこと」「共感すること」である。さらに，そこから見えた問題を解決するためには，ただ聞くのではなく，「知識とスキル（技術・コミュニケーション）」をフル活用しつつ「アセスメント」することである。保護者の思いの根底には，"こどもへの愛情"があることに変わりない。その大半は正しい情報や対処が不十分なために，どうしたらよいのかわからず不安でいっぱいなのである。そこで，「心のこもった態度・言葉」で「わかりやすく説明」をすることが，保護者との関係性をより良いものにするだろう。

　また，重い障害や慢性疾患を持つこどもの保護者は，通院や入院生活の長い関わりの中で，医療者の「こどもへのまなざし」だけでなく，「人間性」をよく見ている。

　ある終末期で入院していたこどもの母親は，こどもの意識状態が悪化する中で医療スタッフの足が遠のいていくのを実感したという。命の炎が消えそうなこどもと，不安で神経質になっている保護者に歩み寄る，その一歩の勇気を持つことは，保護者のグリーフ（悲嘆と喪失）ケアにもつながる。保護者からのSOSや行動を待つばかりでは，真の問題は見えてこない。

　さらに，流れ作業のような診療，こどもや保護者への関心の薄さは，保護者に諦めを覚えさせ，必要な処方さえしてもらえばよいという考えにつながりやすい。はたしてそれで効果的なアセスメントができるだろうか。保護者やこどもが病気や障害を抱えて生きていくための後押しをできるだろうか。

　私たち医療従事者は，"患者（patient）"という考え方から，"かけがえのないひとり（person）"という見方に変換をしなければならない。

キーワードの実践

　現実には，多忙な業務に追われ，外来の待ち時間が長くなり，病室に足を運べない正当な事情がある。追い打ちをかけるように，家族からのクレームを聞いたら…。イライラするし，忙しいし，次の患者さんがいるし…と言いたくなるのは当然で，小児科医が疲弊していく原因にもなる。

　そこで，本書を読まれる先生方には以下のキーワードを実践して頂きたい。
① Ko：こころを込めて
② Do：「どうですか」「どうしましたか」
③ Mo："Mother（保護者）"の思い・受け止めの確認
　"未来あるKo・Do・Mo"の診療に携わる医療者が，保護者から信頼され，安心してこどもの命を任せられる存在になることを心から願います。

（加賀田真寿美）

付表

- 身体計測の基準値
  （表1A〜表3）　　　（小田　新）
- 発達確認表（表4）　（山内裕子）

● 表1A　男子の平均体重／標準偏差（2000年）

暦年齢（歳・月）	平均身長(cm) 平均値	SD	平均体重(kg) 平均値	SD	暦年齢（歳・月）	平均身長(cm) 平均値	SD	平均体重(kg) 平均値	SD
0・0	49.0	2.1	3.0	0.4	4・0	100.2	3.9	15.6	2.0
0・1	53.5	2.2	4.3	0.6	4・1	100.8	3.9	15.8	2.0
0・2	57.9	2.2	5.5	0.7	4・2	101.3	4.0	15.9	2.1
0・3	61.4	2.2	6.4	0.8	4・3	101.9	4.0	16.1	2.1
0・4	64.2	2.3	7.1	0.9	4・4	102.4	4.0	16.3	2.1
0・5	66.2	2.3	7.7	0.8	4・5	103.0	4.1	16.4	2.1
0・6	67.8	2.4	8.0	0.9	4・6	103.5	4.1	16.6	2.1
0・7	69.2	2.4	8.2	0.9	4・7	104.0	4.1	16.7	2.2
0・8	70.5	2.4	8.6	1.0	4・8	104.6	4.2	16.9	2.2
0・9	71.7	2.5	8.9	1.0	4・9	105.1	4.2	17.0	2.2
0・10	72.8	2.5	9.1	0.9	4・10	105.6	4.3	17.3	2.3
0・11	73.9	2.5	9.2	0.9	4・11	106.2	4.3	17.5	2.4
1・0	75.0	2.6	9.3	0.9	5・0	106.7	4.3	17.7	2.5
1・1	76.0	2.6	9.5	0.9	5・1	107.7	4.4	17.9	2.6
1・2	76.9	2.6	9.8	1.0	5・2	107.8	4.4	18.1	2.8
1・3	77.8	2.7	9.9	1.0	5・3	108.3	4.4	18.3	2.9
1・4	78.7	2.7	10.1	1.0	5・4	108.9	4.5	18.5	2.9
1・5	79.6	2.8	10.3	1.1	5・5	109.4	4.5	18.7	2.9
1・6	80.5	2.8	10.5	1.2	5・6	110.0	4.5	18.9	3.0
1・7	81.4	2.8	10.6	1.1	5・7	110.5	4.6	19.1	3.0
1・8	82.3	2.9	10.9	1.1	5・8	111.1	4.6	19.3	3.0
1・9	83.1	2.9	11.2	1.2	5・9	111.6	4.7	19.6	3.0
1・10	83.9	2.9	11.3	1.2	5・10	112.2	4.7	19.8	3.1
1・11	84.7	3.0	11.4	1.1	5・11	112.7	4.7	20.1	3.2
2・0	85.4	3.0	11.6	1.2	6・0	113.3	4.8	20.3	3.3
2・1	86.2	3.1	11.8	1.2	6・1	113.9	4.8	20.6	3.4
2・2	86.9	3.1	12.0	1.2	6・2	114.5	4.8	20.8	3.5
2・3	87.6	3.1	12.1	1.3	6・3	115.0	4.9	21.1	3.5
2・4	88.3	3.2	12.3	1.3	6・4	115.6	4.9	21.3	3.6
2・5	88.9	3.2	12.5	1.3	6・5	116.1	4.9	21.6	3.7
2・6	89.6	3.2	12.7	1.3	6・6	116.7	5.0	21.8	3.8
2・7	90.2	3.3	12.8	1.3	6・7	117.2	5.0	22.0	3.8
2・8	90.8	3.3	13.0	1.4	6・8	117.7	5.0	22.2	3.9
2・9	91.5	3.3	13.2	1.4	6・9	118.2	5.0	22.5	3.9
2・10	92.1	3.4	13.3	1.4	6・10	118.6	5.0	22.7	4.0
2・11	92.7	3.4	13.5	1.5	6・11	119.1	5.0	22.9	4.0
3・0	93.3	3.5	13.7	1.5	7・0	119.6	5.1	23.1	4.1
3・1	94.0	3.5	13.9	1.6	7・1	120.1	5.1	23.3	4.2
3・2	94.6	3.5	14.0	1.6	7・2	120.6	5.1	23.5	4.2
3・3	95.1	3.6	14.2	1.7	7・3	121.1	5.1	23.8	4.3
3・4	95.7	3.6	14.4	1.7	7・4	121.5	5.1	24.0	4.3
3・5	96.3	3.6	14.5	1.7	7・5	122.0	5.1	24.2	4.4
3・6	96.9	3.7	14.7	1.8	7・6	122.5	5.1	24.4	4.4
3・7	97.5	3.7	14.8	1.8	7・7	123.0	5.2	24.7	4.5
3・8	98.0	3.7	15.0	1.8	7・8	123.4	5.2	25.0	4.6
3・9	98.6	3.8	15.1	1.8	7・9	123.9	5.2	25.2	4.7
3・10	99.1	3.8	15.3	1.9	7・10	124.4	5.2	25.5	4.8
3・11	99.7	3.9	15.4	1.9	7・11	124.8	5.3	25.8	4.9

暦年齢 (歳・月)	平均身長 (cm) 平均値	SD	平均体重 (kg) 平均値	SD	暦年齢 (歳・月)	平均身長 (cm) 平均値	SD	平均体重 (kg) 平均値	SD
8・0	125.3	5.3	26.1	5.0	12・0	149.1	7.6	42.4	9.8
8・1	125.8	5.3	26.3	5.1	12・1	149.7	7.7	42.9	9.9
8・2	126.2	5.3	26.6	5.2	12・2	150.4	7.8	43.4	10.0
8・3	126.7	5.4	26.9	5.3	12・3	151.0	7.8	43.9	10.1
8・4	127.2	5.4	27.2	5.4	12・4	151.6	7.9	44.4	10.2
8・5	127.6	5.4	27.4	5.5	12・5	152.3	8.0	44.9	10.3
8・6	128.1	5.5	27.7	5.6	12・6	152.9	8.1	45.4	10.4
8・7	128.6	5.5	28.0	5.7	12・7	153.5	8.0	45.8	10.4
8・8	129.0	5.5	28.3	5.8	12・8	154.1	8.0	46.2	10.4
8・9	129.5	5.5	28.6	5.9	12・9	154.7	8.0	46.7	10.4
8・10	129.9	5.5	28.9	6.0	12・10	155.3	7.9	47.1	10.4
8・11	130.4	5.6	29.2	6.1	12・11	155.9	7.9	47.5	10.4
9・0	130.9	5.6	29.5	6.2	13・0	156.5	7.9	47.9	10.4
9・1	131.3	5.6	29.7	6.3	13・1	157.0	7.8	48.3	10.4
9・2	131.8	5.6	30.0	6.4	13・2	157.6	7.8	48.7	10.5
9・3	132.2	5.7	30.3	6.5	13・3	158.2	7.8	49.2	10.5
9・4	132.7	5.7	30.6	6.6	13・4	158.8	7.8	49.6	10.5
9・5	133.1	5.7	30.9	6.7	13・5	159.4	7.7	50.0	10.5
9・6	133.6	5.7	31.2	6.8	13・6	160.0	7.7	50.4	10.5
9・7	134.1	5.8	31.5	6.9	13・7	160.5	7.6	50.8	10.5
9・8	134.5	5.8	31.9	7.0	13・8	160.9	7.5	51.2	10.5
9・9	135.0	5.8	32.2	7.1	13・9	161.4	7.4	51.7	10.4
9・10	135.4	5.9	32.5	7.2	13・10	161.8	7.3	52.1	10.4
9・11	135.9	5.9	32.8	7.3	13・11	162.3	7.2	52.5	10.4
10・0	136.4	5.9	33.2	7.4	14・0	162.8	7.1	52.9	10.4
10・1	136.8	6.0	33.5	7.5	14・1	163.2	7.0	53.3	10.4
10・2	137.3	6.0	33.8	7.6	14・2	163.7	6.9	53.7	10.4
10・3	137.7	6.0	34.1	7.7	14・3	164.1	6.8	54.2	10.4
10・4	138.2	6.1	34.5	7.8	14・4	164.6	6.7	54.6	10.4
10・5	138.6	6.1	34.8	7.8	14・5	165.0	6.6	55.0	10.4
10・6	139.1	6.1	35.1	7.9	14・6	165.5	6.5	55.4	10.3
10・7	139.6	6.2	35.5	8.0	14・7	165.8	6.4	55.8	10.4
10・8	140.1	6.3	35.8	8.1	14・8	166.0	6.4	56.1	10.4
10・9	140.7	6.4	36.2	8.2	14・9	166.3	6.3	56.5	10.5
10・10	141.2	6.5	36.5	8.3	14・10	166.5	6.3	56.8	10.5
10・11	141.7	6.6	36.9	8.4	14・11	166.8	6.2	57.2	10.5
11・0	142.2	6.6	37.3	8.5	15・0	167.1	6.2	57.6	10.6
11・1	142.7	6.7	37.6	8.6	15・1	167.3	6.1	57.9	10.6
11・2	143.2	6.8	38.0	8.7	15・2	167.6	6.1	58.3	10.7
11・3	143.8	6.9	38.3	8.8	15・3	167.8	6.0	58.6	10.7
11・4	144.3	7.0	38.7	8.9	15・4	168.1	6.0	59.0	10.7
11・5	144.8	7.1	39.0	9.0	15・5	168.3	5.9	59.3	10.8
11・6	145.3	7.1	39.4	9.2	15・6	168.6	5.9	59.7	10.8
11・7	145.9	7.2	39.9	9.3	15・7	168.7	5.9	59.9	10.8
11・8	146.6	7.3	40.4	9.4	15・8	168.9	5.9	60.0	10.7
11・9	147.2	7.4	40.9	9.5	15・9	169.0	5.9	60.1	10.7
11・10	147.8	7.4	41.4	9.6	15・10	169.1	5.9	60.2	10.6
11・11	148.5	7.5	41.9	9.7	15・11	169.2	5.8	60.3	10.5

付表 ● 身体計測の基準値

暦年齢 (歳・月)	平均身長(cm)		平均体重(kg)	
	平均値	SD	平均値	SD
16・0	169.4	5.8	60.5	10.5
16・1	169.5	5.8	60.6	10.4
16・2	169.6	5.8	60.7	10.4
16・3	169.7	5.8	60.8	10.3
16・4	169.9	5.8	61.0	10.2
16・5	170.0	5.8	61.1	10.2
16・6	170.1	5.8	61.2	10.1
16・7	170.2	5.8	61.3	10.1
16・8	170.2	5.8	61.4	10.2
16・9	170.3	5.8	61.6	10.2
16・10	170.3	5.8	61.7	10.2
16・11	170.4	5.8	61.8	10.2
17・0	170.5	5.8	61.9	10.2
17・1	170.5	5.8	62.0	10.2
17・2	170.6	5.8	62.1	10.3
17・3	170.6	5.8	62.3	10.3
17・4	170.7	5.8	62.4	10.3
17・5	170.7	5.8	62.5	10.3
17・6	170.8	5.8	62.6	10.3

● 表1B　女子の平均体重／標準偏差（2000年）

暦年齢(歳・月)	平均身長(cm) 平均値	SD	平均体重(kg) 平均値	SD	暦年齢(歳・月)	平均身長(cm) 平均値	SD	平均体重(kg) 平均値	SD
0・0	48.4	2.1	3.0	0.4	4・0	99.5	3.8	15.2	2.0
0・1	52.6	2.1	4.1	0.5	4・1	100.0	3.8	15.4	2.1
0・2	56.7	2.2	5.2	0.6	4・2	100.6	3.9	15.6	2.2
0・3	60.0	2.2	6.0	0.7	4・3	101.2	3.9	15.8	2.4
0・4	62.6	2.2	6.6	0.8	4・4	101.7	3.9	15.9	2.3
0・5	64.6	2.3	7.0	0.8	4・5	102.3	4.0	16.1	2.2
0・6	66.2	2.3	7.5	0.8	4・6	102.8	4.0	16.3	2.2
0・7	67.5	2.3	7.8	0.8	4・7	103.4	4.0	16.4	2.1
0・8	68.9	2.4	8.0	0.8	4・8	103.9	4.1	16.6	2.1
0・9	70.0	2.4	8.2	0.9	4・9	104.5	4.1	16.8	2.0
0・10	71.2	2.4	8.5	0.9	4・10	105.0	4.1	17.0	2.1
0・11	72.3	2.5	8.6	0.9	4・11	105.6	4.2	17.2	2.2
1・0	73.4	2.5	8.7	1.0	5・0	106.2	4.2	17.4	2.3
1・1	74.5	2.5	9.0	0.9	5・1	106.7	4.3	17.6	2.4
1・2	75.5	2.6	9.2	0.9	5・2	107.3	4.3	17.8	2.5
1・3	76.5	2.6	9.3	1.0	5・3	107.8	4.3	18.0	2.6
1・4	77.5	2.6	9.5	0.9	5・4	108.4	4.4	18.1	2.6
1・5	78.4	2.7	9.7	1.0	5・5	108.9	4.4	18.2	2.6
1・6	79.4	2.7	9.9	1.0	5・6	109.5	4.4	18.4	2.7
1・7	80.3	2.8	10.2	1.1	5・7	110.0	4.5	18.5	2.7
1・8	81.2	2.8	10.4	1.1	5・8	110.6	4.5	18.6	2.7
1・9	82.0	2.8	10.4	1.0	5・9	111.1	4.5	18.7	2.8
1・10	82.8	2.9	10.7	1.2	5・10	111.6	4.6	19.0	2.8
1・11	83.5	2.9	11.0	1.2	5・11	112.2	4.6	19.3	2.9
2・0	84.3	2.9	11.0	1.1	6・0	112.7	4.6	19.6	3.0
2・1	85.0	3.0	11.2	1.2	6・1	113.3	4.7	19.9	3.1
2・2	85.7	3.0	11.4	1.2	6・2	113.8	4.7	20.2	3.2
2・3	86.4	3.0	11.6	1.3	6・3	114.1	4.6	20.4	3.3
2・4	87.1	3.1	11.8	1.3	6・4	114.6	4.7	20.7	3.4
2・5	87.7	3.1	12.0	1.4	6・5	115.2	4.8	21.0	3.5
2・6	88.4	3.1	12.2	1.4	6・6	115.8	4.9	21.3	3.6
2・7	89.0	3.2	12.3	1.4	6・7	116.3	4.9	21.5	3.6
2・8	89.6	3.2	12.5	1.4	6・8	116.8	4.9	21.7	3.7
2・9	90.3	3.2	12.7	1.5	6・9	117.3	4.9	21.9	3.7
2・10	90.9	3.3	12.8	1.5	6・10	117.8	5.0	22.1	3.8
2・11	91.6	3.3	13.0	1.5	6・11	118.3	5.0	22.3	3.8
3・0	92.2	3.4	13.1	1.6	7・0	118.8	5.0	22.6	3.9
3・1	92.8	3.4	13.3	1.6	7・1	119.2	5.0	22.8	3.9
3・2	93.5	3.4	13.4	1.6	7・2	119.7	5.0	23.0	4.0
3・3	94.1	3.5	13.6	1.7	7・3	120.2	5.1	23.2	4.1
3・4	94.7	3.5	13.8	1.7	7・4	120.7	5.1	23.4	4.1
3・5	95.3	3.5	13.9	1.7	7・5	121.2	5.1	23.6	4.2
3・6	95.9	3.6	14.1	1.7	7・6	121.7	5.1	23.8	4.2
3・7	96.5	3.6	14.3	1.7	7・7	122.2	5.2	24.1	4.3
3・8	97.1	3.6	14.4	1.7	7・8	122.7	5.2	24.3	4.4
3・9	97.7	3.7	14.6	1.7	7・9	123.2	5.2	24.6	4.5
3・10	98.3	3.7	14.8	1.8	7・10	123.6	5.3	24.9	4.6
3・11	98.9	3.8	15.0	1.9	7・11	124.1	5.3	25.1	4.7

付表　● 身体計測の基準値

暦年齢(歳・月)	平均身長(cm) 平均値	SD	平均体重(kg) 平均値	SD	暦年齢(歳・月)	平均身長(cm) 平均値	SD	平均体重(kg) 平均値	SD
8・0	124.6	5.4	25.4	4.7	12・0	149.6	6.3	42.6	8.5
8・1	125.1	5.4	25.7	4.8	12・1	150.0	6.2	43.0	8.5
8・2	125.6	5.4	25.9	4.9	12・2	150.4	6.2	43.4	8.5
8・3	126.1	5.5	26.2	5.0	12・3	150.9	6.1	43.8	8.5
8・4	126.5	5.5	26.5	5.1	12・4	151.3	6.1	44.2	8.6
8・5	127.0	5.5	26.7	5.2	12・5	151.7	6.0	44.6	8.6
8・6	127.5	5.6	27.0	5.3	12・6	152.1	5.9	45.0	8.6
8・7	128.0	5.6	27.3	5.4	12・7	152.4	5.9	45.3	8.6
8・8	128.5	5.7	27.6	5.5	12・8	152.6	5.8	45.6	8.5
8・9	129.0	5.7	27.9	5.5	12・9	152.9	5.8	45.8	8.5
8・10	129.5	5.8	28.2	5.6	12・10	153.1	5.8	46.1	8.5
8・11	130.0	5.8	28.5	5.7	12・11	153.4	5.7	46.4	8.4
9・0	130.5	5.9	28.9	5.8	13・0	153.6	5.7	46.7	8.4
9・1	131.0	5.9	29.2	5.9	13・1	153.9	5.6	46.9	8.4
9・2	131.5	6.0	29.5	6.0	13・2	154.1	5.6	47.2	8.4
9・3	132.0	6.0	29.8	6.1	13・3	154.4	5.5	47.5	8.3
9・4	132.5	6.1	30.1	6.2	13・4	154.6	5.5	47.8	8.3
9・5	133.0	6.1	30.4	6.3	13・5	154.9	5.4	48.0	8.3
9・6	133.5	6.2	30.7	6.4	13・6	155.1	5.4	48.3	8.2
9・7	134.1	6.2	31.1	6.5	13・7	155.2	5.4	48.5	8.2
9・8	134.6	6.3	31.4	6.6	13・8	155.4	5.4	48.7	8.2
9・9	135.2	6.3	31.8	6.7	13・9	155.5	5.4	48.9	8.2
9・10	135.8	6.4	32.1	6.8	13・10	155.7	5.4	49.1	8.1
9・11	136.3	6.4	32.5	6.9	13・11	155.8	5.4	49.3	8.1
10・0	136.9	6.5	32.8	7.0	14・0	156.0	5.4	49.5	8.1
10・1	137.5	6.5	33.2	7.1	14・1	156.1	5.3	49.7	8.1
10・2	138.0	6.6	33.5	7.1	14・2	156.2	5.3	49.9	8.0
10・3	138.6	6.6	33.9	7.2	14・3	156.4	5.3	50.1	8.0
10・4	139.2	6.7	34.2	7.3	14・4	156.5	5.3	50.3	8.0
10・5	139.7	6.7	34.6	7.4	14・5	156.7	5.3	50.5	8.0
10・6	140.3	6.8	34.9	7.5	14・6	156.8	5.3	50.7	8.0
10・7	140.9	6.8	35.3	7.6	14・7	156.8	5.3	50.8	8.0
10・8	141.4	6.8	35.8	7.7	14・8	156.9	5.3	50.9	8.0
10・9	142.0	6.8	36.2	7.7	14・9	156.9	5.3	51.1	8.0
10・10	142.6	6.8	36.6	7.8	14・10	157.0	5.3	51.2	8.1
10・11	143.1	6.7	37.1	7.9	14・11	157.0	5.3	51.3	8.1
11・0	143.7	6.7	37.5	7.9	15・0	157.1	5.3	51.4	8.1
11・1	144.3	6.7	37.9	8.0	15・1	157.1	5.3	51.5	8.1
11・2	144.8	6.7	38.4	8.1	15・2	157.1	5.2	51.6	8.2
11・3	145.4	6.7	38.8	8.1	15・3	157.2	5.2	51.8	8.2
11・4	146.0	6.7	39.2	8.2	15・4	157.2	5.2	51.9	8.2
11・5	146.5	6.7	39.7	8.3	15・5	157.3	5.2	52.0	8.2
11・6	147.1	6.7	40.1	8.4	15・6	157.3	5.2	52.1	8.3
11・7	147.5	6.6	40.5	8.4	15・7	157.3	5.2	52.2	8.2
11・8	147.9	6.5	40.9	8.4	15・8	157.4	5.2	52.3	8.2
11・9	148.4	6.5	41.3	8.4	15・9	157.4	5.2	52.3	8.1
11・10	148.8	6.4	41.7	8.4	15・10	157.4	5.2	52.4	8.1
11・11	149.2	6.4	42.1	8.5	15・11	157.5	5.2	52.5	8.1

暦年齢 (歳・月)	平均身長(cm)		平均体重(kg)	
	平均値	SD	平均値	SD
16・0	157.5	5.2	52.6	8.0
16・1	157.5	5.2	52.6	8.0
16・2	157.6	5.2	52.7	8.0
16・3	157.6	5.2	52.8	7.9
16・4	157.6	5.2	52.9	7.9
16・5	157.7	5.2	52.9	7.8
16・6	157.7	5.2	53.0	7.8
16・7	157.7	5.2	53.0	7.8
16・8	157.8	5.2	53.0	7.8
16・9	157.8	5.2	53.0	7.8
16・10	157.8	5.2	53.0	7.8
16・11	157.9	5.2	53.0	7.8
17・0	157.9	5.2	53.1	7.9
17・1	157.9	5.2	53.1	7.9
17・2	158.0	5.2	53.1	7.9
17・3	158.0	5.2	53.1	7.9
17・4	158.0	5.2	53.1	7.9
17・5	158.1	5.2	53.1	7.9
17・6	158.1	5.3	53.1	7.9

● 表2　一般調査および病院調査による胸囲の身体発育値
（3，10，25，50，75，90および97パーセンタイル値：年・月・日齢別，性別）

(cm)

年・月・日齢	男　子						
	パーセンタイル値						
	3	10	25	50 中央値	75	90	97
出生時	27.7	29.3	30.5	32.0	33.0	34.0	35.0
30日	31.8	33.2	34.5	35.8	37.1	38.2	39.3
0年　1～2月未満	33.5	34.8	36.1	37.5	38.9	40.0	41.1
2～3	36.0	37.4	38.7	40.1	41.5	42.7	43.8
3～4	37.8	39.1	40.4	41.8	43.2	44.5	45.7
4～5	39.0	40.3	41.5	42.9	44.3	45.6	46.8
5～6	39.8	41.0	42.2	43.6	45.0	46.3	47.6
6～7	40.4	41.6	42.8	44.1	45.5	46.8	48.1
7～8	41.0	42.1	43.2	44.6	46.0	47.2	48.6
8～9	41.4	42.5	43.6	44.9	46.3	47.6	48.9
9～10	41.8	42.8	44.0	45.3	46.6	47.9	49.3
10～11	42.1	43.1	44.2	45.5	46.9	48.2	49.6
11～12	42.4	43.4	44.5	45.8	47.2	48.5	49.8
1年　0～1月未満	42.7	43.7	44.8	46.1	47.4	48.7	50.1
1～2	42.9	43.9	45.0	46.3	47.7	49.0	50.3
2～3	43.2	44.2	45.3	46.5	47.9	49.2	50.6
3～4	43.5	44.4	45.5	46.8	48.1	49.5	50.8
4～5	43.7	44.7	45.8	47.0	48.4	49.7	51.1
5～6	43.9	44.9	46.0	47.2	48.6	49.9	51.3
6～7	44.2	45.2	46.2	47.5	48.8	50.2	51.5
7～8	44.4	45.4	46.4	47.7	49.1	50.4	51.8
8～9	44.6	45.6	46.7	47.9	49.3	50.6	52.0
9～10	44.8	45.8	46.9	48.1	49.5	50.8	52.2
10～11	45.0	46.0	47.1	48.3	49.7	51.0	52.4
11～12	45.2	46.2	47.3	48.5	49.9	51.2	52.7
2年　0～6月未満	45.9	46.9	47.9	49.2	50.6	52.0	53.4
6～12	46.8	47.8	48.9	50.3	51.7	53.1	54.6
3年　0～6月未満	47.6	48.7	49.8	51.2	52.7	54.2	55.8
6～12	48.3	49.4	50.6	52.0	53.6	55.3	57.1
4年　0～6月未満	49.0	50.1	51.4	52.9	54.6	56.4	58.4
6～12	49.7	50.9	52.2	53.8	55.7	57.6	59.8
5年　0～6月未満	50.3	51.6	53.0	54.8	56.8	58.8	61.2
6～12	50.9	52.3	53.8	55.7	57.9	60.0	62.5
6年　0～6月未満	51.5	53.0	54.7	56.7	58.9	61.2	63.6

(cm)

年・月・日齢	女 子						
	パーセンタイル値						
	3	10	25	50 中央値	75	90	97
出生時	27.9	29.2	30.4	31.6	32.7	33.6	34.5
30日	31.4	32.7	33.9	35.1	36.3	37.4	38.4
0年 1～2月未満	32.9	34.1	35.3	36.6	37.9	39.0	40.0
2～3	35.1	36.4	37.6	38.9	40.2	41.4	42.5
3～4	36.8	38.0	39.2	40.5	41.9	43.0	44.2
4～5	37.9	39.1	40.3	41.6	43.0	44.2	45.4
5～6	38.7	39.9	41.0	42.4	43.7	44.9	46.2
6～7	39.3	40.4	41.6	42.9	44.3	45.5	46.8
7～8	39.8	40.9	42.1	43.4	44.7	46.0	47.2
8～9	40.2	41.3	42.4	43.7	45.1	46.3	47.6
9～10	40.6	41.6	42.7	44.0	45.4	46.6	48.0
10～11	40.9	41.9	43.0	44.3	45.6	46.9	48.2
11～12	41.1	42.2	43.3	44.5	45.9	47.2	48.5
1年 0～1月未満	41.4	42.4	43.5	44.8	46.1	47.4	48.7
1～2	41.6	42.6	43.7	45.0	46.3	47.6	49.0
2～3	41.9	42.9	44.0	45.2	46.6	47.9	49.2
3～4	42.1	43.1	44.2	45.5	46.8	48.1	49.4
4～5	42.3	43.3	44.4	45.7	47.0	48.3	49.7
5～6	42.6	43.6	44.7	45.9	47.3	48.6	49.9
6～7	42.8	43.8	44.9	46.2	47.5	48.8	50.1
7～8	43.0	44.0	45.1	46.4	47.7	49.0	50.4
8～9	43.2	44.2	45.3	46.6	48.0	49.3	50.6
9～10	43.4	44.4	45.5	46.8	48.2	49.5	50.8
10～11	43.6	44.6	45.7	47.0	48.4	49.7	51.1
11～12	43.8	44.8	45.9	47.2	48.6	49.9	51.3
2年 0～6月未満	44.4	45.5	46.6	47.9	49.3	50.6	52.0
6～12	45.3	46.4	47.6	48.9	50.4	51.8	53.3
3年 0～6月未満	46.0	47.2	48.4	49.8	51.4	52.9	54.5
6～12	46.7	47.9	49.2	50.7	52.4	54.0	55.8
4年 0～6月未満	47.5	48.7	50.0	51.6	53.4	55.2	57.2
6～12	48.3	49.6	50.9	52.6	54.6	56.5	58.8
5年 0～6月未満	49.2	50.4	51.8	53.6	55.7	57.8	60.4
6～12	49.9	51.2	52.6	54.5	56.6	59.0	61.8
6年 0～6月未満	50.4	51.7	53.2	55.1	57.4	59.8	62.8

付表 ● 身体計測の基準値

● 表3　一般調査および病院調査による頭囲の身体発育値
（3, 10, 25, 50, 75, 90および97パーセンタイル値：年・月・日齢別, 性別）

(cm)

年・月・日齢	男　子 パーセンタイル値						
	3	10	25	50 中央値	75	90	97
出生時	30.5	31.5	32.5	33.5	34.5	35.0	36.0
30日	33.8	34.7	35.7	36.7	37.6	38.3	39.1
0年　1〜2月未満	35.1	36.1	37.0	38.0	38.9	39.6	40.4
2〜3	37.1	38.1	39.0	39.9	40.9	41.6	42.4
3〜4	38.6	39.5	40.4	41.4	42.2	43.0	43.7
4〜5	39.7	40.6	41.4	42.3	43.2	44.0	44.7
5〜6	40.4	41.3	42.1	43.0	43.9	44.7	45.4
6〜7	41.0	41.9	42.7	43.6	44.5	45.2	45.9
7〜8	41.6	42.4	43.3	44.2	45.0	45.8	46.5
8〜9	42.1	42.9	43.8	44.6	45.5	46.3	47.0
9〜10	42.5	43.4	44.2	45.1	46.0	46.7	47.5
10〜11	42.9	43.7	44.6	45.5	46.4	47.2	47.9
11〜12	43.2	44.1	44.9	45.9	46.8	47.5	48.3
1年　0〜1月未満	43.5	44.4	45.3	46.2	47.1	47.9	48.7
1〜2	43.8	44.7	45.6	46.5	47.4	48.2	49.0
2〜3	44.1	45.0	45.8	46.8	47.7	48.5	49.3
3〜4	44.3	45.2	46.1	47.0	48.0	48.8	49.6
4〜5	44.5	45.4	46.3	47.2	48.2	49.0	49.9
5〜6	44.7	45.6	46.5	47.4	48.4	49.2	50.1
6〜7	44.9	45.8	46.6	47.6	48.6	49.4	50.3
7〜8	45.0	45.9	46.8	47.8	48.7	49.6	50.5
8〜9	45.2	46.1	46.9	47.9	48.9	49.8	50.6
9〜10	45.3	46.2	47.1	48.1	49.0	49.9	50.8
10〜11	45.4	46.3	47.2	48.2	49.2	50.0	50.9
11〜12	45.5	46.4	47.3	48.3	49.3	50.2	51.1
2年　0〜6月未満	45.9	46.8	47.7	48.7	49.7	50.6	51.5
6〜12	46.5	47.4	48.3	49.2	50.2	51.1	52.0
3年　0〜6月未満	47.0	47.9	48.7	49.7	50.7	51.6	52.5
6〜12	47.4	48.3	49.1	50.1	51.1	52.0	52.9
4年　0〜6月未満	47.8	48.6	49.5	50.5	51.4	52.3	53.2
6〜12	48.1	49.0	49.8	50.8	51.7	52.6	53.5
5年　0〜6月未満	48.4	49.2	50.1	51.0	52.0	52.9	53.8
6〜12	48.6	49.5	50.3	51.3	52.3	53.3	54.2
6年　0〜6月未満	48.8	49.7	50.6	51.6	52.7	53.7	54.7

(cm)

年・月・日齢	女子 パーセンタイル値						
	3	10	25	50 中央値	75	90	97
出生時	30.5	31.2	32.0	33.0	34.0	34.5	35.5
30日	33.1	34.1	34.9	35.9	36.7	37.5	38.2
0年　1～2月未満	34.3	35.2	36.1	37.0	37.9	38.7	39.4
2～3	36.2	37.1	38.0	38.9	39.7	40.5	41.2
3～4	37.5	38.4	39.3	40.2	41.1	41.8	42.5
4～5	38.5	39.4	40.3	41.2	42.0	42.7	43.4
5～6	39.3	40.1	41.0	41.9	42.7	43.4	44.1
6～7	39.9	40.7	41.6	42.4	43.3	44.0	44.7
7～8	40.4	41.3	42.1	43.0	43.8	44.5	45.2
8～9	40.9	41.8	42.6	43.5	44.3	45.0	45.7
9～10	41.4	42.2	43.1	43.9	44.8	45.5	46.2
10～11	41.7	42.6	43.5	44.3	45.2	45.9	46.6
11～12	42.1	43.0	43.8	44.7	45.6	46.3	47.0
1年　0～1月未満	42.4	43.3	44.2	45.1	45.9	46.7	47.4
1～2	42.7	43.6	44.5	45.4	46.2	47.0	47.7
2～3	43.0	43.9	44.7	45.6	46.5	47.3	48.0
3～4	43.2	44.1	45.0	45.9	46.8	47.6	48.3
4～5	43.4	44.3	45.2	46.1	47.0	47.8	48.6
5～6	43.6	44.5	45.4	46.3	47.2	48.0	48.8
6～7	43.8	44.7	45.5	46.5	47.4	48.2	49.0
7～8	44.0	44.8	45.7	46.6	47.6	48.4	49.1
8～9	44.1	45.0	45.8	46.8	47.7	48.5	49.3
9～10	44.3	45.1	46.0	46.9	47.8	48.7	49.5
10～11	44.4	45.2	46.1	47.0	48.0	48.8	49.6
11～12	44.5	45.4	46.2	47.2	48.1	48.9	49.7
2年　0～6月未満	44.9	45.7	46.6	47.5	48.5	49.3	50.2
6～12	45.5	46.3	47.2	48.2	49.1	50.0	50.8
3年　0～6月未満	46.0	46.9	47.7	48.7	49.7	50.5	51.4
6～12	46.5	47.4	48.2	49.2	50.2	51.0	51.9
4年　0～6月未満	47.0	47.8	48.7	49.6	50.6	51.5	52.3
6～12	47.4	48.2	49.1	50.0	51.0	51.9	52.7
5年　0～6月未満	47.7	48.6	49.4	50.4	51.4	52.2	53.1
6～12	48.1	48.9	49.7	50.7	51.6	52.5	53.4
6年　0～6月未満	48.3	49.1	50.0	50.9	51.9	52.8	53.7

付表　●身体計測の基準値

表4 発達確認表

		1カ月児健診	3〜4カ月児健診	6〜7カ月児健診
身体発育の目安 ▶Link Ⅰ-5 バイタルサイン	身長 (cm)	53.8 (49.8〜57.8)	62.1 (57.5〜66.7)	67.6 (63.2〜72.0)
	体重 (kg)	4.3 (3.5〜5.1)	6.5 (5.8〜8.0)	7.8 (6.2〜9.4)
	頭囲 (cm)	37 (35〜39)	41 (38〜44)	44 (41〜46)
見るべきポイント ●これらの項目ができていればパスとする		・手足をよく動かす ・ミルク／母乳をよく飲む ・体重増加良好	・頸がすわる ・声を出して笑う ・母親の顔をじっと見る ・新生児反射は完全に消失している ・ものをよく追い，上下にも追う ・手掌は開いている	・寝返り ・おすわり ・ものをつかむ ・くすぐると笑う
注意するポイント ●これらの症状がみられる場合，1〜2カ月後に経過観察とする ●症状が続き改善がみられない場合，重度な場合は受診を勧める		・嘔吐 ・黄疸 ・体重増加不良 ・顔色不良 ・筋緊張低下 ・皮膚の感染症など ・ヘルニア（鼠径，臍） ・先天性股関節脱臼	・心音異常 ・体重増加不良 ・顔色不良 ・定頸不良，筋緊張低下 ・頭囲拡大 ・外傷 ・先天性股関節脱臼 ・音に反応しない ・視線が合わない ・奇形，過成長	・心音異常 ・体重増加不良 ・顔色不良 ・定頸不良，筋緊張低下 ・原始反射が残っている
その他	●その月齢でみられること	・嘔吐，溢乳	・反り返る ・泣きやまない ・夜泣き	・ハイハイしない ・人見知り ・離乳食が進まない
	●生活指導など	・便秘への対応・指導	・湿疹など皮膚のトラブル	・何でも口に入れるので誤飲に注意
発達障害＋こどものこころの問題を考えるサイン ●発達については，乳児期で2カ月，幼児期で4カ月遅れが認められ，虐待が除外された場合は，病院受診を指示する		・頸がすわらない ・視線が合わない ・笑わない ・夜泣きが激しい，音に過敏	・早期の人見知りがある	・感覚の過敏性がある ・人見知りがまったくない，もしくは激しい ・発声が少ない

9〜10カ月児健診	1歳6カ月児健診	3歳児健診	5歳児健診
71.3 (66.3〜76.3)	80.5 (74.5〜86.5)	92.7 (85.5〜99.9)	106 (98〜122)
8.7 (6.9〜10.5)	10.4 (8.2〜12.6)	13.5 (10.5〜16.5)	17.5 (12.5〜25)
46 (43〜48)			
・ハイハイ ・つかまり立ち ・指でつまむ ・後追い ・落ちたおもちゃを探す ・名前を呼ぶと振り向く	・上手に歩く ・いけないことをわざとやる ・言葉が始まる ・コップを使う ・積み木を2〜3個重ねる ・指差し	・自分の名前が言える ・丸を書く ・昼間のおむつが取れる ・階段を登れる ・何でも自分でしたがる ・質問をよくする(3語文)	・会話のやりとりができる、共感性がある ・動作模倣ができる ・バランス、片足立ち、けんけん、手指の協調運動ができる ・じゃんけんができる ・しりとりができる ・着席できる ・安静時閉眼20秒以上
・体重増加不良 ・発達の退行 ・坐位不良 ・つかまり立ちができない ・バイバイ、ちょうだいができない ・発語が少ない ・真似をしない	・身長・体重増加不良 ・発達の退行 ・独歩できない ・けいれんの既往 ・斜視 ・難聴(中等度以上) ・簡単な指示に従えない ・繰り返す外傷、不潔	・身長・体重増加不良 ・体重の急激な増加 ・単語が出ない ・簡単な指示に従えない ・歩容の問題がある ・友達遊びができない ・食行動に問題がある ・生活習慣の乱れ ・繰り返す外傷、火傷、不潔 ・けいれんの既往	・身長・体重増加不良 ・体重の急激な増加 ・う歯 ・熱性けいれん ・未治療の外科的疾患 ・生活習慣の乱れ ・繰り返す外傷、火傷、不潔 ・ゲームのやりすぎ ・偏食が強い
・机の上から物を繰り返し落とす ・引き出しを何度も開ける	・自我が出てくる ・遊び食べ ・(コップやストローなどで)こぼさずに飲む	・好き嫌いがはっきりしてくる	・善悪の道徳基準が形成されていく
		・おむつが取れない(昼間も取れないこともある) ・夜尿がみられることもある	
・感覚の過敏性がある ・人見知りがまったくない、もしくは激しい ・発声が少ない ・じっと座っていられない	・名前を呼んでも反応しない ・指差しをしない ・簡単な指示に従えない	・落ちつきがない、多動・かんしゃくを認める ・1人遊びが多い ・好きなことしかしない ・偏食が強い	・じっとしていられない ・共感性に乏しい ・集団行動ができない ・微細運動や粗大運動が苦手、不器用

		学童期	思春期
身体発育の目安 ▶Link Ⅰ-5 バイタルサイン	身長 (cm)	年齢に応じた体格かどうか (BMI)	
	体重 (kg)		
	頭囲 (cm)		
見るべきポイント ●これらの項目ができていればパスとする		・生活習慣：睡眠，食事，月経，便通，運動習慣に問題がないか確認する ・心理社会的情報：家庭・家族，教育・学習，課外活動，薬物乱用，性行動，心理状態，安全に問題がないか確認する	
注意するポイント ●これらの症状がみられる場合，1～2カ月後に経過観察とする ●症状が続き改善がみられない場合，重度な場合は受診を勧める		・身長・体重増加不良 ・体重の急激な増加 ・う歯 ・未治療の外科的疾患 ・生活習慣の乱れ ・繰り返す外傷，火傷，不潔 ・ゲームのやりすぎ	
その他 ●その年齢でみられること		・仲間同士の規律を自己の中に入れる ・集団内での役割を果たす ・考える力の変化が10歳前後に起こり，具体的なものだけでなく抽象的なものを理解できるようになる	・意味，意義のあるものを正しいと考える ・記号での比較をしたり，仮説を立てたり，論理的思考や実験ができるようになる ・創造性の変化
発達障害＋こどものこころの問題を考えるサイン ●発達については，虐待が除外された場合は病院受診を指示する		・発達の退行 ・集中力の低下，無気力 ・反抗 ・家庭内暴力 ・ボーッとしている，忘れ物が多い	・仲間や家族との対人関係の変化 ・学業成績の低下 ・心身症 ・抑うつ ・反抗，非行

数字

21-トリソミー 267
22q11.2欠失症候群 265

欧文

A
ALCAPA (Anomalous Left Coronary Artery from the Pulmonary Artery) 302
Allisサイン 335
arm span 55

B
B群レンサ球菌感染症 91
Babinski反射 350
Bayesの定理 4
BCG痕の発赤 152
Biot呼吸 288
bottle caries 268
Brudzinski徴候 133
BRUE (brief resolved unexplained events) 79
Brugada症候群 162

C
Cheyne-Stokes呼吸 288
Crohn病 191
CRT (capillary refill time) 21, 29, **237**, 302

D
DES (dysfunctional elimination syndrome) 228
disease map 9
DKA (diabetic ketoacidosis) 119, **125**, 127, 134, 185
DSM-5 76
dual processes model 8
ductal shock 91
Duroziez徴候 171

E
EBウイルス感染症 272

F
Fallot四徴症 196
five-stage decision tree 43
flexion-adduction test 335
FOOSH 334
Forchheimer spot 152, 271
FTT (failure to thrive) 22, 49
FUO (fever of unknown origin) 141
FWS (fever without source) 141

G
gallop rhythm 109, 134

H
Henoch-Schönlein紫斑病 119
Hill's徴候 37
Hirschsprung病 185, 314, 315
HIV感染症 240
Holzknecht徴候 116
Horner症候群 257

I
IBD (inflammatory bowel disease) 167, 186, **191**
IBS (irritable bowel syndrome) 67, 68
IgA血管炎 (HSP) 119, 125
IgA腎症 226
infantile colic 39, 44

J
jolt accentuation 198

K
Kernig徴候 133
Koplik斑 152
Kussmaul呼吸 125, 288

M
Macewen徴候 249
MANTRELSスコア 124
Marfan症候群 162, 294
medical child abuse 79, 206
modified API 117
(Modified) Westley Croup Score 115
morning headache 203
Must Rule Out戦略 7

N
not doing well 40, 41, 86

O
occult bacteremia 97
occult pneumonia 98
OPQRSTアプローチ 205

● P ●

PALS 27, 42
paradoxical irritability 87, 133, 198
PAS (Pediatric Appendicitis Score) 124
PAT (pediatric assessment triangle) 26
pediatric GCS 42
pivot & cluster strategy 8

● R ●

restless legs症候群 206
Romberg試験 211, 350
RSウイルス感染症 140

● S ●

Sandifer症候群 206
seizure 104
silent baby 41
sniffing position 27, 114
SOAP 58
Spo$_2$ 163
Stevens-Johnson症候群 152, 272

● T ●

Tanner分類 283
target height 54
target range 54
TICLS 27, 42
Traube徴候 171
tripod position 27
Turner症候群 50

● V ●

VAS (visual analog scale) 161

● W ●

Wilms腫瘍 311, 313

━━━━ 和　文 ━━━━

● あ ●

アセトアミノフェン 108
アセトン臭 125
アデノイド 109, 268
アデノウイルス 140, 144, 272
アドレナリン 114
アナフィラキシー 109, **115**, 151, 175, 285
アレルギー性鼻炎 260, 267
アンカリング 5
亜鉛欠乏 186
赤いおむつ症候群 231
悪性リンパ腫 240

● い ●

いじめ 69
いちご舌 152
イレウス 86, 121, 128
インフルエンザ 140
インフルエンザ桿菌b型 (Hib) 94
異常性器出血 63
異物 285
胃食道逆流 110
胃蠕動 171
胃腸炎 125, 127, 186
遺尿症 227
遺糞 186
痛み 159, 160
陰茎腫瘤 325
陰茎痛 325
陰嚢腫大 322
陰部瘙痒感 328
陰部痛 328
咽後膿瘍 93, 109, **272**, 274, 285

● う ●

右胸心 302
運動失調 350
運動の異常 208, 210
運動発達 214, 217

● え ●

炎症性腸疾患 167, 186, **191**

● お ●

悪寒 205
黄疸 234, 236
嘔吐 **129**, 130, 132, **185**, 186
　胆汁性── 131

● か ●

下垂体機能低下症 134
仮説演繹法 3
化膿性関節炎 86, 94, 99, 208, 332
過敏性腸症候群 67, 68, 187
鵞口瘡 268
解釈モデル 17, 59, 205
潰瘍性大腸炎 191
外耳炎 263
外傷 82, 119, 125, 135, 167
外性器の異常 320 (男児) , 326 (女児)
咳嗽 **176**, 177
　心因性── 179

確証バイアス　*5*
角膜潰瘍　*157*, *258*
角膜反射試験　*255*
痒み　*39*
川崎病　*94*, *144*, **146**, *148*, *152*, *162*, *196*, *240*, *244*, *268*, *274*
肝芽腫　*311*, *313*
肝腫大　*113*, *134*, *311*, *313*
感染症の潜伏期間　*156*
感染性心内膜炎　*94*
浣腸　*120*
嵌頓ヘルニア　*133*, *185*
陥没呼吸　*28*
眼窩蜂窩織炎　*157*, *258*
眼球突出　*254*
眼脂　*146*, *254*
眼痛　*258*
顔面神経麻痺　*247*

● き ●

気管支喘息　*110*, **116**, *162*, *165*, *178*, *285*
気管軟化症　*182*
気胸　*162*, *285*
気道異物　*109*, *110*, **116**, *175*, *179*
気道狭窄　*287*, *293*
奇脈　*308*
起立性調節障害　*67*
偽性乳房腫大　*284*
喫煙　*181*
虐待　**78**, *81*, *88*, *119*, *135*, *167*, *185*, *193*, *208*, *247*, *319*, *325*
逆流性食道炎　*167*
急性陰嚢症　*86*, *319*
急性喉頭蓋炎　*93*, *109*, *111*, **113**, *285*
急性喉頭気管気管支炎　*113*
急性（細）気管支炎　*110*, *175*
急性糸球体腎炎　*224*
急性上気道炎の反復　*176*
急性心筋炎　*93*
急性心筋梗塞　*162*
急性心不全　**117**, *175*
急性大動脈解離　*162*, *165*
虚血　*162*
胸囲　*56*
胸痛　*164*, *165*
胸膜摩擦音　*166*

協調運動の検査　*211*
筋緊張亢進／低下　*76*
菌血症　*94*, *97*

● く ●

クループ　*109*, *113*

● け ●

けいれん　*103*, **193**, **195**, *285*, *347*
ケトン体　*192*
下剤　*186*
下痢　**186**, **187**, *189*, *190*
経口補液療法　*136*
頸部腫瘤　*277*
血圧　*35*
血尿　*225*, *227*
結核　*140*, *175*, **181**, *240*
結膜異物　*157*, *258*
月経困難症　*63*
月経前症候群　*64*
月経モリミナ症状　*328*
腱反射　*349*
犬吠性咳嗽　*114*, *183*
言語発達　*220*

● こ ●

呼吸音および気道音の異常　*291*
呼吸窮迫　*287*
呼吸数　**30**, *34*
呼吸不全　*39*, *287*
高アンモニア血症　*86*
高血圧　*36*
高身長　*55*
高ナトリウム血症　*193*
口蓋裂　*220*, *272*
交互脈　*308*
甲状腺機能亢進症　*186*
甲状腺の診察　*278*
好中球減少症　*268*
喉頭軟化症　*182*
喉頭浮腫　*115*, *175*
紅斑　*150*
後鼻漏症候群　*179*
項部硬直　*133*, *198*
肛門周囲膿瘍　*314*, *315*
骨髄炎　*86*, *94*, *99*, *332*
骨折　*39*, *208*, *332*
言葉の遅れ　*219*

● さ ●

鎖肛　314, 315
細菌性髄膜炎　39, 86, 93, **96**, 102, 127, 133

● し ●

ショック　285
ジアゼパム投与の適応基準　107
視覚的アナログスケール　161
視力の発達　258
子宮外妊娠　125
思春期　62
　──早発症　280
　──遅発症　64
歯性上顎洞炎　157, 273
自慰　205
痔瘻　314, 315
耳瘻孔　263
耳下腺腫瘍　247
耳垢塞栓　263
色素沈着　325, 328
失神　196, 200, 206
失調症状　209
斜頸　275
斜視　253, 255
弱視　253
腫瘍　86, 16, 274
周期性嘔吐症　192
収縮期血管雑音　249
縦隔気腫　162, 165
重症細菌感染症　94
徐呼吸　288
女性化乳房　284
消化管出血　167
消化性潰瘍　167
小奇形　342
上部尿路感染症（UTI）　97
食道異物　162, 165
食物アレルギー　116, 167
心因性非てんかん性発作　206
心筋炎　86, 110, 134, 162, 185, 298
心筋症　196, 298
心雑音　305
　無害性──　309
心尖拍動　308
心臓喘息　117, 175
心不全　39, 127, **298**

神経芽腫　311, 313
神経性食思不振症　66
深頸膿瘍　157, 273
新生児ヘルペス感染症　91
身体表現性障害　352
身長　46
診断の早期閉鎖　3

● す ●

頭蓋内出血　39, 86, 102, 127, 133, 185, 193
頭痛　201
膵炎　167
水痘　140, 155, 272
水頭症　86, 247
水疱　152
推論プロセス　10
髄膜炎　185, 193, 247

● せ ●

性感染症　65
性器出血　326
性分化疾患　329
精索捻転　119, 120, 122, 128, 185
精神発達遅滞　215, 220
生殖器　330
成長　45, 48
成長曲線　22, 48, 55
脊髄性筋萎縮症　215
咳の音による鑑別　183
摂食障害　65, 186
先天奇形　109, 110, 182, 276, **304**
先天性気道狭窄　285
先天性筋ジストロフィー　215
先天性股関節脱臼　215
先天性消化管閉塞　185
先天性心疾患　86, **134**, 185, 298, **301**
先天性代謝異常　128
先天性胆道拡張症　86
先天性副腎過形成　90, 319, **329**
先天梅毒　267
先天白内障　253
先天緑内障　253
戦慄　205
喘鳴　109, 111

● そ ●

鼠径部痛　328
鼠径ヘルニア　120, 122

早発乳房　282
僧帽弁逸脱症　162
速脈　308
側弯症　294

● た ●

ターニケット症候群　39, 43
体温　32
体重　37, 46, **49**, 307
帯下　327
帯状疱疹　162, 263
代謝性アシドーシス　86
代表性バイアス　5
大泉門　249
大動脈狭窄　196
脱水　130, 189
樽状胸郭　296
蛋白尿　225

● ち ●

チアノーゼ　29, 91, 234, **235**
チック障害　206
中耳炎　39, 93, 127, 140, 186, 260, **264**, 268
虫垂炎　119, 120, **123**, 127, 170, 185
肘内障　334
腸軸捻転　120
腸重積　39, 41, 86, 119, **123**, 127, **132**, 185, 190
腸蠕動　171
調整バイアス　5
直腸肛門脱　314, 317

● て ●

てんかん発作　103
テオフィリン　135
手足口病　155, 272
低カルシウム血症　193
低血圧　37
低血糖　86, 103, 127, 185, 193, 196
低身長　50
低ナトリウム血症　193
停留精巣　319, 324
徹底的検討法　7
電解質異常　103

● と ●

トリアージの流れ　26
努力呼吸　287
頭囲　47, 248

糖尿病ケトアシドーシス　119, **125**, 127, 134, 185
頭部外傷　95
洞不全症候群　196
特異顔貌　247
特発性側弯症　334
突発性発疹　155

● な ●

ナルコレプシー　206
難聴　220, 260

● に ●

二分陰嚢　325
乳児特発性僧帽弁腱索断裂　298
乳糖不耐症　167
乳幼児揺さぶられ症候群　193
乳様突起炎　93
入眠時ミオクローヌス　206
尿色　232
尿路感染症（UTI）　39, 94, **97**, 102, 120, 127
妊娠　120, 128

● ね ●

ネグレクト　82
ネフローゼ症候群　224
熱性けいれん　103, 105, 106

● の ●

ノロウイルス感染症　140
脳炎・脳症　93, 102, 133, 185, **197**, 208
脳梗塞　102, 208
脳腫瘍　55, 185, **198**, **208**, 247, 280
脳性麻痺　215
脳膿瘍　93
膿胸　93, 98

● は ●

バイタルサイン　32
歯の痛み　273
肺炎　93, **98**, 119, 125, 165, 177, **180**
肺炎球菌ワクチン　94, 143
肺水腫　285
肺塞栓　162, 165
肺動脈狭窄　196
敗血症　86, 103
白色便　190
白血病　240
発育性股関節形成不全　215, 335
発達障害　**76**, 372

発達歴 340
発熱 96, 142
抜毛癖(トリコチロマニア) 238

● ひ ●
ヒューリスティック 7
ビタミンK欠乏 91, 102, 193
肥厚性幽門狭窄症 128, 133, 185
脾腫 311, 313
肥満 49, 65
百日咳 180
貧血 68
頻呼吸 288
頻尿 229
頻脈 308

● ふ ●
ぶどう膜炎 157, 258
プレパレーション 74, 354
不機嫌 86
不随意運動 213
不整脈 162
不登校 68
風疹 140, 148, 152
腹腔内出血 125, 167
腹痛 121, 122, **168**, 170
腹部の呼吸性移動 170
腹膜炎 94
副腎性器症候群 186
副腎皮質機能不全 134
副鼻腔炎 93, 127, 140, **179**, 260, **266**
憤怒けいれん 205

● へ ●
ヘルニア 120, 128
ヘルペスウイルス 250, 268
ヘルペス歯肉口内炎 140, 268
片頭痛 67
扁桃周囲膿瘍 93, 109, 268, **270**, 274, 293
便秘症 39, 119, 167

● ほ ●
保護者との関係づくり 359
母子健康手帳 14, 81
蜂窩織炎 94, 273
傍咽頭膿瘍 274
膀胱容量 231
房室ブロック 196
乏尿 229

発作性上室性頻拍(PSVT) 86, 134, 185, 298
発疹 149, 154
奔馬調律 109, 134

● ま ●
マイコプラズマ感染症 272
マンシェットのサイズ 35
麻疹 140, 148, 152

● み ●
ミオパチー 215
ミルクアレルギー 186
身震い発作 205
脈拍数 33

● む ●
無月経 62
無呼吸 288
無脾症 95

● も ●
毛細血管再充満時間 21, 29, **237**, 302
網膜芽細胞腫 253

● や ●
夜驚症 206
夜尿症 227
痩せ 65
薬物中毒 103, 128, 135

● よ ●
溶血性尿毒症症候群(HUS) 186, 224
溶連菌感染後急性糸球体腎炎 226
溶連菌感染症 119, **125**, **155**, 268, **271**

● ら ●
落陽現象 259
卵巣捻転 86, 120, **125**, 128, 133

● り ●
リンパ節生検 245
利用可能性バイアス 5
流行性耳下腺炎 140
流涎 114
流涙 254
緑色便 190

● れ ●
裂肛 314, 316

● ろ ●
ロタウイルス感染症 140
漏斗胸 294, 295, 296
肋骨骨折 162

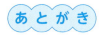

あとがき

　永遠に生きるかのように学び，今日死ぬかのように愛せ．

　第1版のテーマは「臨床と論文を融合させよう」であった．臨床は自分の経験と直観だけで行うものではない．同時に，目の前の患者に論文の結果をただ適応するのも医療ではない．だから，あえてグレーゾーンに，臨床と論文のはざまに光を当てようとした．幸いにも予想を超える好評をいただき第2版の編者には，我々が尊敬する上村先生をお迎えした．上村先生からいただいた忘れられない言葉がある．私が自分の能力より大きな仕事を受けるか迷っていたときである．「あなたが優秀だから依頼が来るのでない．その依頼を受け続けるからできるようになっていくのだ．」医学という大海に向かうとき，「極めつくした人」はいないのである．私たちが「誰かより優秀だ」と思うとき，医学の神様は五十歩百歩と笑っておられるだろう．常に謙虚に学び続けるのがよい．そして，治すことを諦めてはいけない．大塚敬節先生いわく「自分の腕には手に負えないというのならわかる．しかし，世界一の医者ではなかろう．治らんと言ってはいかん」のである．我々は常に未達である．だから面白い．だから楽しい．

　第1版を読んでいただいた方は，「HAPPYがどれだけ成長したか」を感じることであろう．しかし，これで十分と思ったことは一度もない．次の版があれば，よりよいものをお見せできると思う．医学はあくなき探求の旅であり，人間修養の道である．

　自分の道を愛したときに深い感謝と学びが生まれる．そんな感動に導いてくださった，笠井先生，藤本蓮風先生，田近秀敏先生はじめ，たくさんの師と友，そして大事な私の家族に感謝と愛を届けつつ，またさらなる極めへの旅に出発したいと思う．こどもたちをHAPPYに！　そのためにあらゆる人から学び，成長し続けるチームが，我々である．

2016年6月吉日　児玉和彦

編 著

兵庫県立こども病院 小児救命救急センター長，感染対策部長，
総合診療科部長，感染症内科部長
笠井正志

医療法人明雅会こだま小児科 理事長
児玉和彦

兵庫県立尼崎総合医療センター 小児科部長，小児総合診療科科長
上村克徳

HAPPY！こどものみかた

定価（本体4,400円＋税）

2014年	3月10日	第1版
2014年	4月 8日	第1版2刷
2015年	4月10日	第1版3刷
2016年	7月21日	第2版
2016年	8月 2日	第2版2刷
2017年	2月25日	第2版3刷
2018年	2月26日	第2版4刷
2018年	9月 6日	第2版5刷
2020年	8月 7日	第2版6刷
2024年	2月14日	第2版7刷
2025年	6月 8日	第2版8刷

編　著　笠井正志　児玉和彦　上村克徳
発行者　梅澤俊彦
発行所　日本医事新報社
　　　　〒101-8718 東京都千代田区神田駿河台2-9
　　　　電話　03-3292-1555（販売）・1557（編集）
　　　　ホームページ　www.jmedj.co.jp
　　　　振替口座　00100-3-25171

イラスト，カバーデザイン 吉田ひろ美

印　刷　ラン印刷社

©Masashi Kasai 2016 Printed in Japan
ISBN978-4-7849-4389-0 C3047 ¥4400E

・本書の複製権・翻訳権・上映権・譲渡権・公衆送信権（送信可能化権を含む）は（株）日本医事新報社が保有します。
・〔JCOPY〕＜（社）出版者著作権管理機構 委託出版物＞
本書の無断複写は著作権法上での例外を除き禁じられています。複写される場合は，そのつど事前に，（社）出版者著作権管理機構（電話 03-5244-5088，FAX 03-5244-5089，e-mail:info@jcopy.or.jp）の許諾を得てください。